Dimitrios Dimitriadis

Über fremde Körper, Würmer und Insekten im menschlichen Ohr und ihre Behandlung von den ältesten Zeiten bis heute

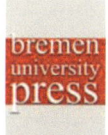

Dimitrios Dimitriadis

Über fremde Körper, Würmer und Insekten im menschlichen Ohr und ihre Behandlung von den ältesten Zeiten bis heute

ISBN/EAN: 9783955621773

Auflage: 1

Erscheinungsjahr: 2013

Erscheinungsort: Bremen, Deutschland

@ Bremen-university-press in Access Verlag GmbH, Fahrenheitstr. 1, 28359 Bremen. Alle Rechte beim Verlag und bei den jeweiligen Lizenzgebern.

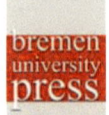

ÜBER

FREMDE KÖRPER WÜRMER UND INSEKTEN

IM

MENSCHLICHEN OHR

UND IHRE BEHANDLUNG

VON

DEN ÄLTESTEN ZEITEN BIS HEUTE

VON

DIMITRIOS STYL. DIMITRIADIS

PRIVATDOZENT
DER OHREN NASEN UND KEHLKOPFKRANKHEITEN
AN DER ATHENER UNIVERSITÄT

MIT 47 IN DEN TEXT GEDRUCKTEN ABBILDUNGEN UND 6 TAFELN
MIT ANTIKEN CHIRURGISCH - OTOLOGISCHEN
INSTRUMENTEN

ATHEN

DRUCK VON P. D. SAKELLARIOS

1909

SEINEM HOCHVEREHRTEN LEHRER

DEM HOFRAT

DR ADAM POLLITZER

PROFESSOR DER OHRENHEILKUNDE AN DER K. K. UNIVERSITÄT

WIEN

ZU SEINEM SIEBZIGJÄHRIGEN JUBILÄUM

IN EHRFURCHT UND DANKBARKEIT

GEWIDMET

VOM

VERFASSER

ATHEN, IM SEPTEMBER 1908

VORWORT

In unserer vorliegenden Arbeit beabsichtigen wir alles zu behandeln, was uns von ältesten Zeiten bis zu unseren Tagen über fremde Körper, Würmer und Insekten im menschlichen Ohr berichtet wird und wir selbst beobachten konnten, ohne dabei die Absicht zu haben, eine Geschichte der Medizin, geschweige denn der Ohrenheilkunde schreiben zu wollen. Indessen dürfen wir einige Punkte der Medizin nicht unerwähnt lassen, in sofern sie für die Einteilung des ganzen Materials dieses Werkes in den verschiedenen Perioden und Jahrhunderten von Wichtigkeit sind, und dadurch das Verständnis für die Entwickelung unseres Themas erleichtert wird.

Beim Sammeln des zu unserem Zweck nötigen medizinischen Materials durchforschten wir fast alle früheren medizinischen Quellen der verschiedenen Epochen und von überallher versuchten wir soweit es in unsern Kräften stand, alles zusammenzutragen, um so unser Werk möglichst vollständig zu machen, und schonten dabei weder Zeit noch Mühe, begnügten uns auch nicht mit den in Athen zugebote stehenden offiziellen und privaten Quellen, sondern besuchten wiederholt die grossen europäischen Bibliotheken und durchforschten die uns dort gebotene Litteratur.

Zur Vervollständigung unseres Werkes liessen wir ausser den verschiedenen hie und da im Text verstreuten Abbildungen fünf Tafeln mit otologischen zur Extraction der fremden Körper dienenden Instrumenten anfertigen, die wir verschiedenen alten Werken entnahmen Sie zeigen Abbildungen der verschiedenen chirurgisch-otologischen Instrumente, welche wir glücklicherweise in der reichen Sammlung des archäologischen Centralmuseums in Athen fanden. So wird der Leser eine richtige Vorstellung von den bei den Alten gebrauchten chirurgischen und besonders otologischen Instrumenten bekommen.

Ausser diesen erwähnten Instrumenten, sahen wir ähnliche im Nationalmuseum von Neapel, die in Pompeji ausgegraben wurden, wir wählten auch hier die für unser Werk geeigneten aus und stellten mit ihren Abbildungen noch eine VI Tafel her. Auch in den archäologischen Museen von Florenz und München sahen wir noch verschiedene otologische Instrumente; bildeten sie jedoch nicht besonders ab, da sie mit denen der VI Tafel identisch sind.

Bei der Anordnung des Stoffes für unser vorliegendes Werk zogen wir es vor, in der Weise zu verfahren, dass wir zunächst die verschiedenen, unser Thema bezüglichen, gesammelten Stellen anführen, indem wir mit den ältesten Zeiten beginnen und allmählig bis zu unseren Zeiten vordringen, damit der Leser sieht, dass unser Thema die verschiedenen Epochen der Blüte und des Niedergangs der medizinischen Wissenschaft beschäftigt hat.

Da wir in unserem Werk nur Schriftsteller aufführen, deren Werke wir im Urtext oder in Abschrift studieren konnten, so wollen wir an dieser Stelle das von Prof. Pollitzer «Geschichte der Ohrenheilkunde» Seite 46 erwähnte Gedicht des Mailändischen Erzbischofs Benedetto Crispo anführen, da uns in den Bibliotheken, die wir für unser Werk durchforschten, ein Werk dieses Schriftstellers nicht zur Verfügung stand. Das Gedicht lautet:

De verme auris.

Convenit incautis cautas praetendere curas
Nec minus indocili turbentur corpora sensu.
Cum sopor immensus hominis pervaserit artus
Tum solet indignas animal pentetrarier aures.
Accipe cum saevo citius fel muris aceto,
Nec moram facias, poteris sic pellere vermen.

Gestützt auf diesen ersten Teil werden wir dann die damit in Verbindung stehenden Fragen d. i. die Symptome, die Diagnose, die Prognose, die Therapie u. s. w. behandeln.

I. TEIL.

ERSTES KAPITEL.

Ueber fremde Koerper im menschlichen Ohr

Es ist wohl bekannt, welche Wichtigkeit und Bedeutung die verschiedenen Fälle haben, bei denen fremde Körper ins Ohr geraten sind, und welche Gefahren aus dem Schaden, den sie verursachen, für den Patienten erwachsen.

Sehr viele haben in neuerer Zeit darüber geschrieben, aber die engen Grenzen, die wir uns für dieses Werk gesteckt haben, erlauben uns nicht, auf die Werke aller näher einzugehen. Wir dürfen aber nicht unterlassen, zwei neuere Werke des Professor Dr. Pollitzer, zu erwähnen: «Geschichte der Ohrenheilkunde», deren bisher erschienener erster Teil so bedeutend ist, dass man dem zweiten mit Spannung entgegensieht, und «Lehrbuch der Ohrenheilkunde» (Stuttgart 1907 u. 1908); in beiden wird wiederholt ausführlich über fremde Körper, Würmer und Insekten im Ohr gesprochen.

Wir müssen hier auch zwei von den grossen Kirchenvätern unserer orthodoxen Kirche anführen, die ausser den hauptsächlichsten kirchlichen Fragen es nicht unterliessen, auch viele ärztliche zu erörtern.

So hat Nemesius, Bischof von Emessa, im IV. Jahrhundert n. Chr. in Phönizien geboren, ein Buch geschrieben «Über die Natur des Menschen vom psychologischen sowie physiologischen Standpunkt aus». Von den Ohren sagt er: «Διπλᾶ ταῦτα ὁ δημιουργὸς ἐποίησε δι' ὑπερβάλλουσαν κηδεμονίαν, ἵνα τοῦ ἑτέρου παθόντος τὸ παραλειπόμενον σώζῃ τὴν αἴσθησιν». D. i. Doppelt hat der Schöpfer dieselben aus übermässiger Fürsorge geschaffen, damit, wenn das eine Schaden erleidet, das andere den Sinn bewahrt¹). Ferner schreibt Meletios monachos, ein im VIII oder IX Jahrhundert n. Chr. in Tibiropolis in Phrygien lebender Mönch in seiner Abhandlung: «De natura hominis»²) dasselbe, wie Nemesius.

Ähnlich sagt Fr. Hoffmann³): «Dieu les a établis pour donner à l'âme ou à la substance, qui pense et qui juge dans l'homme la matière de ses pensées ou différentes idées occasionnées par une infinité d être créés. C'est ce qui fait, que les sens sont très nécessaires au raisonnement».

Das ist in wenigen Worten das Wesen des Gehörs und seine grosse Bedeutung. Daher müssen wir bei Krankheiten desselben die grösste Aufmerksamkeit zeigen, um nicht ohne unsern Willen und unser Wissen Urheber des grössten Unheils für den Patienten zu werden.

Unser Thema müsste daher nicht nur die speciellen Otologen und Ärzte überhaupt, sondern auch jeden Nichtmediziner interessieren, denn oft werden, wenn fremde Körper ins Ohr geraten sind, die zunächst Anwesenden, oft sogar die Eltern selbst, indem sie die Extraction der fremden Körper vornehmen, die Ursache nicht wieder gut zu machender Schäden. Die Eltern können so vielleicht zu Mördern ihrer Kinder werden, da leider diese vom jüngsten Alter an oft den angeborenen Trieb haben, kleine Gegenstände in die Ohren und nicht minder in die Nasenlöcher zu stecken.

Wir gehen nun zu unserem Hauptthema über und finden, wenn wir die Geschichte zurate ziehen, dass bis heute das älteste Volk, das sich mit der Medizin beschäftigte, die

Aegypter

waren, bei denen es nach dem Zeugnis des Herodot Spezialärzte für die verschiedenen Krankheiten, also wahr-

---

¹) Patrologiæ graecæ, Cursus completus von Migne Band. 40 S. 649.
²) Patrologie Band 64 Seite 1108.
³) La médecine raisonnée. Band II Paris 1751. Seite 244.

scheinlich auch für die Otologie gab: Μυᾶς νόσου ἕκαστος; ἰατρός ἐστι καὶ οὐ πλειόνων [1]), d. i. Jeder Arzt war für eine Krankheit nicht für mehrere. Von den ägyptischen medizinischen Werken in dem Papyros Ebers [2], die in das XVI Jahrhundert v. Chr. und vielleicht noch weiter zurückreichen, finden wir ausser den verschiedenen Arzneimitteln, die zum Ausspritzen der eiternden Ohren angeraten werden, auch ein Präparat für ein Ausspritzen des Ohrs gegen Blindheit. Daraus geht nach unserer Meinung wahrscheinlich hervor, dass schon die Ägypter, die erst als einer neueren Zeit angehörig betrachtete Beziehung der Augenkomplikationen zu den Ohrenkrankheiten beobachtet haben. Es bestehen oft bei den eitrigen Mittelohrentzündungen oder anderen Ohrenkrankheiten und bei dem Eindringen fremder Körper in die Ohren Beziehungen zu den Augenkomplikationen.

Die Inder.

Ein anderes Volk, das sich im grausten Altertum mit der Medizin beschäftigte sind die Inder. In den erhaltenen medizinischen Werken derselben, d. i. in der Handschrift Bowers [3]) finden wir ausser verschiedenen Recepten für Medikamente zum Ausspritzen der Ohren (Volume XXII, Pars II Fasticulus II Seite 130, 131 of Diseases of the Ear, Seite 130, Reihe 530-533^a, 533^b-534^a, 537^a-537^b, 538^a, 538^b 539^a. Zeile 1075^a, 1075^b-1077^a, 1077^b-1078^a, Seite 178, Zeile 1106) nichts, das zu unserem Thema Bezug hat. Ebenso verhält es sich mit dem indischen medizinischen Werke

---

[1]) Sprengel: «Histoire de la médecine» Band II Seite 58.

[2]) Papyrus Ebers. Aus dem ägyptschen zum ersten Mal vollständig übersetzt von Dr. med. H. Joachim Berlin 1870. S. 87.

[3]) Archeological Survey of India, new imperial Series, Bower Manuscript edita A. F. Rudolf Hoerule Calcutta 1893.

Charaka-Samhita¹) Seite 62, 123, 207, 681-807, das ausser einigen otologischen Bemerkungen auch nichts für unser Thema bringt.

In dem Werke Suruta Abinach Chunda Kabiratuja werden chirurgisch-otologische Instrumente angeführt, deren sich die Inder bedienten. Zur Extraction von fremden Körpern aus dem menschlichen Ohr benutzten sie scharfe und stumpfe Haken, Ohrlöffel und Metallröhren zum Aussaugen derselben aus dem Ohr durch den Mund ²).

Griechen und Roemer.

Wir haben nicht die Absicht uns mit der Mythologie der griechischen medizinischen Philologie zu beschäftigen, noch dieselbe zu durchforschen, das würde uns zu weit führen, wir werden dieselbe jedoch etwas streifen, in dem wir uns dabei auf diejenigen Quellen beschränken, aus denen wir für unsere Arbeit passende Stellen schöpfen können. Wir lassen dabei die Frage vollständig unberührt, woher den alten Griechen, unseren Vorfahren, die medizinische Wissenschaft kam oder ob sie dieselbe allein entwickelten und pflegten.

Wenn wir mit Homer für unsere Abhandlung beginnen, der bekanntlich eine sehr alte griechische Epoche vertritt, so dürfen wir sicher nicht annehmen, dass die in seinen Dichtungen vorkommenden otologischen Bemerkungen einer gleichzeitigen Periode angehören, sondern einer, wer weiss, wie viel älteren; da ja, wie bekannt, die vorhomerische Medizin von den Eltern auf die Kinder oder von den Lehrern auf die Schüler von Mund zu Mund vererbt wurde. So überlieferte Asklepios seinen Nachkommen die medizinische Kunst im

---

¹ Charaka-Sumhita, translated in to english by Avinash Chandon Kaviratna — Calcutta.

²) Grundris der indo-arischen Philologie und Altertumskunde von Georg Bühler Strassburg.

geheimen und ebenso später die Asklepiaden, bis Hippokrates eine medizinische Wissenschaft und besonders eine Otologie schuf.

Bei Homer finden wir also die erste medizinische Epoche auch für die Otologie, aber leider für unser Thema nichts Bemerkenswertes; wir können das aber auch nicht erwarten, wenn wir die damaligen medizinischen Mittel in Betracht ziehen.

In dem VII Buch der Odysee 47 und folgende lesen wir, dass Odysseus auf den Rat der Kirke Wachs mit seinen Händen knetete und so erweichte, um damit seinen Gefährten die Ohren zu verstopfen, damit keiner von ihnen den lieblichen Gesang der Sirenen höre. In diesen Worten geschieht des Wachses, also eines fremden Körpers, als Verstopfungsmittels für das Ohr Erwähnung.

Wenn wir in der nachhomerischen Zeit die Therapien der Asklepieien durchforschen, so haben wir in denselben die spätere medizinale Periode, die von dem Vater der Medizin, dem Hippokrates vertreten wird. Bei ihm finden wir alle bis zu jener Zeit bekannten medizinischen Kentnisse.

In zwei von den Asklepieien, in dem von Pergamon und dem von Epidaurus wurden Therapien, wie wir wissen, ausgeführt, welche nach unserer Meinung auch als otologische zu betrachten sind, denn wir glauben, dass die Worte ἄλαλος und βωβός, die in den dort gefundenen Inschriften vorkommen, im allgemeinen und besonders bei Kindern nicht nur mit stumm, sondern mit taubstumm wiederzugeben sind.

Aus dem von Pergamon wird berichtet, dass ein Stummer, der von dem Wasser der dortigen Quelle trank, seine Stimme wiedererhielt, aus dem von Epidaurus, dass ein stummer Knabe in das Heiligtum kam, um den Gott um die Wiedererlangung der Stimme zu bitten. Nachdem er die vorbereitenden Opfer und heiligen Handlungen ausgeführt hatte, wandte sich der Gehülfe des Priesters im Tempel an den Vater des Knaben und fragte ihn, ob er verspreche, das Honorar für die Heilung des Knaben, wenn er geheilt werde, innerhalb eines Jahres zu zahlen. «Ich verspreche es», antwortete der Sohn plötzlich. Der Vater des Knaben erstaunte sehr und sagte zu seinem Sohne, er möge das Wort wiederholen. Der Sohn gehorchte und wiederholte: «Ich verspreche es». So war der Knabe von jenem Augenblick an geheilt [1]).

Da wir über Asklepieien sprechen, so möge es uns erlaubt sein, etwas näher auf das in Epidaurus einzugehen. Dieses wurde im Jahre 1887 von der griechisch-archäologischen Gesellschaft ausgegraben und zeigt uns, wie es vor dem Beginn des IV Jahrhunderts v. Chr. aussah; wie bekannt, wurde es unter der Aufsicht des Architekten Theodot erbaut.

In dem Abatos (dem Allerheilichsten), der in der Nähe des Tempels lag, fand man 6 Tafeln mit wichtigen Inschriften über Heilungen, die am Anfang des IV Jahrhunderts v. Chr. aufgezeichnet sind. Diese lehren uns, dass in dem genannten Asklepieion pharmazeutische und chirurgische Heilungen ausgeführt wurden. Wir dürfen aber nicht übersehen, dass viele von den in den Tafeln aufgeführten Heilungen nur Reklamen waren, die einfach den Zweck hatten, mehr Kranke dahin zu locken; wie es ja auch heute noch in Heilanstalten und Bädern geschieht. Wir möchten auch die oben angeführte Heilung des taubstummen Knaben als eine Reclame ansehen, indessen dürfen wir nicht annehmen, dass nicht andere otologische Therapien wirklich vorgekommen sein sollten, im Gegenteil, sie fanden statt. Das bekundet eine im Asklepieion bei den letzten Ausgrabungen gefundene Marmorplatte [2]). Sie zeigt zwei Ohren darauf abgebildet, und

---

[1]) Das Heiligtum des Asklepios in Epidaurus von P. Kabbadia. Inschrift, 5te Heilung, Zeile 41-48. Seite 257.

[2]) «Ἐφημερὶς ἀρχαιολογική» τῆς ἐν Ἀθήναις ἀρχαιολογικῆς ἑταιρίας σελ. 196. Ἔτος 1885.

diese müssen als Geschenke angesehen werden, die dem Gott
von dem Geheilten dargebracht wurden (Siehe Bild 1). Dabei finden wir die lateinische Inschrift: «Cutius has auris
gallus tibi voverat olim Pheobigena et posuit sanus ab auriculis». Diese Tafel befindet sich heute in dem archäologischen Centralmuseum zu Athen. Welcher Art die Therapie der Ohrenkrankheiten in den Asklepieien gewesen, ist

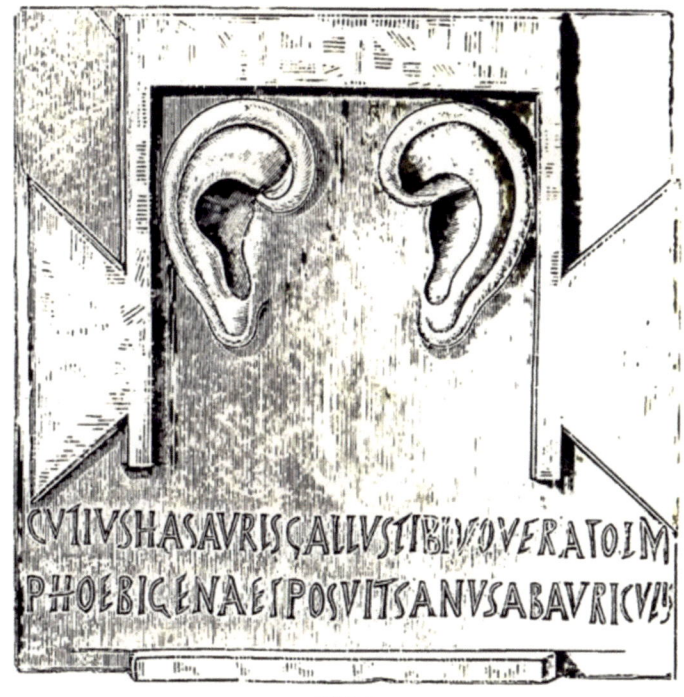

Bild 1.

nicht zu bestimmen, da dieselben augenscheinlich, um die
Fantasie der Kranken zu erregen, mit dem Gewand der
Mystik umgeben wurden. So wird z. B. angeführt, dass heilige Schlangen dabei eine Rolle spielten, indem sie die
leidenden Ohren ausleckten, eine sehr alte Therapie, die seit
dem XVI Jahrhundert v. Chr. datiert und von Melampous
in die Medizin eingeführt wurde. Diese im Lecken der Schlangen bestehende Therapie der Ohrenkrankheiten möchten

wir aber doch sehr bezweifeln und sie mehr als eine phantastische ansehen, mit der die Priester des Asklepieions bezweckten, dass sie unter dem Volk und den zureisenden Kranken verbreitet würde und damit so ihre chirurgischen Operationen in ein geheimnisvolles Dunkel gehüllt würden. Es ist vielmehr wahrscheinlich, dass in den Asklepieien auch das Ausspritzen der Ohren angewendet wurde, was ja schon in einer früheren Periode bekannt war. Auch Hippokrates führt oft das Ohrenausspritzen an, der, wie bekannt, alles, was die Medizin betraf, sammelte und ordnete, als er sich in dem Asklepieion von Kos aufhielt und dort die Kranken und die Heilmethode beobachtete.

Leider finden wir bei ihm in keinem der Fälle das Eindringen fremder Körper erwähnt, wir wissen daher auch nicht, wie die Heilung in einem solchen Falle erfolgte. Vielleicht geschah sie durch Ausspritzen, und wenn wir annehmen, dass die medizinisch-otologischen Kenntnisse seiner Vorgänger in seinem Werke enthalten sind, so dürfen wir wohl mit Recht glauben, dass auch die griechischen Ärzte vor Hippokrates das Kapitel über die fremden Körper im Ohr nicht erörtert haben.

III. Jahrhundert v. Chr.

Nach Hippokrates gehörte zuerst Apollonius, «der Empiriker» aus Antiochia, ums Jahr 230 v Chr., ebenso wie sein gleichnamiger Sohn zu den frühesten Bekennern der empirischen Schule. Dieser sagt über fremde Körper[1]: «Καθόλου δὲ ἐξαιρετέον τὰ εἰς τὸν πόρον ἐμπίπτοντα τοῦτον τὸν τρόπον, ὠτογλυφίδι ἢ λαβίδι ἢ ἐρίῳ μαλακῷ περὶ μηλωτρίδι περιειλημένῳ καὶ περιερρητινωμένῳ ἢ ἄγκιστρον λεπτόν». D. i. Im allgemeinen sind in den äusseren Gehörgang geratene Körper auf folgende Weise herauszubringen, entweder mit dem

---

[1] Claudii Galeni opera omnia, von Dr Carolo Gottlob Kühn Bd. XII, Seite 568, Lipsia, 1826.

Ohrlöffel oder der Ohrpenzette oder mit der Ohrsonde, die mit einem in Harz getauchten weichen Wollstoff umwickelt ist, oder mit einem feinen Haken.

So ist Apollonius, «der Empiriker», der erste, der von fremden Körpern im Ohr spricht und zur Extraction derselben die oben genannten Instrumente empfiehlt.

I. Jahrhundert n. Chr.

Aulus Cornelius Celsus, welcher der römische Hippokrates genannt wurde, Geburts-und Todesjahr unbekannt, schrieb unter der Regierung des Kaisers Tiberius, gest. im Jahre 37 n. Chr., eine Encyclopaedie, die nicht nur die Medizin, sondern auch andere Themata, wie Landwirtschaft und Militärisches umfasste. Leider ist dieses Werk verloren gegangen, während uns nur seine Arbeit «De medicina» in 8 Büchern erhalten ist. Es ist das einzige Werk aus der römischen klassischen Zeit, das ihm den Beinamen «Cicero der Ärzte» eintrug. Als Quelle für dieses Werk benutzte er den Hippokrates. Celsus sagt über die fremden Körper[1]: «Zuweilen geraten fremde Körper ins Ohr, wie Samenkörner oder Insekten, und, wenn es sich um harte Körper handelt, so entfernt man dieselben durch die Ohrsonde oder durch einen stumpfen etwas gebogenen Haken. Misslingt diese Methode, so könnt ihr die Extraction durch Harz erreichen. Niesen erregende Mittel rufen ebenfalls das Austreten dieser Körper hervor, ebenso Ohrenausspritzungen mit Wasser, das mit der Ohrspritze mit Vehemenz eingespritzt wird. Man benutzt dazu auch Tische, die nur einen Fuss in der Mitte haben und an den vier Ecken frei schweben, auf dieselben legt man den Kranken so, dass das kranke Ohr auf der Tischplatte ruht und der Patient nicht über den

---

[1] Traité de médecine de A. C. Celse par le Dr A. Védrénes. Paris, 1876, S. 430.

Tisch hinausragt, dann schlägt man mit einem Hammer auf den Teil des Tisches, auf dem die Füsse des Patienten ruhen, wodurch das leidende Ohr durch den Hammerschlag eine solche Erschütterung erhält, dass der fremde Körper heraustritt».

II Jahrhundert n. Chr

Archigenes[1]) aus Apamea ein Syrien, in Schüler des Agathinus, lebte unter der Regierung des Kaisers Trajan (98-115 n. Chr.) als hochberühmter Arzt in Rom. Er genoss als Schriftsteller, sowie Praktiker und Chirurg eines bedeutenden Rufes. Als fremde Körper, die ins Ohr geraten, führt er an: Kügelchen zum Abstimmen, Bohnen, oder Samen von anderen Hülsenfrüchten. Zur Entfernung derselben rät er Ohrausspritzungen an, dazu die sogenannte Adhaesivmethode, und wenn diese misslingen, die Niesen erregenden Mittel, wobei Mund- und Nasenlöcher zu schliessen sind. Die zunehmende Ausdehnung der in der Rachenhöhle befindlichen Luft bewirkt dann das Heraustreten des fremden Körpers. Wichtig ist die Bemerkung des Archigenis über die grosse Gefahr für das Leben des Patienten, der den fremden Körper im Ohr hat, wenn derselbe darin bleibt, worauf dann Entzündungen und Krämpfe folgen, d.i. Gehirnkomplikationen infolge der Ausdehnung der Entzündung bis zur Gehirnhaut und dem Gehirn. Auch Hippokrates erwähnt in seinem Werke oft die Lebensgefahr des Patienten infolge von Ohrenkrankheiten und besonders bei Mittelohrentzündungen, aber dass eine solche auch durch fremde Körper hervorgerufen werde, erwähnt zuerst Archigenis. Dieser nennt ausser den erwähnten Methoden auch die der Erschütterung, hat aber zwei Arten, je nach dem Alter des Kranken. So rät er bei einem kleinen Kinde, dasselbe bei einem Bein zu heben und mit dem Kopf nach unten zu

---

[1]) Claudii Galeni, Kühn. Bd XII, S. 656.

schütteln. Wenn der Patient jedoch erwachsen ist, so solle man ihn auf ein einfaches Brett binden und dasselbe niederlegen, wie auch Celsus wünscht. Anstatt des Hammerschlages empfiehlt er das Brett am Kopfende zu heben und wieder fallen zu lassen. Wenn man diesen Vorgang oft wiederhole, so gerate der fremde Körper in Bewegung und werde bis in die Nähe des Ausgangs des äusseren Gehörgangs getrieben, von wo man ihn mit dem löffelartigen Ende des Ohrlöffels herausziehe. Falls der fremde Körper ausdehnbar ist, wie die Samen der Hülsenfrüchte, welche wegen der im Ohr befindlichen Feuchtigkeit gewöhnlich anschwellen und deswegen schwer herauszubringen sind und gleichzeitig dem Patienten grosse Schmerzen verursachen, so rät Archigenis die Zerstückelung derselben durch das löffelartige Ende des Ohrlöffels und die Extraction in kleinen Stücken durch die Sonde, die Ohrpenzette oder einen Haken an. Wenn die Extraction so erreicht wurde, empfiehlt er Ausspritzen des Ohrs mit lauwarmem Wein, damit die durch die Verletzungen der Wände des äusseren Gehörgangs hervorgerufene Entzündung vergehe. Ist Wasser in das Ohr gedrungen, so rät er auf dem Fusse, der dem Ohr entspricht, mit nach dieser Seite geneigtem Kopf zu hüpfen. Ferner ist er für das Aufsaugen der Flüssigkeit, die sich im Ohr befindet, durch den Mund oder durch ein Röhrchen.

IV Jahrhundert n. Chr.

Aus dem IV Jahrhundert n. Chr. studierten wir die Schriften zweier Autoren, des Marcellus aus Bordeaux und des Oribasius [1]).

Ersterer, der den Beinamen « der Empiriker » hat, war Leibarzt des Theodosius und heilte alle Krankheiten durch

---

[1]) Œuvres d'Oribase, Bussemacer et Darenberg. Bd. IV, Seite 545. Paris 1862.

Beschwörung, erwähnt aber nur, dass er fremde Körper aus der Speiseröhre extrahierte, es ist also vielleicht anzunehmen, dass er auch solche aus dem Ohr extrahierte?

Letzterer Oribasius — geb. im Jahr 326 n. Chr. — genoss seine medizinische Ausbildung in Alexandrien und liess sich dann in Athen als Arzt nieder. Auch er bringt nichts Neues über die Therapie der fremden Körper im Ohr, lässt sogar viele Methoden, die von seinen Vorgängern angeführt werden, weg und empfiehlt nur die Adhaesivmethode.

VI Jahrhundert, Mittelalter.

Aetius[1]) aus Amida in Mesopotamien, ein christlicher Arzt aus diesem Jahrhundert, der auch in Alexandrien studiert hatte, sagt ebenfalls nichts Neues über fremde Körper im Ohr, wiederholt aber alle von seinen Vorgängern vorgeschlagenen Mittel

Alexander[2]) aus Tralles in Lydien gebürtig, Sohn eines angesehenen Arztes dieser Stadt und Bruder des berühmten Architekten Anthemius, des Erbauers der Sophienkirche in Konstantinopel, übte in Rom die ärztliche Praxis aus und wiederholt dasselbe, was die vorhergehenden Schriftsteller angeführt haben. Er empfiehlt auch die Adhaesivmethode durch sanftes Einführen der Sonde, wobei er rät, die Extraction der fremden Körper schnell vorzunehmen, um einer eventuellen grossen Gefahr des Patienten zu begegnen. Ausserdem ist er auch für häufiges Eintröpfeln von öligen Substanzen, damit die durch den fremden Körper oder durch den ungeschickten Versuch einer Extraction desselben hervorgerufene Entzündung vergehe und der fremde Körper leichter austrete. Als chirurgische Instrumente nennt er, ausser der bekannten Sonde, die gewöhnliche, d. i. eine

---

[1]) Aetii Amideni, von Albus 1534. Seite 115.
[2]) Alexandri Tralliani medici, Lutetiae 1548 Buch III. S. 61

metallene Penzette an, welche die Alten zum Ausziehen von Haaren benutzten. Als etwas Neues führt er die sogenannte Aufsaugemethode an, welche mit Hülfe kleiner Röhren geschieht, die mit dem einen Ende in den äusseren Gehörgang geführt werden und deren anderes Ende der Arzt in den Mund nimmt, um durch Saugen zu versuchen, das ins Ohr geratene Wasser herauszubringen. Ausser dieser Methode rät er noch an, der Patient möge auf dem Fuss springen, der dem leidenden Ohr entspreche, wobei er den Kopf und den übrigen Körper auf die entsprechende Seite neigen und den andern Fuss in die Luft strecken müsse.

VII Jahrhundert n. Chr.

Paul Aegineta[1]) nach seiner Heimat, der Insel Ägina benannt, einer der letzten Ärzte aus der Alexandrinischen Schule, wahrscheinlich auch als Lehrer an der Schule tätig, lebte später in der Mitte des VII Jahrhunderts in Griechenland. Er unterscheidet ausdehnbare und nicht ausdehnbare fremde Körper. Von diesen sind, wie er sagt, die ersteren wegen des Druckes, den sie durch ihr Anschwellen auf die Wände des ausseren Gehörhanges ausüben, sehr schmerzhaft, das geschehe namentlich häufig beim Eindringen von Flüssigkeiten, wann sich Samen von Hülsenfrüchten als fremde Körper in demselben befänden. Auch er will bei der Extraction die Sonde und den Haken oder die Haarpenzette angewendet wissen. Anstatt der Methode der Erschütterung des ganzen Körpers des Patienten, wie die vorhergehenden Autoren, ist er nur dafür, den Kopf des Patienten zu erschüttern, wobei das Ohr auf einen Ring gelegt werde. Bezüglich des Aufsaugens des fremden Körpers durch Röhrchen aus dem Ohr, hält er es für gut, das eine Ende derselben, und zwar das in den äusseren Gehörgang einzu-

---

[1]) Chirurgie de Paul d'Egine, par René Brian 1855, Seite 142.

führende mit Wachs zu versehen, damit das Ohr hermetisch verschlossen sei. Wenn dann der Arzt das Aufsaugen des fremden Körpers mit aller Kraft vollführe, so trete dieser leichter heraus. Weiter empfiehlt er auch die Adhaesivmethode und die Niesen erregenden Mittel. Aber während die vorhergehenden Autoren nur unblutige Methoden vorschlagen und, obwohl sie die durch fremde Körper im Ohr hervorgerufenen Gefahren kennen, nur den alten bekannten Weg gehen, zeichnet er einen neuen chirurgischen vor. Er bringt zuerst wieder eine neue Methode, indem er anrät, hinter dem Ohr einen kleinen halbmondförmigen Schnitt zu machen, wobei man die Ohrmuschel mit der Hand nach vorne ziehe. Der Zweck dieses Schnittes sei, von hinten her eine andere, weitere Öffnung des äusseren Gehörgangs zu schaffen, die tiefer liege als die natürliche, um so dem darin befindlichen fremden Körper näher zu kommen und die Extraction desselben zu erleichtern. Wie bekannt war zu jener Zeit die Besichtigung der Tiefe des Ohrs unvollständig, weil man den Gebrauch der Reflection des Lichtes noch nicht anzuwenden wusste. Nachdem der Einschnitt gemacht und man so dem fremden Körper näher gekommen war, zog man ihn mit Hülfe der Sonde oder Penzette heraus, worauf die Wundränder genäht wurden und die Nachbehandlung nach den damals bekannten Methoden der Chirurgie geschah.

VIII Jahrhundert n. Chr.
Die Araber.

Mit dem VIII Jahrhundert beginnt die Tätigkeit der arabischen Ärzte. Es ist wohl der Mühe wert, auf die arabische Medizin ein wenig näher einzugehen, und dazu wollen wir versuchen, vorher die Entwickelung der arabischen Wissenschaft in wenigen Worten darzutun. Wie bekannt, war damals die Periode der klassischen Philosophie in Griechenland und Italien vorüber, und die anderen Länder Europas gingen wissenschaftlich mehr zurück, da fand sich glücklicher Weise in einer Ecke der damals bekannten Welt ein Flecken, wo die Araber, die begeistert ihre Herrschaft gegen Abend ausbreiteten, das heilige Feuer der Wissenschaft unterhielten, diese Ecke war Mesopotamien. Hier, besonders in Bagdad, einer Stadt des Friedens, gediehen (nach 761 oder 762 n. Chr.), fern vom Kriegsgeräusch die Wissenschaften, unter diesen auch die Medizin. Von hier wanderte die arabische Medizin mit den Eroberern nach Spanien, das nach Gründung der grossen Schule in Kordova (980 v. Chr.) Lehrer für das gange Abendland stellte.

Leider konnte die arabische Medizin, weil der Koran die Anatomie verbot, keinen sehr grossen Aufschwung nehmen doch haben die Araber die Medizin auf der Höhe erhalten auf der sie ihnen überliefert wurde, in einigen Disciplinen aber auch nicht Unwichtiges hinzugefügt. Die Griechen blieben aber immer die Lehrer der Araber, und es wurden sogar die Werke des Hippokrates und Galenus mit Anmerkungen in die arabische Sprache übersetzt, wobei der Inhalt an vielen Stellen, gemäss dem Sinn des Koran, mit ihrem Leben, ihren bekannten Krankheiten und Arzeneien durch Veränderungen in Einklang gebracht wurde. So bekam die Medizin, so zu sagen, ein anderes Aussehen; die Araber bildeten sich gewissermassen eine besondere Medizin aus, behielten aber die griechischen Grundideen bei und hörten nicht auf, mit Ehrfurcht von den griechischen Ärzten zu sprechen. Die medizinischen Ideen der arabischen Ärzte und zwar des Razis und Abitsena herrschten bis zum XVI Jahrhundert, von da an begann man wieder, die Medizin mit den Quellen des Hippokrates und Galenus in Einklang zu bringen und sie zu schätzen.

Von den arabischen medizinischen Werken führen wir zunächst die Articella an, das man dem älteren Mesue [1]),

---

[1]) Articella nupera Petri Pomarii Valentini Hispani ad lectores. Pars secunda fol CCCI.R tractatus nonus Almansoris Lugduni 1525.

dem Sohne eines Apothekers zuschreibt, der in der zweiten Hälfte des VIII Jahrhunderts in Dahondisapar geboren wurde. Dieser übersetzte viele griechische Werke ins Arabische und starb im Jahre 857 in Samarra. Von anderen wird die Articella dem Serapion, dem Älteren, zugeschrieben, der auch Janus Damascenus genannt wird. In der Articella (Cap. 36) wird über die fremden Körper im Ohr angeführt, dass man, wenn solche ins Ohr gedrungen sind, lauwarmes Öl hineintun müsse, und der Patient ins Bad zu gehen und so lange darin zu bleiben habe, bis sein Körper weich werde; darauf müsse Niesen hervor gerufen werden. Käme der fremde Korper auf diese Art nicht heraus, so müsse er durch ein Instrument herausgebracht werden. Wenn der fremde Körper böser Natur sei, so würde er grosse Schmerzen hervorrufen.

IX. Jahrhundert.

Rhazes Abubekr[1]), geboren im Jahre 850 in Raj, in der persischen Provinz Khorasan beschäftigte sich zuerst mit der Philosophie, Philologie und Musik, dann erst widmete er sich der Medizin und begab sich nach Bagdad zu dem Lehrer Ibn Zein El Tabari, bei dem er Medizin studierte. Als er dann in seine Heimat zurückgekehrt war, übernahm er daselbst die Leitung des dortigen Krankenhauses und wurde als Leibarzt an den Hof des Kalifen in Bagdad berufen. Er genoss eines so bedeutenden ärztlichen Rufes, dass man ihn den Galenus jener Zeit nannte. Über die fremden Körper im Ohr sagt er: «Wenn sich ein Gegenstand ins Ohr eingekeilt hat, muss der Patient ins Bad gehen und so lange darin bleiben, bis sein Körper weich geworden ist». Dann ist auch er für die Niesen erregenden Mittel, denn er

---

[1]) Abubertus Opera parva, Abuberti filii Zachariae filii Arazi per Gilbert de Villiers Lugduni 1510. Blatt 156, Cap. 36.

sagt, durch das Niesen trete der fremde Körper vielleicht heraus. Wenn er auch so nicht entfernt werde, so rät er zum Eisen, d. i. zn den chirurgischen Instrumenten und zwar zur Sonde oder Penzette. Wenn Wasser in das Ohr eingedrungen ist, so meint er, der Patient müsse den Kopf seitwärts neigen, worauf das Wesser ausfliesse. Am Schluss sagt er, das Eindringen fremder Körper ins Ohr sei ein sehr ernstes Leiden und es folgten ihm oft heftige Schmerzen. In seinem «liber secundus» Seite 20, Cap. 12 empfiehlt er, man solle, um das Vorhandensein eines fremden Körpers im Ohr zu konstatieren, das zu untersuchende Ohr gegen die Sonne halten und es so besichtigen. Ausser den oben angeführten beim Eindringen von Wasser in das Ohr zur Anwendung gebrachten Methoden rät er noch, das eine Ende eines Röhrchens in das Ohr zu führen, das andere mit Öl zu bestreichen und es dem Feuer zu nähern, so werde das Wasser verdampfen.

Serapion, der Ältere, oder Janus [1]) Damascenus aus Damaskus, wahrscheinlich in diesem Jahrhundert geboren, empfiehlt zur Extraction der fremden Körper die Methode des Aufsaugens durch ein Röhrchen, die mit der Sonde, die Adhaesivmethode und die durch die Ohrpenzette. Bezüglich der zum Niesen reizenden Mitttel, will er, dass der Patient beim Niesen den Kopf nach dem leidenden Ohr neige, denn so werde der fremde Körper leichter austreten. Er führt zuerst auch wieder eine neue Methode an, die in dem einfachen Eintröpfeln von öligen Substanzen besteht, die veranlassen, dass der fremde Körper oft von selbst gleitend aus dem Ohr tritt, wobei der Patient den Kopf nach der Seite des leidenden Ohrs neigt. Schliesslich rät er strenge Beaufsichtigung und Überwachung des Patienten

---

[1]) Serapion, Medici arabi celeberrimi, practica. Venetiis 1550. Tractatus secundus. S. 14.

an, damit nicht ein Geschwür entstehe, wodurch das Übel verschlimmert werde und Krämpfe entständen.

X - XI Jahrhundert n. Chr.

Avicenna [1]) wurde im Jahre 980 in Afschena geboren, einem Flecken in der Nähe der zu Bochara gehörigen Stadt Charimatin und studierte zuerst Philologie, Philosophie, Jura, Astronomie und Musik dann Medizin, in der er sich eine rühmliche Stellung erwarb. Er starb im Jahre 1037. Zu den Ursachen für Ohrenkrankheiten fügt er noch zu den andern von ihm angeführten, den Sand, Steine, und Kerne, die ins Ohr gedrungen sind und dasselbe verstopfen, hinzu; gegen diese rät er das Reinigen des Ohrs an. Bei eingedrungenem Wasser — Cap XX Seite 576 - soll man Husten oder Niesen hervorrufen, oder man soll einen Anisstengel oder ein Stück Papyros von der Grösse einer Handfläche nehmen, und ersteres oder den zusammengedrehten Papyros an dem einen Ende bis zu einem Drittel der ganzen Länge mit in Öl getauchte Watte umwickeln. Die so vorbereiteten Gegenstände werden in den äusseren Gehörgang eingeführt und zwar mit dem nicht hergerichteten Ende, während das andere draussen bleibt. Dieses wird angezündet und brennt solange, bis die Wärme in das Ohr dringt, worauf man die Gegenstände herauszieht, dann ist das im Ohr befindliche Wasser verdampft.

Ein ungefährer Zeitgenosse von dem oben genannten Arzt, aber nicht arabischer Abstammung, ist Theophanus Nonnus [2]), der im X Jahrhundert lebte und zwar am Hofe von Byzanz. Auf Befehl des Kaisers Konstantin Porphyrogen-

---

[1]) Avicenae arabi medicorum principis per Fabium Paulium Uticensem Venetiis 1608. Bd I Cap. 1. Seite 567 Lib. III Fen. 4 Tract I Cap. XVI u. XVII. Seite 57.

[2]) Theophani Nonni Epitome de curatione morborum J. S Bernard. Amstelodami 1794. Seite 278 Cep IIZ. et II.

neta schrieb er ein medizinisches Werk, das er aus den Werken des Oribazius, Aëtius, Trallianus und Paul Agineta zusammenschrieb. Er fügt dem Kapitel über die fremden Körper im Ohr nichts Neues hinzu und beschränkt sich darauf, die Adhaesivmethode anzuführen. Bei eingedrungenem Wasser rät er das Hüpfen des Patienten auf dem Fusse an, der dem leidenden Ohr entspricht, auch ist er für das Aufsaugen durch den Mund oder durch ein Röhrchen.

Ein anderer arabischer Arzt, der ums Ende des X Jahrhunderts (961-1009) lebte, ist Abu Dschafar, der unter dem Namen Algazirah erwähnt und dessen medizinische Tätigkeit angezweifelt wird. Die einen betrachten ihn als Autor seiner Werke, andere halten ihn einfach für den Übersetzer griechischer Werke. Wir lasen sein handschriftliches Werk, das sich in der Nationalbibliothek in Paris befindet, (Manuscr. grec 2239 Blatt 29), geschrieben im XIII Jahrhundert. In der 12ten Pyle dieser Handschrift, die die Überschrift trägt — «Therapie eines Ohrs, in das ein Stein, Wasser, ein Samenkorn oder irgend ein andere Gegenstand geraten» lesen wir, wie folgt: «Wenn Ohrenschmerzen infolge des Eindringens der angeführten Gegenstände eintreten, so müssen wir das leidende Ohr gegen die liebe Sonne wenden, damit wir sehen, was sich im Ohr befindet. Wenn der Patient fühlt, dass in seinem Ohr etwas auf und niedergeht, so beweist dies, dass Wasser darin ist, in diesem Fall müssen wir das Ohr pressen und zusammendrücken, ziehen und auswischen, oder das Wasser durch den Mund aufsaugen, indem wir den Kopf seitwärts neigen und das Ohr mit der Hand massieren. Dann führen wir das eine Ende eines kleinen Stäbchens ins Ohr, das andere Ende, das hervorragt, bestreichen wir mit Öl, zünden es an, und so verdampft das Wasser. Wenn aber Körner oder Kies ins Ohr geraten, so müssen wir das eine Ende eines Ohrlöffels mit Baumwolle oder weichem Wollstoff umwickeln, dasselbe in flüssigen Leim, flüssiges Harz, Terpentin oder Vogelleim (Viscus) tauchen und dasselbe behutsam ins Ohr führen, wodurch der fremde Körper darauf fest klebt und mit herausgezogen wird. Sollte er so nicht entfernt werden, so kann es durch Niesen geschehen. Eine Abschrift dieser Handschrift fanden wir in Florenz im Juni 1906 in der Bibliothek Laurentiana: Codex graecus chartaceus. M. s. in majori Saeculi XV. Plut. LXXV. Cod 4. Τὰ ἐφόδια τοῦ ἀποδημοῦντος. fol. 42 ».

Abul Kassim [1]) (Abulkassim Albukassis Alzahara-vim), ein arabischer Arzt, geboren in Zahra, der in der Nähe von Kordova gelegenen Residenz des Kalifen Abd-el-Rahman III, nahm als Chirurg die erste Stelle unter den arabischen Ärzten ein. Wann er geboren und gestorben, ist unsicher, wahrscheinlich hat er aber in der zweiten Hälfte des X Jahrhunderts gelebt und ist im Jahre 1013 gestorben. Die von ihm verfasste Chirurgie bietet ziemlich viel Interessantes, sie enthält viel von Paul Ägineta, aber auch sehr viele Beobachtungen von dem Verfasser.

Über fremde Körper im Ohr finden wir eine Wiederholung aller schon angeführten Methoden, aber klarer und methodischer behandelt, und dazu neue Beobachtungen. So teilt er die fremden Körper zuerst in 4 Kategorien 1) Metalle oder unbearbeitete harte Körper, wie Eisen, Glass u.s.w. 2) Samen von Pflanzen, wie Erbsen u.s.w. 3) Flüssige Körper. 4) Tierchen. Bei den harten nicht ausdehnbaren Körpern, die schon von aussen durch das direkt einfallende Licht der Sonne sichtbar sind, empfiehlt er, nach vorherigem Eintröpfeln von Veilchenöl Helleborus als Niesemittel, während des Niesens die Nasenlöcher zu schliessen, das Ohr mit einem Stoff zu umwickeln und nach oben zu ziehen. Beim Misslingen dieser Methode rät er zur Ohrpenzette (Siehe zweites Bild) und zu einem stumpfen Haken unsere Zuflucht zu nehmen. Wenn damit nichts erreicht werde, solle

---

[1]) La chirurgie d'Abulcasis par Lucien Leclerc. Paris 1861. Seite 67.

man zur Aufsauge-Methode schreiten, die durch ein Röhrchen ausgeführt werde, von dem das eine Ende hermetisch von den Wänden des äusseren Gehörgangs abgeschlossen in denselben eingeführt werde, wozu es vorher mit einer Mischung aus Pech, Öl und Wachs zu bestreichen sei, um den hermetischen Abschluss zu erreichen, während man an dem anderen freien Ende des Röhrchens durch kräftiges Aufsaugen den fremden Körper herauszubringen suche. Im Falle, dass auch diese Methode misslinge, rät er die Adhaesivmethode an, die durch eine Sonde aus-

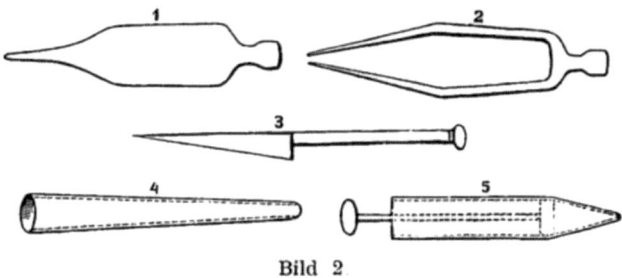

Bild 2.

N° 1 u. 2 Ohrpenzetten, 3 Messerchen zum Zerteilen der weichen fremden Körper im Ohr, 4 metallenes Röhrchen zum Aufsangen u. 5 Ohrspritze.

geführt werde, die an ihrer Spitze mit in Terpentin oder Vogelleim getauchte Watte zu umwickeln sei. Schliesslich empfiehlt er noch die von Paul Ägineta vorgeschlagene Methode des Schnittes, um eventuell eintretenden Entzündungen und Krämpfen vorzubeugen. Er spricht ausserdem auch von der Methode der Zerstückelung des fremden Körpers, wenn er weich oder ausdehnbar ist Dies werde durch ein dazu geeignetes kleines Messer ausgeführt (Siehe 2tes Bild N° 3) und nicht durch den gewöhnlichen Ohrlöffel wie die vorhergehenden Autoren anführen. Wenn der fremde Körper so zerstückelt ist, ziehe man ihn mit Hülfe eines Hakens, einer Sonde, Penzette oder durch die Aufsauge-Methode heraus. Bei dem Eindringen von Wasser ins Ohr empfiehlt er ausser den bis jetzt bekannten Methoden folgende: Der Patient soll ein kleines, glattes Steinchen von der Dicke des kleinen Fingers ein wenig erwärmen und es in den äusseren Gehörgang einführen, wobei der Patient auf dem Fusse springe, der dem leidenden Ohr entspricht, dann klopfe man mit einem anderen Steinchen auf das im Ohr befindliche bis die Flüssigkeit ausfliesst. Wenn diese Methode keinen Erfolg hat, so rät er, ein längliches Stück Papyrus zusammenzudrehen, in den äusseren Gehörgang einzuführen und das äussere Ende desselben anzuzünden. Dieser Versuch sei, wenn nötig, zu wiederholen, bis alles Wasser verdampft ist. Dann empfiehlt er noch zu demselben Zweck die Aufsauge-Methode mit Hülfe eines metallenen Röhrchens oder eines Rohrhalms.

Zeitgenosse der arabischen Ärzte ist auch Gariopontus [1], einer der ältesten bekannten Ärzte der Schule in Salerno, der aus Neapel stammt. Er lebte in Salerno gegen Ende des X und der ersten Hälfte des XI Jahrhunderts und schrieb viele medizinische Werke, in denen er auch über die fremden Körper im Ohr spricht: «Wenn zufällig ein fremder Körper in den äusseren Gehörgang kommt, wie Getreidekörner, Bohnen, Strohhälmchen, Edelsteine oder irgend ein anderer Gegenstand, so raten wir Niesen an, wobei wir flüssige Butter, flüssiges Gänse-oder Hühnerfett eintröpfeln und ein Bad verordnen».

Ein anderer arabischer Arzt ist Mesue der Jüngere [2], über dem ein Dunkel schwebt, man sagt aber, er sei in Maridin am Euphrat geboren und im Jahre 1015 gestorben. Den fremden Körpern im Ohr widmet er kein besonderes Kapitel, sondern, indem er über die Würmer und deren The-

---

[1] Garioponti Vestusti admodum medici ad totium corporis aegritudines remediorum, Πράξεως Libr. V Basileae 1531. Buch I Bl. 14.

[2] Mesue, qui Graecorum ac Arabum postremus medicam practicam illustravit, Joannis Manardi et Jacobi Sylvii, Venetiis 1558 Joanni Nazar filii Mesuae gradatim medicinarum incipit. Cap VII Bl 17.

rapie spricht, rät er, nachdem er vorher die Tötung derselben durch Arzneimittel empfohlen hat, und diese nunmehr als fremde Körper im Ohr zu betrachten seien, von Zeit zu Zeit lauwarmes Öl einzutröpfeln und dann den Patienten zum Niesen zu bringen, wobei Mund und Nasenlöcher zuzuhalten sind, damit die Luft mit Vehemenz nach den Ohren getrieben werde. Er empfiehlt als erster die Anwendung des blinden Schröpfkopfes auf das Ohr, damit durch den sich bildenden luftleeren Raum der fremde Körper aus dem Ohr gezogen werde. Beim Eindringen von Wasser in das Ohr schlägt er drei Arten von Therapien vor. (Cap VIII) 1) Husten und Niesen, wobei Mund und Nasenlöcher zu schliessen sind, gleichzeitig der Kopf nach dem leidenden Ohr zugeneigt wird und man ein kleines Stöckchen in das Ohr führt, das dem Wasser als Ableiter dient. 2) Das Austrocknen durch einen kleinen Schwamm, der an einem Faden befestigt in das Ohr getan wird, wobei der Faden nachher zum leichteren Herausziehen dient. Ausser dem Schwämmchen empfiehlt er dann auch die Seide der im Meere lebenden Seidenmuschel oder Hollundermark. Zur Bildung eines luftleeren Raumes im Ohr, zum Aufsaugen des Wassers oder eines fremden Körpers wendet er folgende Methode an. Er führt in den äusseren Gehörgang ein metallenes Röhrchen ein, das mit einem beweglichen Kolben versehen ist, der beim Einführen das ganze Röhrchen schliesst, dann zieht er den Kolben nach aussen, wodurch im Ohr ein luftleerer Raum entsteht und das Austreten des fremden Körpers erfolgt. 3) Das Erwärmen. Es wird ein kleines Stückchen Holz (ein Anisstengel), in das Ohr geführt, bei dem das ausserhalb des Ohrs befindliche Ende mit Watte umwickelt wird. Die Watte zündet man am äussersten Ende an und so verdampft die Flüssigkeit im Ohr.

Constantinus Africanus[1]) aus Carthago, lebte in der zwei-

---

[1]) Summi in nom. Constantini Africani. Basileae apud Henricum Petrum 1536 Buch II Cap XII Seite 33

ten Hälfte des XI Jahrhunderts, er verfasste sehr viele medicinische Werke und zwar Übersetzungen von Griechen und Römern und wurde von einigen als Reformator der medizinischen Schule von Salerno betrachtet. Über fremde Körper sagt er: «Wenn im Ohr infolge des Hineingeratens fremder Körper, wie Steinchen, Körner u.s.w. Schmerzen entstehen, muss das Ohr der Sonne zugekehrt werden, damit wir in das Ohr hineinsehen können. Wenn der Patient fühlt, dass sich etwas im Ohr bewegt, so bedeutet dies, dass Wasser in das Ohr gedrungen ist, und das muss mit Hülfe eines Röhrchens herausgebracht werden, dessen eine Spitze in das Ohr eingeführt wird, während das andere ausserhalb des Ohrs befindliche Ende desselben mit Öl bestrichen und angezündet wird». Ferner rät er, man solle zusammengedrehte Wolle oder Watte in das Ohr führen, damit das Wasser aufgesogen werde, endlich führt auch er das Niesen mit geschlossenem Mund und zugehaltenen Nasenlöchern an.

XII Jahrhundert.

Der Araber Averoes[1]) wurde im Jahre 1126 in Kordova geboren und beschäftigte sich anfangs mit Jura, dann mit Mathematik und Philosophie und schliesslich mit der Medizin, bis er im Jahre 1198 in Marokko starb. Er verfasste viele medizinische und philosophische Abhandlungen. Als fremde Körper im Ohr führt er feines Stroh, Steinchen Sand u.s.w. an. Über die Extraction derselben sagt er, sie sei leicht, wenn man sogleich nach dem Eindringen einschreite, und dann drohe keine Gefahr. Die Extraction von Samenkörnern sei schwerer wegen des infolge der im Ohr befindlichen Feuchtigkeit eintretenden Anschwellens derselben. Es stellten sich Schmerzen ein, oft auch Fieber und schwere Folgen, da ja Ohr und Gehirn Nachbarn wären und beson-

---

[1]) Colliget Averoes Theizir Abynzoar. Venetiis 1549 Cap XXXI Bl. 8.

der, drohe Gefahr, wenn man mit der Extraction zögere. Zur Extraction derselben empfiehlt er, das Ohr mit lauwarmen Sesamöl anzufüllen und Niesen hervorzurufen. Wenn der fremde Körper lange im Ohr sei und sich verändert habe, so müsse die Extraction mit Vehemenz geschehen, da Gefahr drohe, es möchte sich ein Geschwür im Ohr bilden, und heftige Schmerzen oder gar der Tod des Patienten eintreten. Gegen die Schmerzen verordnet er einen Aderlass und pharmazeutische Eintröpfelungen. Nach der Therapie des Geschwürs folgen dann bei ihm die Niesen erregenden Mittel. Averroes ist also der erste, welcher diese Mittel nach der Entwickelung der Mittelohrentzündung und der Bildung eines Risses im Trommelfell anrät, es treibt dann nämlich die heftig durch den Riss einströmende Luft den fremden Körper sicherer nach aussen.

XIII Jahrhundert.

Gui de Chauliac[1] - kurz vor Beginn des XIII Jahrhunderts in Cauliaco geboren, war der angesehenste Chirurg des Mittelalters, der seine Studien in Montpellier, Bologna und Paris absolvierte. Er sagt, wenn durch Blei oder einen anderen ins Ohr geratenen Körper, was wir von dem Patienten erführen, eine Entzündung entstehe, so hätten wir das Ohr durch das in dasselbe fallende Sonnenlicht zu untersuchen und dabei den äusseren Gehörgang durch das Otoscop zu erweitern.

Beim Eindringen von Wasser in das Ohr empfiehlt er das Aufsaugen desselben durch ein Röhrchen, die Methode der Erwärmung, indem er ein Röhrchen in das Ohr führt, dessen äusseres Ende mit Watte versehen ist, welche an-

---

[1] «Nicaise» la Grande Chirurgie de Gui de Chauliac. Paris 1890. Felix Alcan éditeur 6me traité. Maladies spéciales. Troisième partie S. 493. Ars chirurgica Guid. Cauliaci. Venetiis 1546. Bl. 72.

gezündet wird, und endlich die Einführung eines durch einen Faden gehaltenen Schwämmchens in den äusseren Gehörgang.

Bei Samenkörnern und anderen ins Ohr geratenen Körpern rät er auch die Vorbehandlung durch Eintröpfeln von öligen Substanzen an und dann die Niesen erregenden Mittel; der Kranke soll stark husten oder sich räuspern, er soll springen oder mit der Handfläche gegen das kranke Ohr klopfen. Dann empfiehlt er den Gebrauch der Ohrpenzette oder eines Hakens und endlich die Aufsaugemethode durch ein in den äusseren Gehörgang eingeführtes Röhrchen, wobei der Raum zwischen dem Röhrchen und den Rändern der äusseren Gehörgangsmündung durch Wachs hermetisch abgeschlossen wird. Zum Schluss erwähnt er den Schnitt des Paul von Ägina Bei ausdehnbaren Körpern schlägt er die Zerstückelung derselben vor und dann die Extraction der einzelnen Stücke.

Bernardus Gordonius[1]) war ein hervoragender Professor der Medizin in Montpellier, der wahrscheinlich aus dem Orte Gordon stammte. Es schrieb das Werk «Lilium medicinae», eine hauptsächlich den Arabern entlehnte, jedoch auch eigene Beobachtungen enthaltende Kompilation, und sagt, nachdem er über die Ursachen einer Ohrverstopfung gesprochen hat, man solle beim Eindringen von Wasser ins Ohr einen Rohrhalm in den im übrigen hermetisch abgeschlossenen äusseren Gehörgang einführen und dann das Wasser aufsaugen. Dasselbe erreiche man, wenn man eine Rohrhalmspritze gebrauche, mit der die Kinder beim Spielen Wasser aufsaugen und dasselbe, wenn der Rohrhalm gefüllt ist, weit weg spritzen, was man in der gewöhnlichen Sprache eine σύριγξ nennt. Von einer solchen Spritze wird das mit der Öffnung versehene Ende in das Ohr ge-

---

[1]) Bernardi Gordonii opus Lilium medicinae inscriptum. Lugduni 1559 de passionibus aurium, part III Cap. XIII. Seite 297.

führt, wobei der Kolben im Innern dicht vor der Offnung ist, er wird dann nach aussen gezogen und es zieht die Natur, welche keinen luftleeren Raum gestattet, das Wasser stark nach aussen. Ausserdem empfiehlt er noch einen einfachen Rohrhalm in den äusseren Gehörgang einzuführen und diesen am äusseren Ende anzuzünden oder ein heiss gemachtes Stäbchen in denselben einzuführen, worauf das Wasser durch die Wärme verdampfen werde. Auch ein Stückchen Schwamm oder Zeug an einem Faden befestigt, schlägt er vor, in den äusseren Gehörgang einzuführen.

Guilelmus Placentinus de Saliceto[1]) 1210 in Plazenza geboren, wurde in Bologna ausgebildet, wo er einige Jahre lebte, später ging er nach Verona, wo er 1280 starb. Er zeichnete sich als Chirurg aus und verfasste beachtenswerte medizinische Werke. Aus seiner Schule war bedeutend Lenfranche, der die Medizin nach Frankreich verpflanzte.

Plazentinus meint, dass das Hineingeraten fremder Körper durch die Erzählung des Patienten dem Arzt bekannt werde. Dieser untersuche das Ohr, indem er es der Sonne zuwende. Nachdem er sich von der Anwesenheit des fremden Körpers überzeugt habe, verordne er dem Patienten, morgens oder abends Kamillenöl ins Ohr zu tun; dann nehme er mit einer Sonde oder einem reinen eisernen oder silbernen Instrument, indem er das Ohr wieder der Sonne zuwende, um den fremden Körper im Innern besser zu sehen, denselben heraus. Sollte das misslingen, so möge der Arzt lauwarmes Öl ins Ohr tun und der Patient ein allgemeines Bad nehmen, wobei er den Kopf seitwärts in das Wasser des Bades neige. Auch Niesen könne man hervorrufen, wobei der Patient Mund-und Nasenlöcher zuhalte. Beim Niesen des Patienten trete dann der fremde Körper aus dem Ohr, wenn Gott es wolle. Bei ins Ohr geratenem Wasser solle

---

[1]) Guilelmi Placentini de Saliceto summa conservationis et curationis, Venetiis 1490, Cap. lxj.

der Patient auf dem Fusse hüpfen, der dem leidenden Ohrs entspräche nnd es würde das Wasser ausfliessen.

Am Schluss sagt er, dass durch fremde Körper im Ohr oft schlimme Folgen hervorgerufen würden.

Gilbertus Anglicus [1]), ein englischer Arzt, der gegen Ende des XIII Jahrhunderts lebte, nimmt unter den Medicinern seiner Zeit eine hervorragende Stelle ein und war ein genauer Kenner des Hippokrates und des Alexander von Tralles. Bei fremden Körpern im Ohr rät er zu Niesen erregenden Mitteln, zur Adhaesivmethode, zu blinden Schröpfköpfen, die aufs Ohr gesetzt werden, damit durch die Aufsaugekraft derselben der fremde Körper herausgehoben werde. Dasselbe geschehe, wenn statt des Glases des Schröpfkopfes irgend jemand seinen Mund geöffnet zum Aufsaugen auf das Ohr setze. Schliesslich meint der Arzt, man könne auch andere Methoden anwenden, aber leider würden sie von den Ärzten verschwiegen, da sie dieselben aus Gewinnsucht nur allein anwenden möchten.

Arnaud de Villeneuve [2]) aus Catalonien, — geb. im Jahre 1235 — nahm ebenfalls eine hervorragende Stelle in der Geschichte der Medizin ein. Er studierte in Spanien und in Paris, war dann Lehrer in Montpellier und Arzt in Barzelona, von wo man ihn als Professor der Medizin und Botanik nach Paris berief. Hier starb er im Jahre 1312.

Bei fremden Körpern im Ohr empfiehlt er Eintröpflungen von Öl und Niesen erregende Medicamente, — Mund und Nasenlöcher geschlossen —, und im Falle des Misslingens dieser Methode, die Adhaesivmethode. Weiter rät er an, man solle «galvanum» auf eine Steinplatte legen, darauf lege sich der Patient und zwar mit dem leidenden Ohr auf das «galvanum».

---

[1]) Compendium medicinae tam morborum universalium quam particularium etc. Lugduni 1510. Bd. III. S. 148

[2]) Opera omnia Breviarii Basileae 1585. Buch I Cap. 35. S. 1151.

Bruno von Longoburgo [1]), ein nicht minder ausgezeichneter Chirurg des XIII Jahrhunders, studierte wahrscheinlich in Salerno. Seinen Werken dienen griechische und arabische Quellen und unter den letzteren besonders die Werke des Rhazis und Abulcasim als Grundlage.

«Bei Schmerzen im Ohr», sagt dieser, «die durch das Eindringen fremder Körper hervorgerufen werden, müssen wir es untersuchen, dann Niesemittel, blinde Schröpfköpfe, die Penzette, einen gebogenen Haken und die Adhaesivmethode anwenden, misslingt all dieses, so nehmen wir unsere Zuflucht zum Schnitt des Paul Ägineta. Ist Wasser ins Ohr gedrungen, so führen wir Hanf von einem aufgedrehten Seil in dasselbe und zünden das ausserhalb des Ohrs befindliche Ende desselben an, so beginnt das Wasser im Ohr zu verdampfen. Genügt der einmalige Versuch nicht, so wiederholen wir diese Methode bis alles Wasser verdampft ist. Statt des Hanfes können wir auch Watte gebrauchen, die das Wasser aufsaugt; auch die Niesen erregenden Medicamente sind hier zu empfehlen».

Lanfranchi [2]) stammte aus Mailand und war ein Schüler des Wilhelm von Saliceto. Im Jahre 1295 kam er nach Paris, wo er in das Collège de St.Côme aufgenommen wurde, er starb als ein bedeutender Chirurg seiner Zeit im Jahr 1306.

Bei Ohrenschmerzen, die durch in dasselbe eingedrungene fremde Körper hervorgerufen sind, wünscht er, wenn diese von aussen sichtbar sind, Eintröpfeln von Granatapfelöl und dann die Extraction derselben durch die Ohrpenzette. Auch wenn Samenkörner ins Ohr gedrungen seien, wäre das Eintröpfeln von Öl geboten, da Gefahr vorhanden sei,

---

[1]) Ars chirurgica Guidoni Cauliaci medici Bruni praeterea Theodorici Rolandi Lanfranci et Berlopalici. Chirurgiae maxima nunc diligentia recognitatae. Venetiis 1549. Bruni Longoburgensis chirurgia magna Bd. II. Cap. IV. Bl. 122.

[2]) Ars chirurgia, Venetiis 1546. Lanfranci Mediolanensis magistri chirurgia parva. Doctrina tertia. Tract. III Cap. II S. 238.

dass die Körner anschwellen könnten. Als Mittel rät er hier die Adhaesivmethode an, oder man solle mit der Handfläche gegen das Ohr schlagen, oder blinde Schröpfköpfe setzen. Wenn das misslänge, rät er die Sonde tief einzuführen und damit die Extraction zu versuchen. Sei dagegen Wasser ins Ohr gedrungen, so solle man Hanf von einem aufgedrehten Seil, ein Stück von einer Weidenrute oder Weinrebe in das Ohr einführen, den aussen befindlichen Teil derselben mit Wachs bestreichen und dieses anzünden, worauf das Wasser verdampfen werde

Johannes Actuarius [1] war Arzt und Philosoph in Byzanz; Actuarius ist nicht sein Name, sondern der Titel eines Beamten am byzantinischen Kaiserhofe, der richtiger mit Hof-oder Medizinalrat, als mit Leibarzt schlechthin übersetzt wird.

«Wenn das Gehör», sagt Johannes Actuarius, «durch einen von aussen in das Ohr geratenen Gegenstand belästigt wird, so erhält dieser Sinn seine Gesundheit wieder, wenn man den Gegenstand herauszieht».

XIV Jahrhundert.

Valescus de Taranta [2] gehörte zu den Leuchten der älteren Schule von Montpellier, — geb. im XIV Jahrhundert in Portugal — und rät auch bei fremden Körpern, die ins Ohr geraten sind, Einträufeln von ölartigen Substanzen, Niesen erregende Mittel bei verschlossenen Nasenlöchern an, dann die Anwendung der Sonde oder anderer chirurgischer Instrumente und zum Schluss den Schnitt des Paul Ägineta.

Bertrucius [3], der Lehrer des Gui de Chauliac war und

---

[1] Johannes Actuarius, von Joh. Frider Fischerus. 1774. Lipsiae Cap. XII. S 35.

[2] De medendis omnibus cum internis tum externis humani corporis affectionibus a Valesco de Taranta. opera et studio Johannis Hartmanni, Begers Francofort. 1599. Cap. 50. S. 166.

[3] Nicolaus de Canda. Bertrucii Bononiensis Tract. IV prim. sect Aurium passiones Cap. II.

von diesem häufig angeführt wird, lehrte in Bologna, wo er 1342 oder 1347 starb. Nach ihm zeigen sich Spuren von Taubheit, wenn ein fremder Körper ins Ohr gerät, diesen sehe man, wenn man das Ohr gegen die Sonne halte. Zur Extraction empfiehlt er starkes Aufsaugen durch ein Röhrchen, Niesen erregende Mittel, das Springen und den Gebrauch von chirurgischen Instrumenten

XV Jahrhundert.

Giovanni Micaele Savanarola[1]) wurde 1384 in Padua geboren und starb 1462. «Wenn Wasser in das Ohr gerät» führt dieser an, «wie manchmal während des Bades geschieht, so wenden wir Niesen oder Husten erregende Mittel an, wobei der Patient den Kopf nach der Seite des kranken Ohres zu neigen und dann zu springen hat. Wir können auch ein Röhrchen in das Ohr einführen und das Wasser durch Hineinblasen herausbringen Durch Einführung einer mit Watte umwickelten Sonde können wir auch das Ohr austrocknen, oder wir benutzen eine heisse Eisenplatte, die wir dicht an das Ohr halten, um dadurch das Wasser zum Verdampfen zu bringen. Sind Samenkörner in das Ohr gedrungen, so wenden wir Instrumente an, nachdem wir das Ohr durch die Strahlen der Sonne erleuchtet haben, oder wir lassen den Patienten mit seitwärts geneigtem Kopfe auch springen, wobei wir gleichzeitig Niesen oder Husten hervor rufen, oder wir erschüttern den Kopf des Patienten durch einen gegen das gesunde Ohr gerichteten Backenstreich oder Faustschlag und mit Jesu Hülfe wird der fremde Körper heraustreten. Wenn alles das misslingt, schreiten wir zum Schnitt des Paul Ägineta, bevor sich noch ein Geschwür bildet und Krämpfe eintreten».

---

[1]) Practica de aegritudinibus, Johanni Michaelis Savanarola. Venetiis 1719. Bl. 90. Tract. VI. Cap. IV.

Nicola Nicole [2]), geb. 1357 in Florenz und gestorben 1430, gehörte dem Dominicaner-Orden an und war gleichzeitig Arzt. Er spricht ausführlich über fremde Körper im Ohr und führt dabei viele griechische und arabische Schriftsteller an. Vornehmlich dem Galenus folgt er, wenn er die Adhaesivmethode und die Niesen erregenden Mittel anempfiehlt. Man soll das Niesen sieben Mal wiederholen und dabei die Ohrmuschel nach aussen ziehen. Nach Razis rät er zu öligen Substanzen und einem allgemeinen Bad, nach Abulkasim schlägt er ausser den Niesen erregenden Mitteln, die Extraction durch Instrumente wie die Penzette vor. Nach Serapion wünscht er wieder die Adhaesivmethode, den Gebrauch der Sonde, deren Spitze mit ein wenig Wolle umwickelt ist, die in Honig, Gummi oder Vogelleim, Pech oder in andere Klebstoffe getaucht ist, dann auch die Penzette und die Niesen erregenden Mittel. Zum Schluss empfiehlt er, den äussern Gehörgang mit Öl anzufüllen, dann den Kopf seitwärts zu neigen, wodurch der fremde Körper herauskommen könne. Die Anwendung chirurgischer Instrumente dürfe nur mit der grössten Vorsicht geschehen. Dem Avicenna folgt er, wenn er anrät, der Patient solle auf dem dem kranken Ohr entsprehenden Fusse springen und dabei den Kopf entsprehend seitwärts neigen. Im Notfall möge man auch die Methode des Aufsaugens anwenden.

Pietro d'Argellata [2]), einer von den hervorragenden italienischen Chirurgen des XV Jahrhunderts, studierte in Bologna Medizin. Bezüglich seiner Biogrophie gehen die Meinungen sehr auseinander, ebenso über seinen Tod, der wahrscheinlich 1423 erfolgte. Er nahm viel von den arabischen Schriftstellern auf, aber es sind auch viele bemerkens-

---

[2]) N Nicole Sermo tertius de morbis capttis. Venetiis 1533 Tract. VI sermonis III Bl. 211.

[2]) Chirurgia magistri Petri de L'argellata, Venedig. 1520 Bch V Tract. IX. Cap. IX. Bl. 103.

werte persönliche Beobachtungen von ihm überliefert worden

Über fremde Körper im Ohr sagt er, dass harte Körper oft ins Ohr geführt werden oder sich von selbst darin festsetzen und zwar besonders in denen der Kinder Nach Abulkasim empfiehlt er Öl einzutröpfeln, darauf Niesen, Husten oder starkes Räuspern hervorzurufen; der Patient soll auf dem einen Fusse springen, man soll mit der Handfläche gegen das Ohr schlagen, oder die Adhaesivmethode anwenden, ferner den fremden Körper zerstückeln und dann die kleinen Teile mit der Sonde herausnehmen.

Giovanni Arcolano [1]), — geb. zu Verona oder Rom, gest. 1460 oder 1484 — war ein bedeutender Arzt des XV Jahrhunderts. Sehr ausführlich behandelt dieser Arzt die fremden Körper im Ohr, für die er zunächst Eintröpfelungen von öligen Substanzen und ein allgemeines lauwarmes Bad anrät, dann solle man mit festgeschlossenen Nasenlöchern atmen und den Atem anhalten, damit kein Niesen hervorgerufen werde, und so komme dann der fremde Körper heraus. Misslänge diese Methode, so solle man zu den Instrumenten seine Zuflucht nehmen. Beim Eindringen von Wasser wünscht er Neigen des Kopfes nach der Seite des leidenden Ohrs und dann solle der Patient springen. Weiter empfiehlt er noch die Niesen erregenden Mittel.

Er ist auch der Meinung, dass das Vorhandensein eines fremden Körpers im Ohr ein ernstes Leiden sei, das heftige Schmerzen und Komplikationen hervorrufe, den Abschnitt darüber teilt er in drei Kapitel. Das erste handelt von den festen Körpern und ihrer Therapie, das zweite von den flüssigen Körpern und das dritte von den Pflichten des Arztes. Im ersten Teil des ersten Kapitels rät er zur Erweiterung des äusseren Gehörgangs und zu einer Erweichung und Verkleinerung des festen Körpers durch Eintröpfeln von

---

[1]) J. Arculani Veronensis in non. libr. Almansoris 1540. Cap. XLI S. 287. Basileae.

öligen Substanzen, zu allgemeinen Bädern und Erwärmung jeder Art des Ohrs. Bei Samenkörnern müsse man das Eintröpfeln vermeiden, weil ein Anschwellen derselben dadurch zu fürchten sei. Im zweiten Abschnitt desselben Kapitels handelt er über die Art und Weise der Extraction der festen Körper. Zu diesem Zweck empfiehlt er zunächst Niesen erregende Mittel, wie Nieswurz (Helleborus) und im Falle des Misslingens die Extraction mit der Penzette. Als besonderes, aber einigermassen merkwürdiges, Mittel erwähnt er, man solle eine lebendige oder eben erst getötete Eidechse in den äusseren Gehörgang einführen, sie drei Stunden darin lassen und dann herausnehmen. Die Eidechse komme dann mit dem fremden Körper im Maule heraus.

In dem zweiten Capitel über die flüssigen Körper im Ohr rät er das Aufsaugen derselben durch ein hermetisch abgeschlossen in die Öffnung des äussern Gehörgangs eingeführtes Röhrchen oder einen Katheter, worauf der Arzt mit dem Munde stark aufsauge. Die Flüssigkeit könne auch durch Einführung eines zusammengedrückten Schwammes oder medulla meligna, eines Anis- oder Papyrus palustris - Stengels herauskommen, deren aus dem Ohr ragendes Ende man mit Watte umwickle, anzünde und ein Drittel seiner Länge verbrennen lasse. Dann ziehe man die genannten Gegenstände aus dem Ohr und das Wasser sei verdampft. Denselben Erfolg könne man auch erzielen, wenn man eine Tierharnblase anwende, in deren Öffnung man ein Röhrchen gut einfüge und befestige Um die Blase bringe man drei Ringe in gleichen Abständen an, die auf der Aussenfläche der Blase gut aufgenäht oder aufgebunden werden müssten. So vorbereitet drücke man die Blase bis zum Röhrchen zusammen und führe dasselbe in den äussern Gehörgang ein, der hermetisch abzuschliessen sei. Dann ziehe man die Blase auseinander, es bilde sich darin ein luftleerer Raum, in den das Wasser aus dem Ohr hineingezogen würde. Statt der Blase könne man auch einen Blasebalg nehmen, der in ein

Röhrchen ende, das gerade in die Mündung des äusseren Gehörgangs passe, diesen führe man zusammengedrückt ein schliesse das Röhrchen im Gehörgang hermetisch ab und öffne den Blasebalg, so komme die Flüssigkeit durch den entstandenen luftleeren Raum heraus.

Im dritten Kapitel rät er den Ärzten, sie sollten bei der Handhabung der Ohrpenzette wohl Acht geben, dass sie den fremden Körper nicht durch Ungeschicklichkeit weiter hineindrückten. Ferner sollten sie, wenn der fremde Körper entfernt wäre, die durch denselben im Ohr hervorgerufenen Verletzungen zu heilen suchen, indem sie Mandelöl oder Öl von wilden Granatäpfeln eintröpfelten.

XVI Jahrhundert.

Jean Fernel[1]) wurde im Jahre 1497 in der Picardie geboren und studierte zuerst Philosophie, dann Medizin, wurde in Paris Professor und erwarb sich dort grossen Ruf als Arzt, da er auch Leibarzt des Königs Heinrich II wurde, dessen Gemahlin er von ihrer Sterilität heilte.

Über fremde Körper im Ohr lesen wir bei ihm, dass durch dieselben Verstopfungen des Ohrs hervorgerufen worden.

Giovanni de Vigo[2]), auch ein hervorragender Chirurg, wurde im Jahre 1460 zu Rapallo im Genuesischen geboren er war ein Sohn des berühmten Steinschneiders Battista di Rapallo. Giovanni empfiehlt beim Eindringen von Wasser einen mit Watte umwickelten Stiel, ein Stückchen Palmenholz oder trockenes Hollunderholz in den äussern Gehörgang einzuführen. Man solle den Patienten mit seitwärts geneigtem Kopf springen oder auf dem leidenden Ohr schla-

---

[1]) Universa medicina. Lugdunum Batavorun 1645 Bch II. Cap. IV. Seite 393

[2]) Opera Domini J. de Vigo in chirurgia. Lugduni 1521 Bch. III Tract III. Cap. r. Seite 101.

fen lassen, ferner könne man einen Schwamm in das Ohr hineintun oder einen Katheter, wie man ihn zum Ausführen des Harns gebrauche, auch Niesen erregende Mittel nützten. Seien die fremden Körper Steine und Samenkörner — bei den letzteren seien die öligen Substanzen nicht angebracht, da sie dieselben zum Anschwellen brächten — so empfiehlt er als Instrumente das Otoscop, die Penzette und einen gebogenen Stab. Im Falle des Misslingens aller angeführten Mittel rät er zum Schnitt des Paul Ägineta.

Alessandro Benedetti[1]) — geb. in Legnago, gest. 1525 — studierte in Padua Medizin, wo er einen Hörsaal in Form eines Amphitheaters, in dem er Anatomie lehrte, später medizinische Chirurgie und die aphrodisischen Krankheiten, für welche er eine Capacität jener Zeit war. Bezüglich der fremden Körper im Ohr folgt er dem Galenus und dem Celsus, d. i. er empfiehlt die Ohrsonde, den ein wenig gebogenen stumpfen Haken, die Niesen erregenden Mittel, Ohrausspritzungen und den von Archigenes angeratenen Tisch, auf dem der Patient ausgestreckt werde. Sollten diese Methoden keinen Erfolg haben und sich ein Geschwür im Ohr bilden, so rät er zum häufigen Einträpfeln von Mandelöl; der Patient soll ein allgemeines Bad nehmen, damit der äussere Gehörgang erweicht werde, dann soll Niesen durch Nieswurz (Helleborus) hervorgerufen werden, wodurch der fremde Körper dann heraus kommen könne.

Nicolaus Lepois[2]) wurde im Jahre 1527 in Nancy geboren. Er spricht über Samenkörner im Ohr und rät, dieselben mit der Spitze der Sonde zu zerteilen, da dieselben nass geworden sich ausdehnen, und sie dann herauszunehmen. Auch chirurgisches Einschreiten empfiehlt er.

---

[1]) Historia corporis humani libr. quinque. Collectionum medicinarum libellum Venetiis 1533. Bch IV. Cap. XIII. S. 86.

[2]) N. Pisonis medici lotharingensi de cognoscendis et curandis corporis morbis. Libri tres, Lugduni Batavorum 1736 Cap XL. S. 246.

Guillaume Rondelet¹), 1507 zu Montpellier geboren, sagt, dass man fremde Körper, die ins Ohr geraten und Schmerzen verursachen, mit der Sonde herausnehmen müsse

Johann Jessenius²), 1566 in Breslau geboren, spricht sich über die fremden Körper im Ohr aus, wie folgt: «Wenn metallische Körper oder Samenkörner ins Ohr geraten, so schwellen die Körner durch die Feuchtigkeit im Ohr an. Man bringt sie heraus, indem man nach Eintröpflung von Veilchenöl ins Ohr Niesen hervorruft Im Falle des Misslingens wendet man die Haarpenzette, einen gebogenen Haken oder die Ohrpenzette an».

Barthélemy Pardoux³), 1545 in Bouillec geboren und 1611 gestorben, führt kurz an, wenn fremde Körper ins Ohr gedrungen seien und dieses verstopften, müsse man sie herausziehen.

Jean Riolan. Vater⁴), wurde 1539 in einem Dorfe bei Montpellier bei Amiens geboren und starb 1606: «Wenn ein Erguss durch Stroh oder ein Haar hervorgerufen wird, nämlich eine Mittelohrentzündung, so müssen wir, sagt er, «einen Docht mit Klebestoffen anwenden, Niesen oder Husten hervorrufen, die Nasenlöcher schliessen, damit die Luft sich nach dem Ohr wende und der schädliche Gegenstand herauskomme».

Felix Plater⁵), einer der bedeutendsten Ärzte des XVI Jahrhunderts und besonders Anatom, wurde 1536 in Basel geboren. Er lehrt uns, dass das Hören verhindert werde, wenn die Ohren von fremden in dasselbe eingedrungenen

---

¹) Guilelmi Rondeletti opera omnia medica Genovae 1628. S 297.

²) Institutiones chirurgiae. Wittemberg. 1601. Cap. XIX. Bl 88.

³) Universa medicina, Lugduni 1650. S. 686.

⁴) Joanni Riolani Ambiani opera cum physica tum medica. Francfurti 1609. Cap. I, S. 297.

⁵) Fel. Plateri archiatri et professoris Basileae praxeos medicae Basel 1602. Bd. 1. Seite 287 u. 297.

Körpern, wie Kerne oder Wasser vollständig verstopft würden in diesem Falle wären Töne von ausserhalb nicht mehr wahrnehmbar. Wenn die fremden Körper tiefer ins Ohr eindrängen, würden sie schwer wieder herausgebracht. Die Extraction erreichten wir durch Seitwärtsneigen und Erschütterung des Kopfes. Wenn die Körper nicht fest im Ohr eingekeilt wären, so erleichterten wir uns die Extraction, indem wir ölige Substanzen hineintäten und so den äussern Gehörgang glatt machten. Ebenso erleichterten wir, nach ihm, die Extraction durch die Erschütterung infolge Niesens, wodurch der fremde Körper oft nach vorne gestossen werde, sich so der Mündung des äusseren Gehörganges nähere und dort leichter gefasst werden könne. Denselben Erfolg hätten wir auch, wenn der Patient mit seitwärts geneigtem Kopf hüpfte, und das namentlich bei eingedrungenen Flüssigkeiten. Beim Gebrauch von chirurgischen Instrumenten zur Extraction des fremden Körpers müssen wir nach Plater sehr vorsichtig sein, damit wir nicht ungeschickt verfahrend den fremden Körper tiefer stossen; von chirurgischen Instrumenten sollen wir einen feinen Ohrlöffel vorziehen. Diesen sollen wir auch bei harten Körpern anwenden oder sie zerteilen und die einzelnen Teile durch Einspritzen herausbringen.

Derselbe Plater (Bd. III S. 1018) erwähnt einen Säugling, in dessen Ohr ein Kirschkern geraten war und lange Zeit darin blieb. Die Angehörigen fürchteten, der Kern möchte grösser werden, aber die Furcht war unbegründet.

Hieronymus Fabricius oder Girolamo Fabrici ab Aquapendente [1]) wurde 1537 in Aquapendente geboren, studierte anfangs alte Sprachen und Philosophie in Padua, dann Medizin bei dem Fallopio und besonders Anatomie. Er gründete auch aus eigenen Mitteln einen anatomischen amphi-

---

[1]) Opera chirurgica, Lugduni Batavorum 1723. Seite 469. Padua 1671. Teil II. Cap. XLI. S. 250.

theatralischen Hörsaal und nahm eine rühmliche Stellung in der Anatomie ein. In gleicher Weise als Chirurg bedeutend veröffentlichte er sehr viele medizinische Werke, darunter eine sehr ausführliche Therapie der fremden Körper im Ohr. Als solche führt er an; Steinchen, Glas, Samen von Hülsenfrüchten und Kirschkerne, welche von den Kindern unbewusst ins Ohr geführt würden. Von diesen bleiben nach Fabricius die Steinchen und das Glas unverändert, während die Samenkörner durch die Feuchtigkeit im Ohr anschwellen und heftige Schmerzen hervorrufen, ja noch mehr, da sie oft keimten, auch die Ursache von Krämpfen sind und das Leben gefährden, in welchem Falle man mit den stärksten Mitteln der Therapie einschreiten müsse.

Dann führt Fabricius den Paul Ägineta an, der je nach der Grösse und Lage der Körper in der mannigfaltigsten Weise mit den verschiedenen Instrumenten eingeschritten sei; denn bei den kleinen, leichtbeweglichen Körpern genüge oft nur ein Seitwärtsneigen des Kopfes zur Extraction derselben. Bei einem grösseren festen Körper mit Ecken, die ihn fest haften lassen, bedürfe es einer heftigen Erschütterung des Kopfes, wobei das Ohr über einen Ring zu neigen sei. Im Falle des Misslingens der Extraction auf diese Weise empfehle dann Paul Ägineta, dass man eine an ihrer Spitze mit in Klebestoffe getauchter Watte umwundene Sonde anwende Hülfe auch diese Methode nichts, so solle man Niesen erregende Mittel gebrauchen. Oft brächte man die fremden Körper durch eine blosse Sonde oder einen stumpfen Haken oder eine Haarpenzette heraus. Hätten auch diese keinen Erfolg, so rate Paul von Ägina zu dem nach ihm bekannten Schnitt. Fabricius verurteilt aber diese Methode des Schnittes als unnütz, indem er nur anrät, dem äusseren Gehörgang durch Ziehen der Ohrmuschel nach aussen eine gerade Richtung zu geben. Den Schnitt verwirft er, weil die durch denselben hervorgerufene Wunde sehr schwer sei, das aus derselben fliessende Blut den fremden Körper umhülle und eine Entzündung folge. Im allgemeinen betrachtet er den Schnitt als unsicher und gefährlich, dagegen hat er oft fremde Körper ohne Schnitt namentlich bei Kindern aus dem Ohr entfernt. Dabei hatte er, wie er sagt, immer sein Augenmerk darauf gerichtet, dass das Trommelfell nicht verletzt und kein Taubwerden hervorgerufen werde, indem er als Instrumente die Haarpenzette oder eine Sonde benutzte, deren eines Ende in einen stumpfen Haken und deren anderes in einen Ohrlöffel ausläuft. Den Kopf des Patienten hielt dabei immer ein Assistent und Fabricius zog die Ohrmuschel nach aussen, um so die Röhre des äusseren Gehörgangs gerader zu machen. In diesen führte er die Sonde ein und tastete nach dem fremden Körper, hatte er ihn gefühlt, so zog er ihn mit dem Haken nach aussen und brachte ihn so heraus. Im Falle des Misslingens mit der Sonde gebrauchte er auch die Haarpenzette und eine Art von Zange mit gezähnten Spitzen.

Luiz Mercado oder Mercatos [1], ein bedeutender spanischer Arzt, — geb. 1520 in Valladolid, gest. 1601 — rät bei fremden Körpern im Ohr, chirurgische Instrumente zu benutzen, nachdem vorher das Ohr mit Rauch und Wärme behandelt worden sei. Bei Samenkörnern sollen wir Öl und warmes Wasser vermeiden, weil dieselben dadurch aufschwellen.

Ambroise Paré [2], mit dem Beinamen, Vater der französischen Chirurgie, wurde im Jahre 1510 auf Burg Hersent geboren. Er führt als fremde Körper an: Gold, Silber, Eisen und andere Metalle, Samenkörner u.s.w. Die Samenkörner rufen, wie er sagt, oft heftige Schmerzen hervor, da sie durch die Feuchtigkeit im Ohr anschwellen, deswegen müsse man sie bald mit einer Ohrpenzette oder einem Ohrlöffel heraus-

---

[1] Operum Tom. III de mulierum affectionibus omnia studia et cura Zachariae Palthenii Phil. Doctor Frankf. 1620. Cap. XXIV.

[2] Thesaurus chirurgiae. Petr Uffenbachii, Frankfurt 1610 Cap. XXIII oder œuvres complètes d'Ambr. Paré. Bd. II Paris 1840. S. 442.

nehmen. Misslingt das, so rät er, dieselben mit einem Bohrer anzubohren und herauszunehmen, oder Niesen erregende Mittel anzuwenden, wobei Mund und Nasenlöcher mit der Hand zugehalten werden. Gelingt es so nicht, so empfiehlt er die Erweiterung der Röhre des äusseren Gehörgangs durch einen längs desselben laufenden Schnitt, um dadurch die Einführung der verschiedenen zur Extraction dienenden Instrumente und deren Handhabung zu erleichtern.

Joh. Heurnius [1] — geb. 1543 in Utrecht, gest. 1601 — wünscht, dass der Patient, wenn eine Flüssigkeit ins Ohr geraten ist, mit seitwärts geneigtem Kopf springen solle. Bei festen Körpern stimmt er den Vorschlägen des Razis bei, d. i. er verordnet ein allgemeines Bad, Einträufeln öliger Substanzen und Niesen, Mund und Nasenlöcher dabei zugehalten. Bei angeschwollenen Samenkörnern, die oft heftige Schmerzen zur Folge haben, ja sogar das Leben bedrohen, empfiehlt er sofortige Herausnahme derselben durch die Ohrpenzette. Wenn keine unmittelbare Gefahr vorhanden ist und heftige Schmerzen keine Eile erheischen, können dieselben langsam zerdrückt und dann stückweise herausgenommen werden

Hieronymus Mercurialis [2], ein bekannter Philologe und Mediziner, — geb. 1530 zu Fouli, gest. 1606 — führt bezüglich der fremden Körper im Ohr den Galenus an, der Ausspritzen des Ohrs verordne, dann eine Sonde empfehle, deren Spitze mit in Terpentin getauchter Watte umwickelt sei. Bei kleinen Kindern wünscht Galenus nach Mercurialis, dass man sie bei dem einen Fusse erfasse und in die Höhe hebe, so dass der Kopf nach unten hängt, man schüttelt dann den ganzen Körper und der fremde Körper kommt heraus. Auch Hieronymus Mercurialis empfiehlt dann eine Nachbehandlung des Ohrs mit Wein.

---

[1] De morbis oculorum, aurium, nasi, dentium et oris edit. post mortem auctoris ab ejus filio Othone Raphelengi 1602. Seite 17.
[2] Opera Hieron. Mercurialis Venetiis 1627. S. 180.

Giovanni Andrea della Croce [1]) — 1560 in Venedig geboren — sagt über fremde Körper, man brächte sie oft heraus, wenn man etwas Wolle, Baumwolle oder Harz in das Ohr tue, die Gegenstände eine Zeitlang darin lasse und dann herausziehe. Mit ihnen werde dann auch der fremde Körper herauskommen, der sich darauf festgesetzt habe. Misslinge das, so wäre ein Röhrchen, ein Rohrhalm, oder die Feder eines Truthahns, eines Adlers oder eines anderen grossen Vogels oder auch ein silbernes Röhrchen in das Ohr einzuführen, und man müsse entweder hinein blasen oder aufsaugen, und der fremde Körper werde herauskommen. Sei das nicht der Fall, so hätte man einen kleinen Haken (Siehe Bild 3) anzuwenden.

Philipp. Aurel. Theophrastus Paracelsus [2]) wurde 1491 in der Schweiz zu Maria Einsiedeln, Canton Schwyz, geboren und starb 1541. Was er über die fremden Körper im Ohr sagt, finden wir bei Johann Dolaeus aufgezeichnet, wo es heisst: « Die fremden Körper werden entweder von den Patienten selbst ins Ohr getan oder aus Bosheit von anderen; einige von diesen können durch die Wärme oder himmlischen Einfluss keimen, dann müssen wir sie durch Instrumente entfernen ».

Fabricius Hildanus Wilhelm [3]), — geb. 1560. in Kilden, gest. 1634 — verzeichnet sehr gute und lehrreiche Bemerkungen über fremde Körper im Ohr und giebt sehr passende Ratschläge, besonders für Anfänger in der Medizin. Er erwähnt folgenden Fall: Ein zehnjähriges Mädchen hatte beim Spielen eine kleine Glaskugel von der Grösse einer Erbse in ihr Ohr getan. Vier Ärzte wurden nacheinander zugezo-

---

[1]) Chirurgia universale et perfetta, Venetiis. 1583. Bl. 17.

[2]) Joh. Delaei Encyclopaedia chirurgica rationalis, Frankfurti ad Maenum 1689 Seite 226 u. 338.

[3]) Opera, quae extant omnia, Frankfort ad Maenum. 1646 Seite 15 Observatio IV.

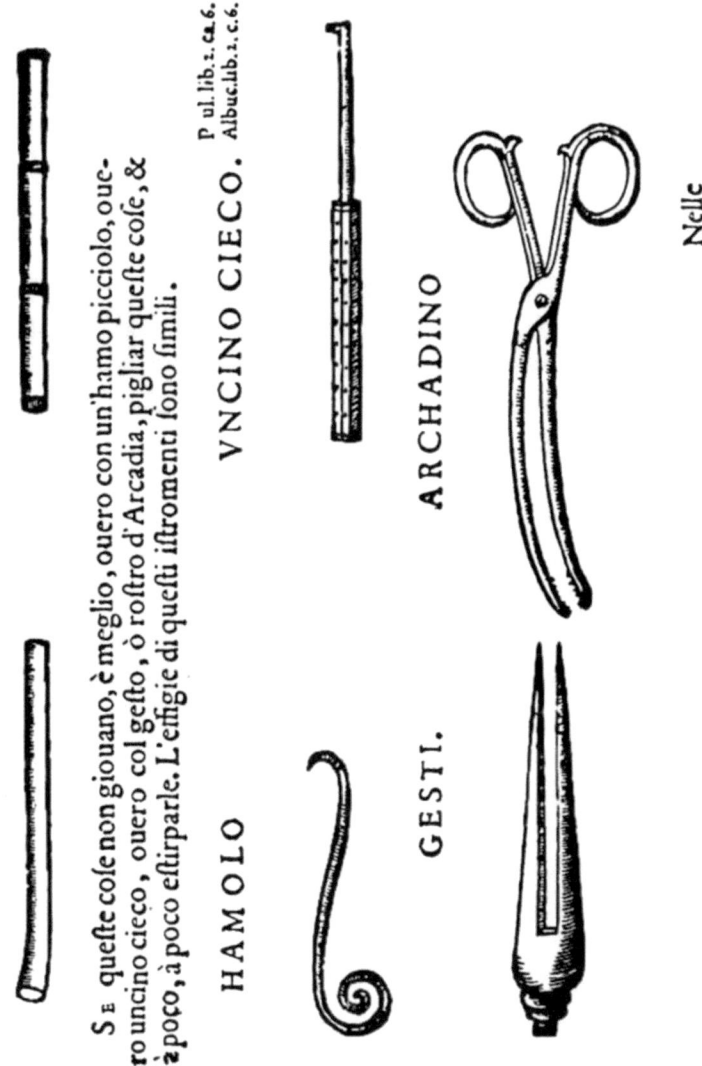

Bild 3.

gen und versuchten die Extraction, aber vergebens, sie stiessen vielmehr die Glaskugel noch tiefer hinein, worauf heftige Schmerzen auftraten. Die Mutter verzweifelte an dem Herausbringen der Glaskugel und empfahl ihre Tochter der Hülfe Gottes und der Natur. Es hörten dann zwar eine Zeitlang die Schmerzen auf, sie stellten sich aber später auf der Kopfhälfte des Kranken Ohrs im Herbst und Winter wieder ein und dehnten sich dann über die ganze gleichliegende Hälfte des Körpers aus, wobei auch Gefühllosigkeit und trockener Dauerhusten auftraten. Dabei stellte sich die Menstruation nur alle drei Monate und zwar an Quantität gering ein. Dieser Zustand dauerte 4-5 Jahre, nur kamen noch periodische Krämpfe und Atrophie des gleichliegenden Armes dazu. Als die Mutter ihre Tochter so schwer leiden sah, wandte sie sich wieder an verschiedene Ärzte, aber diese konnten der Patientin keine Erleichterung schaffen, da das Leiden des Ohrs in Vergessenheit geraten war, und auch nichts davon erwähnt wurde, weil die Patientin keine Belästigungen und Schmerzen darin fühlte. So fand Fabricius Hildanus die Patientin, als man ihn 1595 rief. Auch er verordnete anfangs verschiedene Arzneien, die nichts nützten, und war schon daran, an irgend einem Erfolg zu verzweifeln. Da kam man glücklicherweise wieder auf die kleine Glaskugel zu sprechen, die vor 8 Jahren ins Ohr geraten war und nun war ihm die Ursache der Krankheitsphaenomene sofort klar, es war das Vorhandensein des fremden Körpers im Ohr, und er schlug sofort die Extraction vor. Es glückte ihm auch, die anfangs widerstrebende Mutter, welche sich der Qualen erinnerte, die ihre Tochter vor 8 Jahren durch die ungeschickten Versuche der Extraction ausgestanden hatte, zur nochmaligen Operation zu bestimmen. Hildanus vollzog darauf die Operation glücklich und nach der Extraction des fremden Körpers verschwand allmählig die Reihe der paradoxen Krankheitserscheinungen. Die Gesundheit des Mädchens wurde völlig wiederhergestellt und blieb es auch bis zum Jahre 1605, als Obiges aufgezeichnet wurde. Über die Operation selbst schreibt Hildanus, er habe zuerst einen hellen Ort ausgewählt, geschickt die Sonnenstrahlen in das Ohr geleitet, Öl eingeträufelt und dann das von ihm erfundene Otoscop eingeführt, mit dem er den äusseren Gehörgang erweiterte. (Siehe Bild 4).

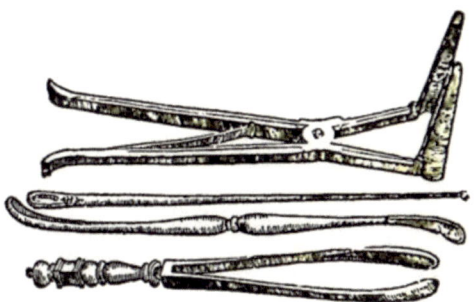

Bild 4.

Darauf habe er mit dem Ohrlöffel sondiert, denselben zwischen den fremden Körper und die Wand des äusseren Gehörgangs geschoben und durch heftiges Zichen nach aussen den fremden Körper herausgebracht.

Hildanus beschreibt dann noch eine andere Art der Extraction der fremden Körper aus dem Ohr, die von ihm erdacht wurde. Sie besteht darin, dass er zuerst Mandelöl in den äusseren Gehörgang tut, worauf er ein Metallröhrchen (A) (Siehe Bild 5) so weit in den äusseren Gehörgang ein-

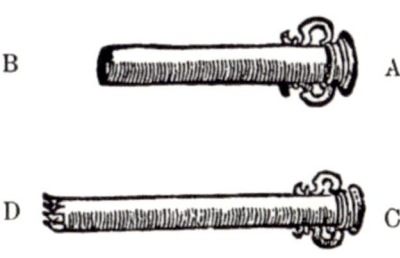

Bild 5.

führt, bis das innere Ende desselben (B) den fremden Körper, in diesem Falle eine Erbse, vollständig umschliesst. Darauf schiebt er in Röhrchen (A), ein zweites engeres Röhrchen (C) ein, bis es die Erbse erreicht Röhrchen (C) ist an dem eingeführten Ende (D) gezähnt und kann somit die Erbse fest umfassen. Darauf führt er in Röhrchen (C) den Bohrer (E) ein, (Siehe Bild 6) den er in die festgelegte Erbse hinein-

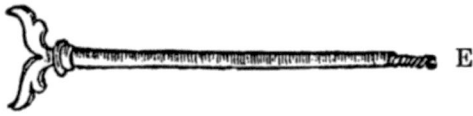

Bild 6

bohrt, dann zieht er die drei Instrumente zugleich und mit ihnen die Erbse heraus. Diese Art der Extraction, sagt er, ist weniger schmerzhaft als die vorhergehende, wenn sie von einem erfahrenen Chirurgen ausgeführt wird.

Auf die eben genannte Weise entfernte Fabricius eine Erbse aus dem Ohr eines Mädchens, bei dem schon infolge Einträpfelns von warmer Milch eine Anschwellung der Erbse und heftige Schmerzen eingetreten waren (Observatio V Seit. 18).

Auch ein anderes Mädchen, das in beiden Ohren eine Erbse hatte und heftige Schmerzen in den Armen und Waden fühlte, operierte Fabricius auf dieselbe glückliche Weise.

Ebenso entfernte er mit dem Otoskop und der Ohrpenzette auch einen anderen fremden Körper, nämlich eine Stecknadel, aus dem Ohr eines Mädchens, und einen Kirschkern (Observatio IV Centuria III Seit. 189) holte er aus dem rechten Ohr eines andern Mädchens, bei dem vorher ein Empiriker die Extraction versucht und nichts erreicht hatte, da er einen spitzen Haken benutzte und den fremden Körper damit weiter hineingestossen hatte. Dabei wurden die Wände des äusseren Gehörgangs verletzt, worauf anhaltende Schmerzen, Otorrhöe, Schwindel, schwankender Gang und dauerndes Neigen des Kopfes nach der gleichliegenden Schulter sich einstellte. Nach längerer Zeit erst rief man Fabricius, der den äusseren Gehörgang mit Eiter angefüllt und im Innern desselben den Kirschkern fand, den er in diesem Falle mit einer Nadel aufspiesste und herausbrachte.

Am Schlusse bemerkt er, dass infolge ungeschickter Extractionsversuche eingetretene Verletzungen und Eiterungen grosse Zerstörungen im Ohr hervorrufen, wie Perforation des Trommelfells, Taubheit, Caries, und schwammartige Wucherungen.

Walther Hermann Ryff [1], Chirurg in Strassburg, verfertigte zur Extraction der fremden Körper im Ohr ein eigenes Instrument (Siehe Bild 7).

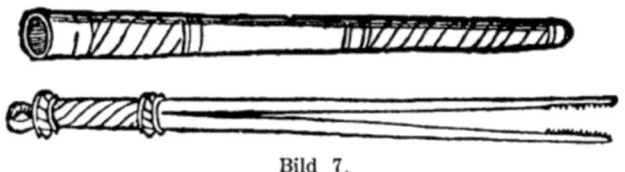

Bild 7.

Schenk von Grafenberg [2] wurde 1530 zu Grafenberg geboren und starb 1598, er empfiehlt zur Extraction der fremden Körper aus dem Ohr die Sonde und die Adhäsivmethode.

XVII Jahrhundert.

Heinrich Petraeus [3], — geb. 1589 in Schmalkalden u. gest. 1620 — erwähnt nur kurz, dass der äussere Gehörgang durch verschiedene fremde Körper verstopft werde.

Antonius Nuck [4] — geb. 1650 zu Harderwyk u. gest. 1692 —

---

[1] Die grosse Chirurgie. Ryff. Frankfurt 1545. Seite 37.
[2] Schengii, Gadefried, Ars medica practica. 1606. Cap. XIII. S. 382.
[3] Nosologia harmonica, dogmatica et hermetica Bd. I Henrici Petraei. Marpurgi Cattorum. Marburg. 1615 Bch I. S. 207.
[4] Operationes et experimenta chirurgica. Lugduni Batavorum. 1696 Experiment. XIV. Seite 51.

will, dass man zur Extraction fremder Körper besonders ölige Substanzen einträpfle und bei angeschwollenen Erbsen zur leichteren Inspection derselben das zweiflüglige Otoscop anwende, ferner dass man den Ohrlöffel im Verein mit Niesemitteln gebrauche, um durch letztere eine Erschütterung hervorzurufen, die den fremden Körper von der Stelle bewegen könne.

Bei harten Körpern ist er für dieselbe Methode und verwirft den Bohrer, durch den oft das Trommelfell beschädigt werde.

Ercole Sassonia [1]) — geb. zu Padua u. gest. 1607 — führt ganz kurz an, der äussere Gehörgang werde oft durch Erbsen, Bohnen u.s.w. verstopft.

Antoine Menjot [2]) — geb. 1615 in Paris u. gest. 1696 — sagt ebenfalls nur ganz kurz, dass der äussere Gehörgang von Körpern verstopft werde, die in denselben hineingeraten, wie Steine und Gegenstände anderer Art, welche Sausen und ein knirschendes Geräusch im Ohr hervorrufen.

Thomas Bartholinus [3]) — geb 1616, gest. 1860 —, ein ausgezeichneter Anatom in Kopenhagen erwähnt, dass seine geliebte Frau an heftigen rechtsseitigen Kopfschmerzen litt. Er habe diese vertrieben, indem er ihr mit dem Cerumen ein Steinchen aus dem Ohr herausgenommen habe. Das Ohr habe keinen Schaden dadurch erlitten.

Johann Dolaeus [4]) — geb. 1651 zu Hofgeismar u. gest. 1707 — führt aus, dass oft fremde Körper ins Ohr geraten, die sehr schwer wieder zu entfernen sind. Einige von ihnen

---

[1]) Prognoseon practicarnm. Bch II. Venetiis 1620. Teil I. Cap. XXI. Seite 92.

[2]) Febrium malignarum historia et curatio. Dissertationum pathologicarum pars prior. Parisiis 1665. S. 286.

[3]) Acta medica et philosophica Hofmensia 1671-72. Hofnia 1673 Acta medica. XLV. Seite 82.

[4]) Encyclopaedia chirurgica rationalis Francfurti ad Maenum. 1689 Seite 223-24 u. 233.

keimten, wie Samenkörner. Dabei führt er die Fälle des Hildanus und Schenk an und fügt noch hinzu, man müsse sehr Acht geben, ob sich dieselben in dem knorpeligen oder knöchrigen Teil des äusseren Gehörganges befänden. Die tief eingedrungenen fremden Körper sind nach Dolaeus schwer zu extrahieren, da sie im knöchrigen Teil des äusseren Gehörganges festgehalten werden, der sehr schief auf das Trommelfell zuläuft, ausserdem haften sie dort im Cerumen des Ohrs. Sind die fremden Körper weich und liegen im knorpligen Teil des äusseren Gehörganges, so ist es vorzuziehen, dass man sie mit einem kleinen Messer zerteilt, sind sie hart, so muss man sie mit dem Ohrlöffel extrahieren Wenn die fremden Körper bis in den knöchrigen Teil des Gehörganges vorgedrungen sind und diesen vollständig verschliessen, so zieht Dolaeus es vor, einen Längsschnitt auf der oberen Wand des Gehörgangs auszuführen da sich an dieser Stelle keine wichtigen Blutgefässe befinden. Dadurch wird dann der Gehörgang erweitert und die Krümmung desselben weniger hindernd gemacht, sodass man den Bohrer zur Extraction des fremden Körpers leicht einführen kann, selbst wenn der fremde Körper eine Bleikugel ist.

Weiche fremde Körper, wie Samenkörner extrahiert man durch die Penzette, selbst wenn sie tief eingedrungen sind da ja durch den oben erwähnten Schnitt der Gehörgang genug erweitert ist; auf alle Fälle muss man aber dafür sorgen, dass das Trommelfell nicht verletzt wird.

Im demselben Werke (Seite 228) finden wir die Meinung des Willisius über fremde Körper im Ohr. Er war ein ausgezeichneter englischer Arzt (geb. 1622 in Great Bedurin, gest. 1675), und spricht sich dahin aus, dass man die fremden Körper durch die bekannten Methoden entfernen müsse, die auch von anderen Schriftstellern angeführt würden.

Seite 339 führt Dolaeus den Arzt Franciscus Mercurius van Helmont an, — geb. 1618 in Vilvo-orde, gest. 1698 — der kurz erwähnt, die fremden Körper seien mit oder ohne Instrumente zu extrahieren.

In dem Werk des Dolaeus wird dann noch Silvius de la Boe (Dubois) genannt, — geb. 1614 in Hanau, gest. 1672 — der sage, es gerieten oft fremde Körper ins Ohr, teils aus Scherz, teils zufällig, sie müssten aber so schnell als möglich herausgebracht werden, was durch Eintröpfeln öliger Substanzen erleichtert werde.

Guichard, Joseph du Verney [1]), — geb. 1648 zu Mömpelgard, gest. 1730 — ein hervorragender Arzt und Otologe, meint, dass bei tief eingekeilt sitzenden fremden Körpern die Extraction schwer sei und namentlich bei angeschwollenen Erbsen. Er teilt die fremden Körper in harte und weiche, in tiefer d. i. im knöchrigen Teil des äusseren Gehörgangs sitzende und in mehr nach aussen d. i. im knorpligen Teil desselben liegende ein. Die weichen mehr nach aussen befindlichen extrahiere man nach vorheriger Zerstückelung mit dem Ohrlöffel. Auch das Extrahieren der harten Körper, wenn sie sich an derselben Stelle befänden, geschehe nicht schwerer mit dem Ohrlöffel oder dem Tirefond. Bei den tiefer eingedrungenen sei die Operation schwerer, man müsse den Gehörgang durch einen Längsschnitt am oberen hinteren Teil erweitern, worauf man den fremden Körper mit dem Tirefond oder der Ohrpenzette des Hildanus erfasse und extrahiere.

Micheal Ettmüller [2]), — geb. 1644 in Leipzig, gest. 1683 — sagt ganz kurz über die fremden Körper im Ohr, dass sie das Gehör schwächen und zerstören.

Lazare Rivier [3]), — geb. 1589 in Montpellier, gest. 1655 — erwähnt, dass die Schwerhörigkeit durch fremde Körper

---

[1]) Traité de l'organe de l'ouie par Du Verney. Paris 1683. S. 153 u. 160.
[2]) Opera omnia etc. Bd. II. Venetiis 1700. Seite 643.
[3]) Praxis medica cum theoria. Editio ultima. Lugduni 1660. Bch. II. Cap. I Seite 269.

hervorgerufen werde und sofort vergehe, sobald man diese durch Ausspritzen entferne. Er rät dann noch zu den Niesen erregenden Mitteln, zum Hüpfen auf dem dem leidenden Ohr gleichliegenden Fusse mit nach dieser Seite geneigtem Kopfe, zur Anwendung des Ohrlöffels und der Ohrpenzette, zur Zerstückelung des fremden Körpers durch die Ohrsonde, zur Adhaesivmethode und endlich zum Aufsaugen durch einen in den äusseren Gehörgang eingeführten Rohrhalm.

Hermann Boerhaave[1]) wurde 1668 in Voorhout, einem Dorfe bei Leyden geboren, studierte anfangs Philosophie, Mathematik und Theologie, dann erst Medicin und starb 1738. Nach ihm hat die Schwerhörigkeit auch ihren Grund in der Verstopfung des äussern Gehörgangs durch Insecten oder hineingeratenen Staub, welche Dinge die Perforation des Trommelfells bewirken.

Daniel Sennertus [2]) geb. 1572 in Breslau, gest. 1637 — war ein sehr unterrichteter Autor, der zu den Chemiatrikern gehörte. Er rät, fremde ins Ohr geratene Körper rechtzeitig zu extrahieren, denn wenn sie darin blieben und vielleicht sogar noch anschwellen würden, wie die Samenkörner der Hülsenfrüchte, welche bisweilen auch keimten, so riefen sie heftige Schmerzen, manchmal Krämpfe und andere schwere gefährliche Erscheinungen hervor. Zur Erleichterung der Extraction derselben empfiehlt er das Glattmachen des äusseren Gehörgangs durch ölige Substanzen dann Niesemittel, und wenn es so nicht gelungen sei, die Anwendung von Instrumenten, wobei jedoch Acht zu geben sei, dass man den festen Körper nicht tiefer hineinstosse und das Trommelfell durchbohre. Er erwähnt dann, dass einige auch dazu rieten, eine Eidechse mit dem Kopf einzuführen,

---

[1]) Opera omnia etc. Venetiis 1735. Institutiones medicinae de morbis. Seite 107.
[2]) Institutiones medicinae. Venetiis 1641. Bch. V. T. I. Sect. II. Cap. X. Seite 396.

die dann den fremden Körper erfasse, worauf er beim Herausziehen der Eidechse mit herauskomme; zum Schluss führt er auch noch den Fabricius und seine Methoden an.

Philippo Masiero [1]), lebte im XVII Jahrhundert in Padua und folgt in Bezug auf fremde Körper im Ohr dem Alkindo. Er empfiehlt die Extraction der fremden Körper aus dem Ohr eines Kindes durch die Penzette, einen Haken, den Ohrlöffel und durch Ausspritzen. (Siehe Bild 8, Ohrenspritze).

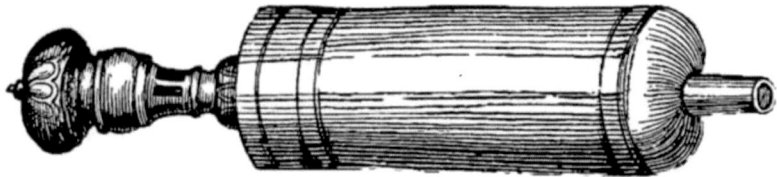

Bild 8.

Wenn dieselben tiefer im Ohr sitzen, so führe man einen Schwamm in den Gehörgang und lasse ihn einige Zeit darin, dann ziehe man ihn heraus und entferne aus dem so erweiterten Gehörgang den fremden Körper leicht, da man nun bequem Instrumente einführen könne. Sollte dies misslingen, so rufe man Niesen hervor und lasse den Patienten, sich nieder legen, den Kopf nach der Seite des kranken Ohrs geneigt. Geschwollene Samenkörner müsse man zerteilen und stückweise extrahieren. Andere Autoren rieten auch den Patienten gegen das leidende Ohr zu schlagen, damit der fremde Körper heraustrete, das sei ihm aber nicht nur nicht gelungen, sondern er habe auch noch den Patienten sehr erzürnt. Endlich erwähnt er auch noch die Adhaesivmethode. Er hebt dann noch hervor, dass, wenn das Ohr im Innern sehr verletzt sei, wodurch eitrige Mittelohrentzündungen und Otorrhöe entständen, mit dem ausfliessenden Eiter oft auch der fremde Körper herauskäme.

---

[1]) Chirurgiche in Padova. 1702. Seite 221.

Jean Baptiste Verduc¹), der in diesem Jahrhundert lebte, sagt, dass die tiefer liegenden fremden Körper schwer herauszuziehen sind, da der knöchrige Gehörgang gekrümmt ist und geneigt zur Membrane des Trommelfelles führt, in einem solchen Falle komme es sehr auf die Geschicklichkeit des Chirurgen an.

XVIII Jahrhundert

Albrecht von Haller²), — geb. 1708 zu Bern, gest. 1777 — führt den Fall der Frau Bertholini an, den des Fabricius und dann den des Theodor Grammeus d. i. des Hauptmanns, aus dessen Ohr er einen Kirschkern extrahierte, der 20 Jahre darin geblieben war. Ausführlich erwähnt er den unglaublichen Fall des Marc Donatus, eines Knaben, der beim Spiel mit anderen Knaben, diesen seine ausserordentliche Geschicklichkeit im Spielen zeigen wollte. Er nahm zwei Kirschkerne und behauptete, es fertig zu bringen, sie aus dem rechten Ohr wieder herausziehen zu können, nachdem er sie ins linke gesteckt habe. Das versuchte er auch, aber leider keilte sich schon der erste Kern so fest ein, dass eine Extraction durch den Arzt misslang und der Kern darinblieb. Nach einiger Zeit keimte der Kern in der Feuchtigkeit des Ohrs, warauf der Arzt den jungen Spross erfasste und an ihm den Kern mit herauszog (!!!) Ähnlich ist der Fall des Roscius Lentilius. Hier steckte ein 6 jähriges Mädchen einen Kirschkern ins Ohr, der 58 Jahre darin blieb. Von demselben Lentilius führt Haller an, er erzähle von einem Samenkorn des Faulbaums, (Anagyris) das zufällig in das Ohr eines Patienten eingedrungen sei, dort gekeimt habe und an dem Spross herausgezogen sei. Es folgen dann andere

---

¹) Pathologie de la Chirurgie par J. Bapt. Verduc. Amsterdam, 1717 Bd II. Art. V. S. 147.

²) Disputationum anatomicarum selectarum etc. Göttingen, 1749 Dissertatio inauguralis medica. S. 313-316 inclus.

Fälle z. B. von einer Erbse im Ohr, der von der gläsernen Kugel bei Fabricius und der von der Meermuschel, die einem Mädchen ins Ohr geraten war, und extrahiert wurde.

Friedrich Hoffmann [1]), — geb. in Halle 1660, gest. 1784 — sagt, dass infolge von fremden Körpern im Ohr entstandene Schmerzen oft sehr heftig sind. Bei denselben rät er davon ab, eine Extraction mit der Penzette oder anderen Instrumenten vorzunehmen und zwar einerseits, weil man den Versuch vergebens machen würde, andererseits, weil die Schmerzen sehr verstärkt würden, und das geschehe namentlich, wenn der äussere Gehörgang durch Entzündung eine Verengerung erfahren habe; er ist daher mehr für die Niesen erregenden Mittel. Dann kommt er auf die von Alex. Trallianus zur Extraction von fremden Körpern aus dem Ohr angeführten Mitteln zu sprechen.

Pierre Dionis [2]) lebte in Paris, wo er 1718 starb; sein Geburtsjahr ist unbekannt. Wenn Kirschkerne oder Steinchen tief im Ohr festsitzen, empfiehlt er zunächst das Eintröpfeln von Öl, darauf soll der Patient sich niederlegen und sich nach der Seite des leidenden Ohrs wenden. Dann solle man den Kopf erschüttern. Im Falle des Misslingens könne man sie auch mit Hülfe der Penzette (Siehe Bild 9) dem Ohrlöf-

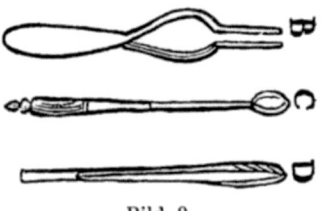

Bild 9.

fel oder dem Tire-bouchon d'Angleterre extrahieren. Endlich rät er zum Schnitt des Paul Ägineta.

---

[1]) Medicina rationalis systematica, Bd. IV. Teil II. Venetiis 1721. Sect II Cap. X S. 254.

[2]) Cours d'Opérations de chirurgie, 4 Edition augmentée par G. de la Fayé. Paris 1750. S. 636.

Heinrich Callisen [1]), ein hervorragender Chirurg, wurde 1743 in Pretz geboren und starb 1824. Er äussert sich kurz über Otalgie infolge eines fremden Körpers im Ohr, dessen Vorhandensein constatiert sei, und will, dass man den fremden Körper herausnehme.

Johann de Gorter [2]), — geb. 1689 in Enkhuizen, gestorben 1762 —, meint, man müsse bei einem sichtbaren fremden Körper im Ohr die Extraction desselben mit der Penzette oder einem anderen otischen Instrument vornehmen, wobei man Acht zu geben habe, dass man den Gehörgang nicht verletze oder den fremden Körper tiefer stosse. Auch er empfiehlt dann die Adhaesivmethode. Wenn die fremden Körper nicht von aussen sichtbar sind, rät er zum Ausspritzen und zu den Niesemitteln

Johann Heinrich Hofmeister [3]) sagt zu unserem Thema nur, dass die Neigung des äusseren Gehörgangs nach unten das Heraufkommen fremder Körper verhindere.

Giov. Battista Borsieri [4]), — geb. 1725 in Civazzano bei Trient, gest. 1785 — will, dass man bei Otalgie, die durch fremde Körper hervorgerufen ist, die Extraction derselben schnell vornehme.

Giuseppe Lieutant [5]). — geb. 1703 in Aix, gest 1780 — erwähnt als therapeutisches Mittel gegen die fremden Körper im Ohr Einspritzungen von öligen Substanzen und Niesen erregende Mittel.

George de Lafayé [6]) — geb. zu Paris, gest. 1781 — rät wieder die schnelle Extraction der fremden Körper durch den Ohrlöffel an.

---

[1]) Principia systemat chirurgiae hodiernae Teil I Hafniae 1788. Cap. 366. S. 139.

[2]) Chirurgia repurgata, editio I italica accuratissima. Florentia 1745.

[3]) Dissertatio medica inauguralis de organo auditi et ejus vitiis S. 189. Lugduni Batavorum 1741 S. 22.

[4]) Institutiones di medicina practica Bd. III Napoli 1841. S. 177.

[5]) Compendio de la medicina practica. Bassano 1806 Bd. II. S. 85

[6]) Principes de chirurgie, cinquième Edition. Paris 1761.

Leschevin[1]) sagt bei Erwähnung der fremden Körper im Ohr, dass sie sehr verschiedener Art seien und man sie in flüssige, weiche und harte einteile. Von welcher Art sie in jedem einzelnen Falle seien, das werde die Erzählung des Patienten und die örtliche Untersuchung ergeben. Bei der Extraction der weichen, leblosen und porösen Körper und besonders bei Samenkörnern, die infolge der Flüssigkeit im Ohr anschwellen, begegnen wir, wie er sagt, Schwierigkeiten und zwar um so grösseren, je mehr wir mit dem Einschreiten zögern. Gewöhnlich wende man bei solchen fest eingekeilten Körpern zur Extraction den Tire-bouchon an, oder zerteile sie und nehme sie stückweise mit der Penzette, dem Ohrlöffel oder einem kleinen Haken heraus.

Bei harten Körpern, die tief eingekeilt sitzen, ist die Extraction sehr schwer und das Darinbleiben derselben gefährlich, wozu er als Beispiel die Glaskugel des Hildanus anführt. Sind solche Körper ins Ohr gedrungen, so verwirft er die Anwendung der Penzette, da man mit derselben den fremden Körper tiefer hineinstosse, er zieht daher einen etwas gebogenen stumpfen Haken vor. Diesen führe man parallel der unteren Wand des äusseren Gehörgangs ein, denn so vermeide man die Verletzung des Trommelfells, da es wegen seiner schrägen Lage mit seinem untern Teil im Verhältnis zu seinem oberen Teil tiefer nach innen liegt. Auf diese Weise hat er oft tief im Ohr sitzende harte fremde Körper extrahiert.

François Boissiers Sauvages de Lacroix[2]), — geb. zu Alais, gest. 1767 — macht besonders darauf aufmerksam, dass man eine gute Diagnose für die fremden Körper im Ohr stellen müsse, und erwähnt einen Fall von Exostose der Wände des äusseren Gehörgangs, bei dem die Ärzte nach oberflächlicher

---

[1] Mémoire, qui a remporté le prix de l'académie Royale de chirurgie de Paris 1763, sur les maladies de l'oreille, Amsterdam 1764. S. 41.

[2]) Nosologie méthodique 1774. Bd. V S. 235.

Diagnose die Extraction eines angeblich vorhandenen fremden Körpers vornahmen, und der Patient starb.

Abbé Desmonceaux¹), Priester und Arzt, — geb. 1784 in Paris, gest. 1806. — rät auch beim chirurgischen Einschreiten im Ohr grosse Vorsicht an, denn man könne leicht der Urheber grosser Übel werden, wenn man ungeschickt operiere.

François Chopart²), ein bedeutender Chirurg in Paris, — geb. 1743, gest. 1795 — unterscheidet flüssige, weiche und harte fremde Körper, über deren Natur man durch die Erzählungen des Patienten unterrichtet werde. Die flüssigen fremden Körper, meint er, kommen leicht heraus, wenn der Patient den Kopf neige, oder wenn der Arzt eine mit Watte umwickelte Sonde einführe. Die weichen und porösen verursachen, wenn sie anschwellen, heftige Schmerzen und ihre Extraction ist schwer. Gelingt es nicht, sie ganz herauszubringen, so zerteilt man dieselben mit einem schmalen Myrthenblatt und extrahiert sie stückweise mit der Penzette oder dem Ohrlöffel. So verfährt man bei den länglichen fremden Körpern, während man bei rundlichen eher einen stumpfen Haken anwendet. Es ist nach seiner Erfahrung gut, Öl einzutröpfeln, um so den äusseren Gehörgang glatter zu machen. Nach der Extraction träufelt man Öl oder Weingeist als Mittel gegen Verletzungen des äusseren Gehörgangs ein.

Giovanni Battista Morgani³), — geb. 1682 zu Forli, gest. 1771 — einer der hervorragenden Ärzte des XVIII Jahrhunderts, erwähnt und empfiehlt alles, was Duverney anführt und lässt auch den Schnitt des Paul Ägineta nicht weg.

---

¹) Traité des maladies des yeux et des oreilles. Paris 1786. Bd. II. Seite 1811

²) Traité des maladies chirurgicales et des operations Bd. I 4ème annee de la Republique. Paris. S. 119.

³) De sedibus et causis morborum. Bd. I Ebrodun. Helvetia 1779. Epistola XIV. Cap. XIII. S. 229.

Weiter führt er dann einen ihm bekannten Chirurgen an, der die Extraction des fremden Körpers ausführte, indem er Öl von süssen Mandeln mit Vehemenz einspritzte. Auf die Bemerkung des Morgani, es könne doch die grosse Vehemenz beim Einspritzen das Trommelfell perforieren, antwortete der Chirurg, er habe diese Methode oft angewandt, und niemals sei eine Verletzung des Trommelfelles vorgekommen. Morgani unterlässt es auch nicht, das Otoscop des Fabricius zu erwähnen, da durch dasselbe eine Erweiterung des äusseren Gehörgangs erzielt und so das Eindringen der Sonnenstrahlen in das Ohr erleichtert werde. Er führt dann auch die von Guilio Cesare Arenti gemachte Neuerung bezüglich der Einführung der Lichtstrahlen an. Dieser lässt die Sonnenstrahlen durch ein kleines Loch im Fensterladen einfallen und so den fremden Körper im leidenden Ohr beleuchten; bei bedecktem Himmel wünscht er den Gebrauch einer gewöhnlichen Kerze und einer mit Wasser gefüllten Glaskugel, die zwischen dem Ohr und der Kerze angebracht wird. Durch diese beleuchten dann die Lichtstrahlen das Innere des Ohrs intensiver.

Lorenz Heister [1], — geb. 1683 zu Frankfart, gest. 1758 — sagt, es handle sich bei den fremden Körpern im Ohr um zwei Punkte, erstens dass der Patient durch den fremden Körper nicht geplagt werde, und weiter, dass sein Gehör nicht darunter leide. Vor der Extraction empfiehlt er Eintröpflung von Öl und dann sollen die fremden Körper durch die Sonde und die Haarpenzette ausgeführt werden. Gequollene Samenkörner will er mit einem kleinen Messer zerstückelt wissen, um sie stückweise zu extrahieren.

Domenico Carminati [2] erwähnt, dass die fremden Kör-

---

[1] Institutiones chirurgicae, Bd. I. Venetiis, 1750. Cap. LXVI. Seite 473.

[2] Dizionario chirurgico. Venezia, 1795 Bd. III S. 242.

per im Ohr oft Krämpfe und Schmerzen verursachen, und rät zur Extraction ein elevatorium a chiocciola anzuwenden, indem er die Penzette und die anderen Instrumente verwirft.

Michael Alberti [1]), — geb. zu Nürnberg 1682, gest. 1757 — führt an, dass die fremden Körper, die das Ohr verstopfen, Taubheit hervorrufen. Er vergisst auch nicht den Fall der gläsernen Kugel des Hildanus und den mit der Meermuschel des Forestius zu erwähnen.

Johann Hunzowsky [2]) rät auch zum Ohrlöffel und der Ohrenspritze, bei den kleinen Körpern jedoch zu der an ihrer Spitze mit Watte umwickelten Sonde, die ausdehnbaren Körper aber zu zerteilen und sie so mit dem Ohrlöffel oder der Penzette zu extrahieren.

XIX Jahrhundert.

Giovanni Battista Monteggia [3]), — geb. 1762 in Lavano am Lago Maggiore, gest. 1815 — erwähnt über fremde Körper im Ohr, dass einige derselben anschwellen, und die Extraction derselben schwer ist. Oft verursachen sie Schmerzen, Entzündung und Krämpfe, man entfernt dieselben mit einem Ohrlöffel, wie der des Daviel, den man zur Operation des Katarakts anwendet, oder mit einem kleinen gebogenen Messer, das man zwischen den fremden Körper und die Wände des äusseren Gehörgangs einklemmt. Die weichen Körper extrahiert man ganz oder in Stücken durch Haken, Bohrer oder Penzette, auch durch Einspritzungen, und bisweilen erweitert man den Gehörgang durch einen Schnitt.

---

[1]) Dissertatio medica de causis vitiorum auditus. Halae Magdeburgicae 1752 S. 11.

[2]) Anweisung zu chirurgischen Operationen. Wien 1785. S. 94.

[3]) Instituzioni chirurgichi Edizione II. Milano, 1815 Bd VII. Seite 15.

Anthelme - Balthasar, Baron Richerand¹), — geb 1779 in Paris, gest. 1840 — sagt, dass man die leblosen fremden Körper mit einer Penzette aus dem Ohr extrahiere, nachdem man vorher zur Erleichterung der Operation einige Tropfen Öl in den äusseren Gehörgang geträufelt habe.

Benjamin Bell ²), ein hervorragender Chirurg, wurde 1749 in Edinburg geboren und starb 1806. Über fremde Körper im Ohr lesen wir bei ihm, dass sie nahe dem Eingang des äusseren Gehörgangs befindlich leicht mit der Penzette erfasst werden. (Siehe Bild 10) Eine Erbse oder ähnliche runde

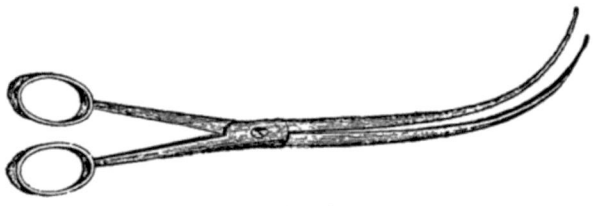

Bild 10

Körper extrahiere man, indem man einen feinen Ohrlöffel hinter dieselben schiebe (Siehe Bild 11). Bei gequollenen Samenkörnern wende man kleine Scheren oder spitze Haken an, mit denen man sie zuerst zerstückele und dann die einzelnen Stücke mit der Penzette erfasse oder auch Auspritzungen mache (Siehe Bild 12 u. 13).

Antoine Portal ³), — geb. 1742 zu Gailac, gest. 1832 — lehrt uns, dass die Therapie der fremden Körper im Ohr eine verschiedene sein muss, und besonders, wenn die Mündung des äusseren Gehörgangs durch Fleischwucherungen verstopft ist. Als fremde Körper finden wir bei ihm auch Erbsen, Bohnen u.s.w. Zur Extraction derselben giebt er ver-

---

¹) Nosografia Chirurgica Firenze 1806. Bd. III. S. 76.
²) Instituzioni di chirurgia. Edizione III. Bd. IV. Venezia 1802 S. 238.
³) Cours d'anatomie medicale, Bd. IV. Paris 1803. S. 452 oder Lehrbegriff der praktischen Wundarzneykunst. Bd. II Leipzig 1793 S. 173/74

schiedene Mittel an. So für gequollene Samenkörner einen vorne stumpfen gebogenen Haken. Bei metallenen oder anderen festen Körpern gebraucht er, wenn sie nahe dem Ausgang des äusseren Gehörgangs liegen, das Elevatorium,

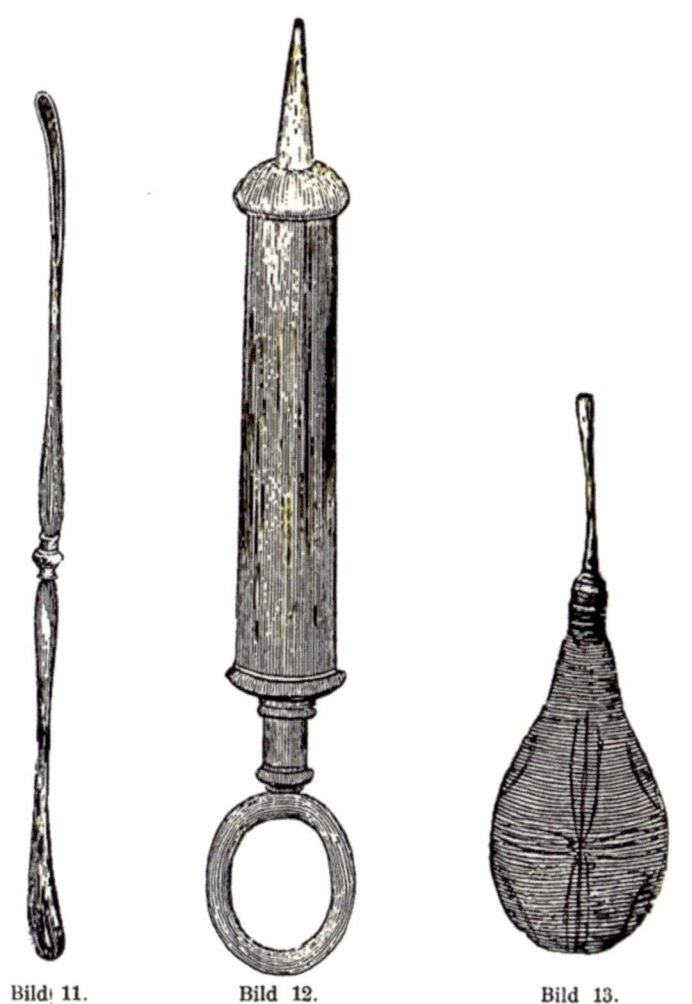

Bild 11.   Bild 12.   Bild 13.

um sie mehr nach vorne zu bringen, und dann erfasst er sie mit einer feinen Penzette. Nicht feste Körper, die im äusseren Gehörgang fest sitzen, versucht er, durch Ausspritzungen herauszubringen.

Johann Peter Frank¹), — geb. 1745 zu Rotalben in der Nähe von Zweibrücken, gest. 1821 — betrachtet den fremden Körper im Ohr als eine der Ursachen für Otalgie und Otitis.

Gustav Gaal²), — geb. 1818 zu Eisenstaadt (Ungarn) gest. 1870 — spricht sich über die Therapie der fremden Körper im Ohr dahin aus, dass eine allgemeine Regel nicht dafür gegeben werden könne, dass dieselbe vielmehr von der Natur des fremden Körpers abhänge, sowie von der Stelle, an welcher derselbe sich befinde. Er führt den Fall an, dass ein Steinchen, das mit Instrumenten nicht herauszubringen war, einfach durch seitwärts Neigen des Kopfes herauskam. Als Instrumente empfiehlt er einen kleinen Hebel, einen kleinen Augenhaken, oder eine Metalldrahtschlinge, ähnlich wie man sie in die Flaschen führt, um einen Korken herauszubringen, ferner eine kleine Zange, ähnlich einer Geburtszange. Zum Schluss führt er noch Hill an, der den zur künstlichen Papillenbildung gebräuchlichen Gibsonschen Levator zur Extraction anrate.

Heimann Bressler³), — geb. 1805 zu Hirschberg in Schlesien, gest. 1873 — empfiehlt bei einer Entzündung, die durch ungeschickte Extractionsversuche eines fremden Körpers im Ohr entstanden ist, einen Aderlass durch Blutegel, die man ums Ohr herumsetze. Als Instrument zur Extraction nennt er den Hebel; die Niesen erregenden Mittel und die Adhaesivmethode hält er für unnütz. Als Beleuchtungsmittel für das Innere des Ohrs benutzt er das gerade einfallende Sonnen- oder Kerzenlicht.

Alexander Baron Boyer⁴), — geb. 1757 zu Uzerehe (Cor-

---

¹) De curandis hominum morbis, epitome, Bch. II De curandis inflammationibus. Mediolani 1813. S. 89.

²) Die Krankheiten des Ohrs und deren Behandlung Wien 1844. Seite 64.

³) Die Krankheiten des Seh- und Gehörorgans Berlin. 1840. S. 412.

⁴) Traité des maladies chirurgicales et des Opérations qui leur conviennent. Paris 1831. Bd. VI. S. 17.

rere) gest. 1824 — hält zur Extraction der fremden Körper Ohrlöffel und Penzetten für angebracht, und eine eventuelle Entzündung des Ohrs heilt er durch eine Blutenziehung durch Blutegel.

Ludwig Golds [1], — Anfang des XIX Jahrhunderts — erwähnt in seinem Werke verschiedene fremde Körper im Ohr, welche grosse Gefahr für das Gehör, ja sogar den Tod des Patienten infolge von Gehirnentzündung zu Folge haben können. Als Instrumente finden wir bei ihm die Sonde, den Daviel'schen Löffel und eine gezähnte Penzette.

August Vidal (de Cassis) [2], — geb. zu Paris 1803 gest. 1856, — rät beim Eindringen von Wasser ins Ohr zu dem Mittel, das Badende oft anwenden, indem sie zur Entfernung desselben einen Stein auf das betreffende Ohr legen, dem Kopf nach dieser Seite neigen und mit einem andern Stein auf den ersten schlagen. Für fremde Körper hat er dieselbe Penzette wie die anderen Ärzte (Siehe Bild 14).

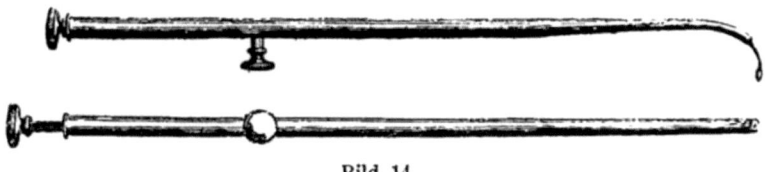

Bild 14.

Wilhelm Kramer [3], ein hervorragender Otologe — geb. zu Halberstadt 1810 gest. 1875 — führt auch nur Bekanntes über die fremden Körper im Ohr an. (Siehe Bild 15).

Jean Pièrre Bonnafont [4], Militärarzt, — geb. 1805 zu Plaisance — bemerkt, dass die fremden Körper oft in die Trom-

---

[1] Repetitorium der medizinischen und operativen Chirurgie Berlin 1834. S. 839.
[2] Traité de pathologie externe et de médicine operatoire. IV Edition. Paris, 1855. S. 370.
[3] Handbuch der Ohrenheilkunde. Berlin. 1867. S. 168.
[4] Traité des maladies de l'oreille. Paris, 1860. S 160.

melfellhöhle eindringen. Bezüglich der Perforation des Trommelfells infolge ungeschickter Extractionsversuche und ähnlicher Vorgänge führt er den Fall Sabatier an. Bei die-

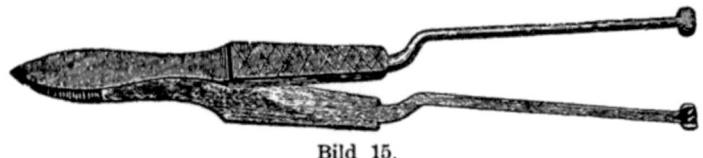

Bild 15.

sem wäre ein Stück Papier in die Trommelhöhle eingedrungen und der Patient nach einigen Tagen an der Gehirnentzündung gestorben. Dann redet er von Extractionen fremder Körper mit Penzetten und fügt eine Abbildung derselben bei. (Seite Bild 16).

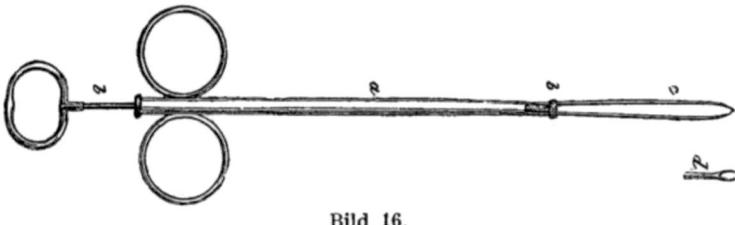

Bild 16.

Dominique Jean Baron Larrey[1], — geb. zu Beaudéau 1766 — führt als fremden Körper im Ohr die oft darin vergessene Watte an und erzählt dann, wie er einem Soldaten einen Zahn mit einer feinen Penzette aus dem Ohr entfernt habe, den derselbe in seinem Kindesalter hineingesteckt habe.

Robert Hooper[2], ein englischer Arzt des XIX Jahrhunderts, der 1835 starb, rät zur Extraction der fremden Körper im Ohr zu einer kleinen Penzette, oder zu Ausspritzungen mit warmem Wasser Wenn sie auf diese Weise

---

[1] Chirurgische Klinik. Leipzig, 1831. S. 166.
[2] Chirurgisches Hilfsbuch aus dem Englischen von Dr G. Becker. Leipzig, 1821. S. 164.

nicht herausgebracht wären und dem Patienten keine Schmerzen verursachten, so solle man sie ruhig im Ohr lassen, denn sie würden dann oft mit dem sich ansammelnden Cerumen herauskommen.

François, Maurice Victor Legouas[1], — geb. zu Boyne 1762, gest 1662 — führt auch kurz an, dass oft durch die fremden Körper im Ohr sehr böse Erscheinungen hervorgerufen würden, und empfiehlt, man solle die Ohrmuscheln nach oben und vorne ziehen, worauf man die fremden Körper mit der Ohrpenzette oder dem Ohrlöffel herausnehmen könne.

Louis-Jacques Begin[2], — geb. 1793 zu Lüttich, gest. 1859 — rät, man solle das leidende Ohr starkem Licht aussetzen, dann die Ohrmuschel nach oben ziehen, um den Gehörgang gerade zu machen. Zur Extraction hält er den Ohrlöffel und die Ohrpenzette für geeignet und verurteilt den Schnitt des Paul von Ägina.

Jean Baptiste François Leveillé[3], — geb 1769 zu Ourouer, gest. 1829 — empfiehlt zur Extraction fremder Körper, den Patienten am Fenster mit dem Ohr gegen das Licht aufzustellen und dann, nachdem man den äusseren Gehörgang durch eine Penzette erweitert habe, den fremden Körper mit einem Ohrlöffel zu extrahieren.

Ernst, Leopold Grossheim[4], — geb. 1794 zu Rogasen in der Provinz Posen, gest. 1839 — führt ganz kurz an, man solle zur Extraction einen Hebel, eine Penzette oder einen Ohrlöffel parallel der unteren Wand des Gehörgangs einführen, weil er hier länger sei, und dort das Instrument tiefer eingeführt werden könne.

---

[1] Nouveaux principes de chirurgie, III Ed. Paris, 1817. S. 482.
[2] Nouveaux éléments de chirurgie. Paris, 1824 S. 533.
[3] Nouvelle doctrine chirurgicale Paris 1812. Bd. III. S. 374
[4] Lehrbuch der operativen Chirurgie. Berlin, 1830. S. 194

Franz, Xaver, Ritter von Rudtorffer [1]) geb. in Wien 1760 gest. 1833 — rät bei Taubheit, die durch fremde Körper im Ohr hervorgerufen ist, letztere herauszunehmen.

Philipp, Franz von Walther [2], — geb. 1782 zu Burweiler — erwähnt, dass fremde ins Ohr geratene Körper oft durch einen ungeschickten Extractionsversuch in die Trommelfellhöhle hineingeraten. Um die Körper zu erkennen, benutze man das Otoscop mit Erleuchtung in gerader Linie und die Sonde, zur Extraction aber stumpfe oder gezähnte Penzetten, auch solche mit löffelartiger Spitze, nach Art einer Geburtszange und auseinandernehmbar, damit sie leichter in den äusseren Gehörgang eingeführt werden könne um damit den fremden Körper fest zu fassen. Bei weichen Körpern empfiehlt er den Haken, die Adhaesivmethode und endlich Ausspritzungen.

Jacques Delpech [3], — geb. 1772 zu Toulouse, gest. 1832 — führt auch ausser den fremden Körpern, die in den äusseren Gehörgang geraten sind, solche an, die bis in die Trommelfellhöhle vordrangen. Er sagt dann weiter, es kämen auch einige fremde Körper durch einen Riss in die Trommelfellhöhle, womit er wahrscheinlich Kugeln von Schusswaffen meint.

Bei tief im Ohr befindlichen Körpern rät er zur grössten Vorsicht, denn ein ungeschickter Extractionsversuch könne diese leicht in die Trommelfellhöhle stossen, wo dann eine grosse Entzündung und schwere Folgen eintreten würden. Seien die tiefer im Ohr liegenden Körper weicher Natur, so solle man warten, bis sie sich ausgedehnt haben, weicher geworden sind oder sich sonst irgend wie verändert haben, da man sie in diesem Zustand leicht zerteilen und durch

---

[1]) Kurzer Abriss der speziellen Chirurgie. Bd I. Wien, 1812. S 166.
[2]) System der Chirurgie. Freiburg im Breisgau, 1847. Bd. II. S. 288
[3]) Précis élémentaire des maladies réputées chirurgicales. Paris, 1816. Bd. II. S. 43

Auspritzungen herausbringen könne. Wenn aber die tiefer im Ohr sitzenden Körper hart seien so extrahiere man sie schwerer wegen der schiefen Lage des Trommelfells. Delpech erklärt sich auch gegen den Schnitt des Paul von Ägina, da man durch denselben den fremden Körper nicht immer erreiche, wenn er tief im köcherigen Teil des Gehörgangs eingekeilt sitze. Bei fremden Körpern, die sich in der Trommelfellhöhle befinden, sei auch die Diagnose derselben schwer und darum die Schädigung des Gehörs eine grosse. In einem solchen Falle rät er, nicht operativ einzuschreiten, um den fremden Körper zu extrahieren, sondern antiphlogistisch und schmerzstillend zu verfahren.

Nicolas Deleau jeune [1]), — geb. 1797, gest. 1862 — rät bei fremden Körpern in der Trommelfellhöhle zu Ausspritzungen derselben, wobei die Flüssigkeiten durch einen Katheter einzuführen sind, den man bis zur Mündung der Eustachische Röhre in die Rachenhöhle einführt. Er erwähnt sogar einen Fall, bei dem ein Steinchen in der Trommelfellhöhle eingekeilt sass und durch solche Ausspritzungen herauskam, wobei die Flüssigkeit mit der Spritze durch den Katheter eingespritzt wurde.

Derselbe Deleau jeune [2]) erwähnt ein Kind, das eine eingehäusige Schnecke, die Jungfernschnecke, (pucelaje) in sein Ohr gesteckt hatte. Diese zog er mit Hülfe einer einfachen Haarnadel heraus, deren umgebogene Spitze er in den gezähnten Falz des Gehäuses einschob.

Carl Gustav Lincke [3]), — geb. 1804 zu Kosmin in der preussischen Provinz Posen gest. 1840 — beschäftigte sich besonders mit der Otologie und empfiehlt Ausspritzungen

---

[1]) Gazette médicale de Paris. Bd. III 1835 N° 19 S 303.

[2]) Sammlung auserlesener Abhandlungen aus dem Gebiet der Ohrenheilkunde von C. G. Lincke. Leipzig. 1836. S. 114.

[3]) Sammlung auserlesener u s.w. zweite Sammlung Leipzig 1836. Seite 35 — Über die am Ohr vorkommenden Operationen. Leipzig 1842. Seite 21 u. 22.

und Penzetten (Siehe Bild 17 u. 18), welche er bei tiefer sitzenden Körpern anwendet, die leicht das Trommelfell durchbohren und so in die Trommelfellhöhle gelangen können. Im allgemeinen rät er bei der Extraction von

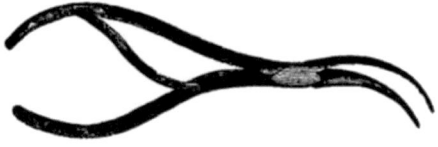

Bild 17

fremden Körpern ihre Natur, d. h. ob sie lebendig oder leblos sind, ihre Grösse, Form und Substanz sowie den Platz, an dem sie sich befinden, und den Zustand der Wände des äusseren Gehörgangs bezüglich ihrer Unversehrtheit oder Beschädigung in Betracht zu ziehen und darnach das chirurgische Einschreiten zu regeln.

Bild 18

Als Extractionsmethoden erwähnt er die der Erschütterung, die aber nicht mehr im Gebrauch sei und die der Ausspritzungen des äusseren Gehörgangs, welche die geeignete für tierische fremde Körper und andere sei, die nicht fest in dem äusseren Gehörgang eingekeilt wären. Dazu beschreibt er die Art und Weise der Anwendung der Ausspritzungen des Ohrs.

Bei Körpern, die in die Trommelfellhöhle eingedrungen sind, empfiehlt er die Einspritzung von Flüssigkeiten nach der Methode Deleau.

Schliesslich rät er auch noch zur Extraction durch Penzetten und zwar durch solche, die eine knieartige Biegung haben oder einer Geburtszange gleichen (Siehe Bilder 19. 20. 21. 22. 23) und die durch Haken.

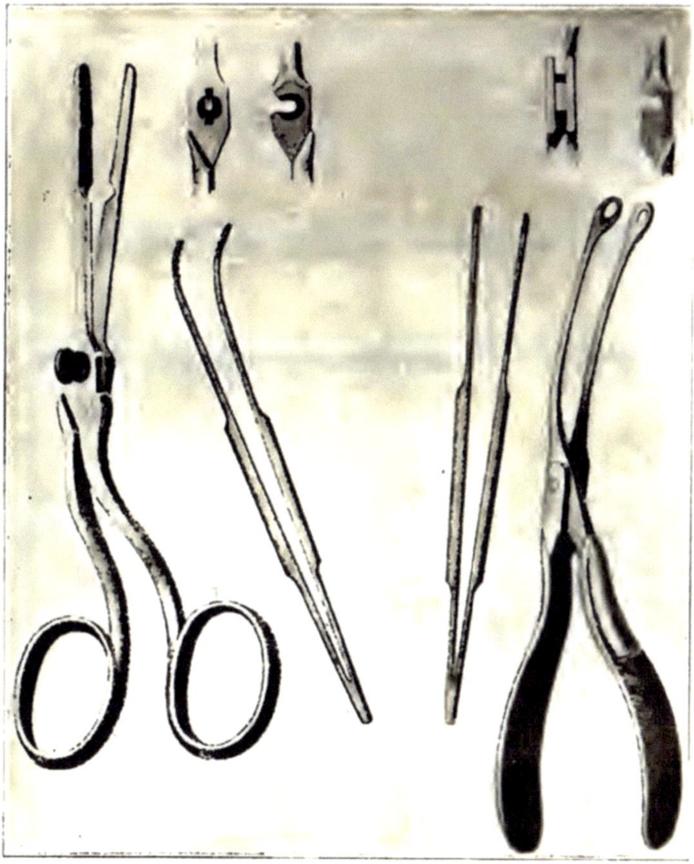

Bild 19. 20. 21.

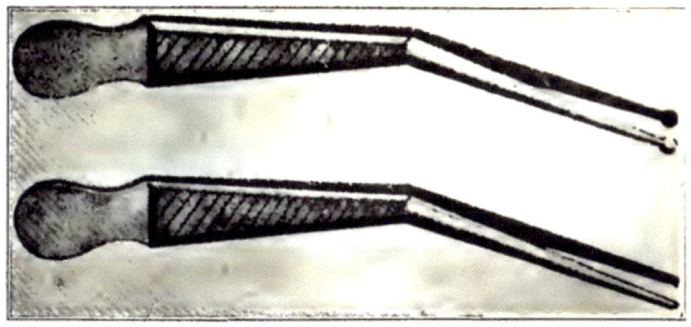

Bild 22

Wir schliessen hiermit die Reihe der Autoren, die uns über die fremden Körper im Ohr berichten und glauben dem Leser ein richtiges Bild davon gegeben zu haben, wie die Extraction von der ältesten bis in die neuere Zeit ausgeführt wurde. In einem späteren Kapitel werden wir

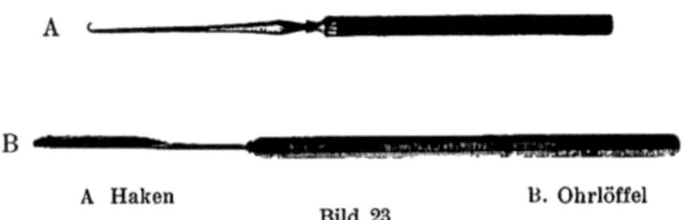

A Haken   Bild 23.   B. Ohrlöffel

über die neusten Methoden zur Extraction von fremden leblosen Körpern im Ohr sprechen; jetzt wenden wir uns dem zweiten Kapitel des ersten Teils unserer Arbeit zu.

ZWEITES KAPITEL.

Ueber Wuermer und Insekten im menschlichen Ohr

Wir beginnen wiederum mit den Schriftstellern der ältesten Zeiten, die uns über Würmer oder Insekten im menschlichen Ohr berichten.

Eine Hauptrolle spielen hier die Würmer, denen wir im Ohr begegnen, aber auch die Insekten, wie Mücken Flöhe, Wanzen, Fliegen, kleine Schmetterlinge und Käfer, die musca Lucilia (Siehe Bild 24), die musca sarkophaga (Siehe Bild

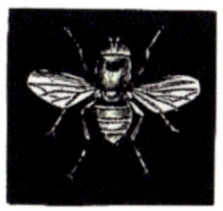
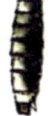

Bild 24

25), die calliphora vomitoria oder sarcophaga carnaria und die formicula auricola (Siehe Bild 26) bleiben nicht zurück,

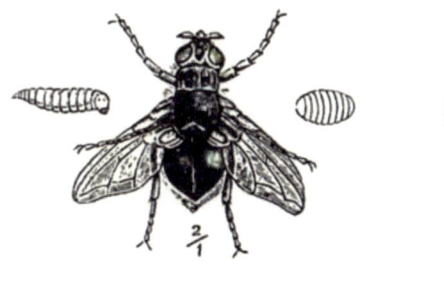
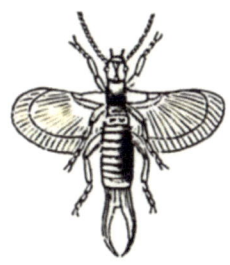

Bild 25.   Bild 26.

und es geraten ausser den oben genannten auch noch andere Insecten, angelockt durch den Geruch des Eiters, der sich in dem äusseren Gehörgang zersetzt, oder auch ohne eine solche Ursache häufig ins menschliche Ohr, wo sie sich installieren, wie die Lucilia und sarkophaga oder auch nur ihre Eier absetzen, aus denen sich dann die Würmer entwickeln.

Dass sich die Mediziner seit den ältesten Zeiten ernst mit diesem Thema beschäftigt haben, beweisen die überall in den medizinischen Werken zerstreuten diesbezüglichen Stellen, die wir der Reihe nach durchgehen wollen.

Die Aegypter.

Bei den Ägyptern d. i. im Papyros Ebers finden wir nur Arzneien gegen die Eingeweidewürmer angeführt,(Siehe Bild 11. 12. 13) in späteren Zeiten gebrauchte man aber auch einige von diesen als Mittel gegen Würmer im Ohr und so ist es nicht unwahrscheinlich, dass die Ägypter sie auch zu diesem Zweck angewandt haben.

Die Inder.

Von indischen Werken studierten wir zunächst das Bower Manuscript, in dem Seite zwölf der scharfe Knoblauch nur gegen die Eingeweidewürmer angeführt wird. Dann das Werk Charaka-Samhita[1]), in dem zur Zerstörung der Brut der Eingeweidewürmer scharfe, bittere und stopfende Alcalien und warme Mittel erwähnt werden. Also bei beiden Mittel, die, wie wir weiter sehen werden, in anderen indischen Werken auch gegen die Würmer im Ohr angegeben werden.

So lesen wir bei Susrutas Ayurvedas[2]), «Wenn die Men-

---

[1]) Translated in to english Calcutta, S. 532.

[2] Id est medicinae systema ex sanskrita in latinum Dr. Franciscus Hessler, Erlangen, 1844. Bd. III. S. 38 u. 41.

schen an Ohnmacht leiden, und die Fliegen ihren Nachwuchs im Ohrenschmalz entstehen lassen, so nennt man diese Krankheit otische Skolikiasis. Gegen die dem Ohr verderblichen Würmer wende man eine anthelmintische Methode an».

Nach dem Mādhavanidāna[1]) giebt es im Ohr Würmer, und Maden oder Insecten und Hundertfüsser, welche heftige Schmerzen verursachen. Zur Therapie derselben empfiehlt der Schriftsteller das Einträpfeln verschiedener Mittel, wie Öl, Butter mit Pfeffer und anderer Substanzen, um damit das Ohr zu füllen. Zur Entfernung der obigen Insekten empfiehlt er spitze Instrumente oder das Aufsaugen durch ein Horn.

Griechen und Roemer
X Jahrhundert v. Chr.

Homer (Ilias T 25) erwähnt Fliegen und Würmer, die sich an den Wunden einfinden.

III Jahrhundert v. Chr.

Apollonius, der Empiriker[2]), rät gegen Flöhe, Würmer und Insekten, die ins Ohr geraten sind, als Mittel: Essig, Öl, Kapernsaft, bittere Mandeln, Nieswurz, Aristolochia, Kalaminth, Cinnabaris, Alaun, wilde Kolokynthides, Zwiebeln, Ysop, Myrrhe und Chalkothar (Cupr. sulf.).

I Jahrhundert n. Chr.

Aulus Cornelius Celsus[3]) rät bei einem ins Ohr geratenen Floh, eine Flocke Wolle in den äusseren Gehörgang

---

[1]) Grundris indo-arischen Philologie. S. 115.
[2]) Galeni. Kühn. Bd. XII. S. 658.
[3]) Traité des maladies de A. C. Celsus. S. 430.

einzuführen, in dieser werde sich der Floh fangen und man ziehe ihn mit der Wolle heraus. Komme er so nicht heraus oder handle es sich um ein anderes Insekt, so solle man eine an dem einen Ende mit in Klebeharz und besonders in Terpentin getauchte Watte umwickelte Sonde ins Ohr einführen und in demselben herumdrehen. Auf diese Weise werde oft das Erfassen und dann die Entfernung des Insekts erreicht.

II Jahrhundert n Chr.

Archigenes [1]) empfiehlt, wenn ein Insect ins Ohr geraten ist, Scammonium mit Essig, Kiefernharz (Peukedanon), Salpeter, Schwefel und Rettig.

Claudius Galenus, der grösste Arzt und gleichzeitig der fruchtbarste Schriftsteller des Altertums, wurde 139 n. Chr. in Pergamon geboren. Über sein Leben und seine Schriften etwas zu erwähnen, unterlassen wir, da wohl jeder Mediziner die Gelegenheit hatte, über diesen grossen Arzt, der Hippokrates, dem Vater der Medizin, an die Seite zu stellen ist, zu lesen und in seinen Werken zu studieren.

Galen [2]) sagt über die Würmer im Ohr: «'Εφ' ὧν δὲ σκώληκές εἰσι βοείου κρέατος παρειπτημένου τὸν ἰχῶρα λαβὼν ἔνσταζε, ἢ ἀριστολοχίαν λειώσας ἔμπλαττε ἢ καλαμίνθην ἔνσταζε ἢ βάτου χυλόν, ὁμοίως δὲ καὶ ἀψινθίου χυλὸν ἔνσταζε» d. i. «Bei den Menschen, welche Würmer im Ohr haben, nimm den Saft von ausgekochtem Rindfleisch und träufle ihn ein oder zerquetsche Oristolochia und lege sie als Umschlag auf oder träufle Kalaminth oder Himbeersaft ein, ebenso auch Absinthsaft»

Weiter sagt er [3]): «Πρὸς τὰ ἐν ὠσὶ σκωλήκια παρεισδυόμενα

---

[1]) Galeni. Kühn. Bd. XII. S. 656.
[2]) Galeni. Kühn, Bd XIV. S. 334.
[3]) Galeni Kühn, Bd XIV S. 406.

εἰς τὰς ἀκοὰς κρόμμυα καὶ ὕσσωπον τρίψας οὔρῳ παλαιῷ ἐγχυμάτιζε. Ἄλλο κολοκυνθίδος τοῦ σπέρματος τῆς ἐντεριώνης, στυπτηρίας Αἰγυπτίας ἴσα μετὰ κεδρίου ἐλαίου λειώσας ἐγχυμάτιζε ». D. i. «Gegen die Würmer im Ohr, wenn sie in die Gehörorgane eingedrungen sind, zerreibe Zwiebeln und Ysop mit altem Harn und tue das Gemenge hinein. Oder zerreibe die Samenkörner des Kürbis und ägyptischen Alaun zu gleichen Teilen mit Zedernöl und tue es hinein».

IV Jahrhundert n. Chr.

Theodorus Priscianus [1]) lebte im IV Jahrhundert in Rom als Generalarzt des Gratianus und rät gegen die Würmer im Ohr, man solle ein Stück Rindfleisch auf Kohlen rösten und den Saft desselben in das Ohr tun.

Oribasius [2]) empfiehlt gegen die Würmer im Ohr Ausspritzungen mit einer Abkochung von Absinth, Flockenblume, Lauch oder Zedernharz, auch mit altem menschlichen Urin und Einträpfeln von Oxelaion (Ὀξέλαιον). Bei Insekten [3]), die ins Ohr geraten sind, solle man Malvensaft oder Kinderurin einträufeln, damit dadurch das Insekt bis zur Mündung des äusseren Gehörgangs gehoben werde.

V Jahrhundert n. Chr.

Coelius Aurelianus [4]), — geb. zu Sicca in Numidien — lebte zu Anfang der V· Jahrhunderts in Rom. Er hält den Speichel eines nüchternen Menschen für geeignet zur Tötung von Insekten die ins Ohr geraten sind.

Aëtius [5]) teilt die Würmer im Ohr ein in solche, die im

---

[1]) Th. Prisciani archiatri ad Timotheum fratrem phaenomenon euporiston. Bch. I. S. 15. Basileae, 1532.

[2]) Oribase, Bd. V Paris 1862. S. 725.

[3]) Oribase, Bd. IV. S. 545.

[4]) De morbis acutis et chronicis. Venetiis, 1757 Bch. VIII.

[5]) Aetii S. 119.

Ohr entstanden und in solche, die von aussen hineingeraten sind. Zur Tötung derselben führt er die schon bekannten bittern und scharfen Mittel an, dazu auch eine Abkochung von Polium.

Alexander aus Tralles [1]) erwähnt ausser den schon oben angeführten Medicamenten gegen die Würmer im Ohr kein neues zur Zerstörung derselben.

VII Jahrhundert.

Paul Ägineta [2]) spricht, nachdem er gegen die Würmer im Ohr die schon bei seinen Vorgängern angeführten Mittel erwähnt hat, über die Anwendung von Öl, von dem so viel ins Ohr gegossen werden müsse, bis die Würmer durch dasselbe heraus geschwemmt würden; gegen die übrigen Tierchen, die ins Ohr geraten können, empfiehlt er dieselben Mittel, wie seine Vorgänger.

VIII Jahrhundert.

Bei Mesue, dem Älteren [3]), dem das Buch Articella zugeschrieben wird, lesen wir, wie folgt: «Ὅταν εἰς τὰ ὦτα συμβαίνει γαργαλισμός, κνησμὸς καὶ πόνοι, ὑπάρχουσι σκώληκες ἐν αὐτῷ, ὁπότε πρέπει νὰ ἐμβάλητε εἰς τὸ οὖς χυμὸς Mentastris ἢ ἐκ φύλλων περσικοῦ ἢ ἀλόη καὶ οὕτω αὐτοὶ φονεύονται». D. i. «Wenn im Ohr ein Kitzeln oder Jucken und Schmerzen gefühlt werden, so sind Würmer darin, und man muss, um sie zu töten, den Saft von Mentastris, Pfirsichblättern oder Aloë hineintröpfeln».

IX Jahrhundert.

Rhazes [4]) sagt über die Würmer und Insekten im Ohr,

---

[1]) Al. Tral. Bch. III. S 61.
[2]) Chirurgie de Paul Egineta 1855. Paris, Bch. III. Cap XXIII.
[3]) Articella nupera. C. 34.
[4]) Abubertus, opera parva. Lugduni, 1510. Bl. 155. Cap. 35

dass sie Kitzeln oder Schmerzen hervorrufen und stimmt dem zu, was Mesue, der Ältere dagegen verordnet. Falls diese Mittel keinen Erfolg haben, rät Rhazes (Buch II Blt. 20 Cap. 12) ein feines Röhrchen in den äusseren Gehörgang einzuführen und mit dem Munde an dem äusseren Ende zu saugen.

Serapion, der Ältere[1]), empfiehlt gegen die im Ohr entstandenen Würmer ausser den bekannten Mitteln den Saft aus den Wurzeln des Maulbeerbaumes und sagt, es würden gegen die übrigen Tierchen im Ohr die bekannten Mittel angewendet.

X. Jahrhundert.

Mesue, der Jüngere[2]) führt aus, dass man zuerst Mittel zum Töten der Würmer anwenden und sie dann extrahieren müsse. Als Mittel giebt er bittere, scharfe und saure an. Ausser den schon vorher angeführten finden wir bei ihm noch cucumis agrestis, Galle Euphorbium und oleandrum, Kalk, cucumis asinium und Senfsamen. Nach dem Gebrauch derselben und der Tötung der Würmer soll der Kranke niesen, wobei er Mund und Nasenlöcher geschlossen hält, damit die Luft mit Gewalt nach dem Ohr getrieben werde und die toten Würmer mit herausbringe. Ausserdem empfiehlt er, einen blinden Schröpfkopf auf das Ohr zu setzen, in den dadurch gebildeten luftleeren Raum strömt dann die Luft aus dem Ohr und bringt die Würmer mit heraus.

Abn Dschafar[3]) rät, man solle bei den Würmern im Ohr ein Röhrchen von der Weite des äusseren Gehörgangs in die Mündung desselben einführen und mit dem Munde stark saugen, dann kämen die Würmer heraus. Geschehe das nicht,

---

[1]) Serapion. 1550. Bl. 14.
[2]) Mesue. Venetiis 1558. Cap. VII. Bl. 17.
[3]) Manuscript, Bibliothèque nat. de Paris. Ms. grec N° 2239 Bl. 29. Manuscript, Bibliothèque Laurenziana. Florenzia Cod. Graec Seculi XV. Bl. 42.

so rät er, die schon erwähnten Arzneimittel ins Ohr zu träufeln, wodurch die Würmer getötet würden.

Theophanus Nonnus[1]) empfiehlt gegen die Würmer im Ohr Oxelaion einzuspritzen und die bekannten Arzneimittel einzutröpfeln.

Abulkassis[2]) will bei kleinen Tieren im Ohr pharmazeutische Eintröpfelungen anwenden. Wenn es sich um grössere Tiere handelt, ist er für die Extraction derselben mit der Penzette oder dem Haken. Bei Würmern im Ohr, gegen die pharmazeutische Therapien ohne Erfolg angewendet seien, empfiehlt er, nachdem man vorher das Ohr mit Hülfe der Sonnenstrahlen untersucht und das Vorhandensein der Würmer constatiert habe, dieselben mit der Penzette oder dem Haken zu extrahieren. Wenn der Wurm nicht zu sehen ist, so gebrauche man ein Röhrchen (Siehe Bild 2 S. 29), von dem man das eine Ende in den äusseren Gehörgang einführt, das andere in den Mund nimmt und solange saugt, bis der Wurm herauskommt; im Falle des Misslingens nehme man mit einer silbernen oder kupfernen Spritze Ausspritzungen des Ohrs vor. (Siehe Bild 2).

XI Jahrhundert

Albengnefit[3]) geboren 977 in Spanien, lebte in Toledo, wo er Arzt am Krankenhaus und eine Zeitlang Vezier des Fürsten Ibn Dul Nun war und 1074 starb. Er erwähnt, dass Otalgie durch Würmer hervorgerufen werde, die im Ohr entstehen, durch Steinchen, Samenkörner oder durch eingedrungenes Wasser, ferner auch durch das Eindringen von kleinen Tieren, wie Fliegen, Würmer oder ähnliche.

Abu Ali Jehiat oder Buhualyha Bengezla oder Isa Ben

---

[1]) Theophanus Nonnus. 1794. Seite 278 Cap IIZ.
[2]) Chir. d'Abulcassis. Paris 1861. S. 67.
[3]) Tacuini Argentorati, 1533, Canon XXII ad Tacuinum Viselinum II.

Ali¹) wurde als Christ in Bagdad geboren, trat 1074 zum Islam über starb im Jahre 1100, er sagt über die Würmer im Ohr dasselbe, was Albengnefit anführt.

Avicenna²) führt bei Ohrenschmerzen an, dass dieselben ausser durch andere Ursachen, auch durch Insekten, die in das Ohr geraten sind und durch Würmer, die in demselben entständen, hervorgerufen würden, und dass ferner die Ohren dadurch oft verstopft würden. Die hineingeratenen Insekten riefen ausser heftigen Schmerzen, Beklemmung hervor, der Patient fühle ihr Bewegen und durch die Würmer würde im Ohr die Wahrnehmung eines Geräusches verursacht. Zur Therapie rät er Eintröpfelungen an z. B. von Calcadis (Stirax) auch von Öl, wobei der Patient in der Sonne sitzen solle. Weiter empfiehlt er succus prunorum, pyretrum und als bestes und sehr erprobtes Mittel folgendes Recept an:

«Vini Drach. II melis Drach. III
Olei ros. Drach. I vermischt mit dem
Weiss von zwei Eiern».

Mit dieser Mischung solle man ein Tuch anfeuchten, es erwärmen und lauwarm ins Ohr tun. Der Patient möge sich schlafen legen und auf der Seite des leidenden Ohrs schlafen, am Morgen, wenn er aufstehe, seien dann die Würmer schon heraus. Es nütze auch succus rubi und Sampuci.

Gariopontus³) rät gegen die Würmer Absinth und cucumis agrestis an, dann Pfirsichsaft mit Essig und Sulph. vivum mit calc. vivum.

Constantinus Africanus⁴) will bei den Insekten im Ohr

---

¹) Tacuini aegritudinum Bahahylyha Byugerla Argentor. 1532. Canon XXII.

²) Avicenna, Venetiis. 1608 Bd. I Bch. III Cap. VI. S. 570. Cap. XVII. S. 575. Cap. XXII, XXIII. S. 576.

³) Opusc. Basil. 1536. Bch. I. Cap. XVI. S. 42.

⁴) De morb. et curant. Bch. II. Cap. XII. S. 33.

den Saft von Pfirsichblättern angewendet wissen, die Würmer soll man mit einem Röhrchen aufsaugen. Im Falle des Misslingens solle man in Wein gekochten Absinth, Pfirsichöl oder Kalaminthsaft einträpfeln.

XII Jahrhundert.

Averroes[1]) sagt, dass ins Ohr gedrungene Insekten sehr grosse Schmerzen und Unruhe verursachen. Wenn sie klein sind, wie der Floh, so tröpfle man lauwarmes Öl in das Ohr, worauf sie tot herauskommen. Sei das Insekt grösser, so müsse man es in dem Ohr töten, weil sonst schädliche Folgen eintreten könnten, man müsse daher den Saft von Pfirsichblättern mit Wasser verdünnt hineingiessen, damit das Insekt herauskomme.

Abumeron Abenzoar[2]) stammt aus einer spanischen Familie deren Ahnherr Ibn Zohr im Anfang des X Jahrhunderts aus Arabien nach Spanien eingewandert war Abumeron — geb gegen Ende des XI Jahrhunderts, gest 1162 in Sevilla — empfiehlt, als er über die Eingeweidewürmer spricht, Einspritzungen mit Wasser, dem Raute zugesetzt ist. Gleiche Auspritzungen mit Raute verordnet er auch für die Würmer im Ohr.

XIII Jahrhundert.

Bernardus Gordonius[3]) empfiehlt gegen die Würmer im Ohr das Einträpfeln bitterer Medikamente und dann die Niesemittel. Ausserdem rät er einen Apfel in der Mitte durchzuschneiden und die Hälfte auf das von Würmern heimgesuchte Ohr zu legen, worauf die Würmer zu dem Apfel

---

[1]) Coliget Venetiis, 1549. Cap. XXXII.

[2]) Abumeronis Abenzohar Hieronymi Venerii egnitis. Venetiis, 1722. Tract. VII. Cap. 23. Bch. II Bl. 52.

[3]) Opus Lilium. Lugduni 1559. S 297

hin gezogen würden. Wenn man dann die Apfelhälfte herunternehme, so seien die Würmer heraus und in den Apfel gekommen. Bei kleinen Insekten, wie Flöhe u.s.w. ist er für die Adhaesivmethode mit Vogelleim.

Guilelmus Placentinus de Saliceto[1]) betrachtet übermässige Wärme, durch welche Fäulnis entstehe, als die Ursache für das Entstehen von Würmern im Ohr. Symptome für das Vorhandensein von Würmern im Ohr, seien Kitzeln, Jucken und Schmerzen im Ohr und man wende gegen sie Einträufeln der bekannten Medikamente an. Bei kleinen Insekten, wie Flöhe, Wanzen u.s.w. rät er, eine Flocke Haare oder Garn in das Ohr einzuführen; beim Herausziehen kämen dann die Insekten in den genannten Gegenständen gefangen mit heraus.

Gilbertus Anglicus[2]) erwähnt, dass zuweilen Würmer in einem vereiterten und ulcerierten Ohr entständen; man diagnosciere dieselben an dem Jucken und Kitzeln, dass sie im Ohr verursachten und man töte sie durch bittere und aromatische Medikamente, oder man sauge sie durch kleine Röhren heraus. Er rät auch zu dem halben Apfel, will aber, dass derselbe gut reif sei und vorher im Ofen gebraten werde, damit er nach Honig rieche. Den halben Bratapfel solle man die ganze Nacht darauf lassen und erst am Morgen abnehmen, dann werde man die Würmer in dem Apfel finden. Man könne die Würmer auch durch die Anwendung von Nuss-Senf- oder Pelaginaöl, sowie des Lupinen- oder Joskyamussaftes töten. Gilbertus erwähnt keimende Gerstenkörner als Ursache für das Entstehen der Würmer im Ohr. Sicher muss man hier annehmen, dass es sich um ein zufälliges Zusammentreffen handelt, bei dem Gerstenkörner in ein vereitertes Ohr gerieten und in demselben auch Würmer entstanden, oder es war vielmehr durch unge-

---

[1]) Ars chirurgica. Venetiis, 1546. Bl. 308.
[2]) Compendium medici. Lugduni, 1510. S. 257.

schickte Extractionsversuche von ins Ohr geratenen Gerstenkörnern eine eitrige Mittelohrentzündung entstanden und in dem Eiter derselben hatten sich auch Würmer entwickelt. Die getöteten Würmer solle man dann mit der Penzette extrahieren. Gilbert[1]) verordnet weiter gegen die Würmer, einen blinden Schröpfkopf auf das Ohr zu setzen.

Arnand de Villeneuve[2]) erwähnt die bekannten Symptome für das Vorhandensein der Würmer und empfiehlt zur Extraction, man solle Joscyamussamen mit etwas Wachs verkneten, diese Mischung auf ein Kohlenfeuer legen und das von Würmern heimgesuchte Ohr darüber halten, damit die Dämpfe der verbrennenden Mischung in das Ohr eindrängen. Gleichzeitig solle man ein Gefäss mit Wasser bereit halten, um die durch die Dämpfe aus dem Ohr getriebenen Würmer darin aufzufangen. Auch Villeneuve rät zum Auflegen des halben Apfels, ferner zum Eintröpfeln von Amaruca, Kohlblättersaft und des lig. virid. Wenn die Würmer getötet seien, kämen sie mit dem Eiter heraus oder man extrahiere sie mit einem chirurgischen Instrument.

Gui de Chauliac[3]) rät bei Würmern im Ohr, sie einfach mit der Penzette oder, dem Abulcassis folgend, nach vorheriger Eintröpfelung von Medicamenten zur Tötung derselben, als fremde Körper zu extrahieren, oder wenn es Insekten seien, einen Püschel Haare anzuwenden, wie Bruno von Longoburgo lehre. Als Symptom für das Vorhandensein von lebenden Tierchen im Ohr führt er an, man habe das Gefühl, als bewege sich etwas im Ohr, was von den Würmern herrühre.

Bruno von Longeburgo[4]) erwähnt, dass die Würmer im

---

[1]) Rosa anglica, practica medicinae capite ad pedes noviter impressa et per quem deligentissime emendata. Bl. 116.

[2]) Opera omnia. Basileae. 1858. Bch. I. Cap. 35 S. 1151.

[3]) Ars chirurg. Venetiis 1546. Bi. 72 «Nicaise», La grande chirurgie. Prris, 1890. S. 495 u. 492.

[4]) Ars chirurg. Venetiis, 1546. Cap. IV. Bch. II. Bl. 122.

Ohr ausser dem Schmerz, welchen sie verursachen, auch Jucken und das ungewöhnliche Gefühl hervorrufen, wie wenn sich etwas im Ohr bewege. Zur Therapie des durch sie hervorgerufenen Zustandes wünscht er zunächst die Tötung derselben durch die schon angeführten Medikamente und dann die Extraction derselben mit einem Haken oder durch einen blinden Schröpfkopf. Grosse Insekten sollen ebenfalls durch Haken oder Penzette extrahiert, kleine nur durch die bekannten Medikamente getötet werden. Wenn ein Floh ins Ohr geraten ist, solle man entweder das Ohr mit Wasser füllen und dann den Kopf des Patienten auf die Seite neigen, damit so das Insekt mit dem Wasser herauskäme oder man solle eine Flocke Haare in den äusseren Gehörgang einführen und diese einige Zeit darin lassen. Der Floh werde sich in den Haaren fangen und beim Herausziehen der Flocke mit herauskommen.

Lanfrancus Mediolanensis [1]) schlägt bei Würmern oder Insekten ganz kurz die Tötung derselben durch die bekannten Medikamente vor.

XIV Jahrhundert.

Valesca de Taranta [2]) sagt, die Würmer im Ohr würden entweder durch ihr Bewegen im Ohr wahrnehmbar, man sähe sie in demselben oder es käme einer heraus. Man töte sie mit dem Saft von agrestum, fol. buxi von Maulbeer- Aristolochia - und Lorbeerblättern, mit flüssigem Pech und altem vitriolis. Die Flöhe rät er durch die Adhaesivmethode herauszubringen, wobei man Terpentin oder flüssiges Pech anwende; auch die Niesemittel und den Apfel vergisst er nicht.

---

[1]) Ars chirurg. Venetiis, 1546 Bl. 238.
[2]) De medendis morbis omnibus Francofort, 1599. Cap. 47. S. 156, Cap. 50. S. 165-166.

Als wir im Jahre 1906 die Bibliothek Laurentiana in Florenz nach medizinischen Handschriften durforschten, fanden wir folgende:

'Ανώνυμον ίατροσόφιον πολλὰ περιέχον. Iatrosophium multa continens incerti auctoris. «Codex graecus Martaceus», Ms. in 4 secole XIV. Dieses Iatrosophium ist vom Priester Manuel von Marmara verfasst. (Manuscr. Plut. LXXV. Cod. 19 Bl. 154)

In dieser Handschrift fanden wir folgende Stelle:

«Πρὸς ὤτων σκώληκα κεδρίαν σὺν ὄξει μιγείσθω, ἀπόσταξον». Bl. 190. «'Αμυγδάλινον ἔλαιον σκώληκας ἐν ὠσὶ μάλα ἁρμόζει». D. i. «Gegen den Wurm im Ohr mische Cedernharz mit Essig und tröpfle es ins Ohr», und weiter Blatt 190. «Mandelöl ist gut für Würmer in den Ohren».

Nicolas Betrucius (de Canda)[1] diagnocierte das Vorhandensein der Würmer auch nach den bekannten Symptomen der Bewegung und des Kitzelns im Ohr. Sind Würmer konstatiert, so empfiehlt er Niesen mit geschlossenem Mund und zugehaltenen Nasenlöchern, sowie den Schröpfkopf aufs Ohr. Zu den schon bekannten Medikamenten zum Töten der Würmer fügt er noch das Agar hinzu.

Nicola Nicole (in Florenz[2]) führt hauptsächlich die Meinungen arabischer und griechischer Ärzte über die Würmer und Insekten im Ohr an Bezüglich der Therapie derselben empfiehlt er, die gegen dieselben anzuwendenden Medikamente durch Zusetzung süsser Substanzen schmackhafter zu machen, dann führt er noch als neue Medikamente an: Calcadis, den Saft von Abrotonum und Urin von jungen Menschen. Um die Würmer zum Herauskommen zu bringen, rät er, der Patient solle sich niederlegen, den Kopf nach der Seite des leidenden Ohrs neigen und unter das Ohr ein Gefäss mit Milch stellen, dann würden die Würmer heraus-

---

[1] N. de Canda, Lyon 1509. Cap. II. Bl. 48.
[2] N. Nicole. Sermo tertius. Venetiis, 1533. Cap. XI. Bi 211.

kommen. Man könne auch das Ohr mit Schweinefett füllen und dann dem Sonnenlicht aussetzen, mit dem geschmolzenen Fett könnten dann die Würmer herauskommen.

XV. Jahrhundert.

Giovani Arculano[1]) betrachtet den Schmerz im Ohr, der von Würmern verursacht wird, als einen der 16 Schmerzen, die man im Ohr haben kann. Als Symptome für das Vorhandensein von Würmern im Ohr führt er die schon genannten an, setzt aber hinzu, dass bisweilen auch mit den Schmerzen verbundene Krämpfe darauf hindeuteten; die gleichen Symptome riefen auch die Insekten im Ohr hervor.

Die erste Pflicht des Arztes sei, das Ohr bei hineinfallenden Sonnenstrahlen zu untersuchen, dann Medikamente, wie Milch hineinzugiessen und den Patienten mit geschlossenem Mund und zugehaltenen Nasenlöchern zum Niesen zu bringen. Wenn ein Blutegel ins Ohr gekommen sei, so solle der Arzt Taubenblut, Salzwasser oder Lichinium hineinträufeln.

Weiter sei der Arzt verpflichtet, die Würmer durch Medikamente, wie Alpharasia, zu töten und dann mit einem Stäbchen, dessen in das Ohr geführte Ende mit Watte umwickelt sei, zu extrahieren.

Schliesslich habe der Arzt dann noch für Linderung der Schmerzen zu sorgen.

Alex. Benedetti[2]) rät, die Würmer mit der Sonde zu extrahieren. Celsus, sagt er, töte die Würmer durch Medikamente und treibe sie durch Auspritzungen heraus. Benedetti erwähnt darauf als Mittel gegen die Würmer Salbei, und eine Knoblauchknolle; gegen die Insekten murinum ficum.

---

[1]) Lucidissima expositio J. Arculani Veroneusis in nonos Razis ad regem Almensorem libro. Venetiis, 1557. Cap. 40. Bl. 70.
[2]) Historia corp. humani. Venetiis, 1533. Cap. XIV. S. 86.

Giovani de Vigo [1]) empfiehlt ein Otoscop in den äusseren Gehörgang einzuführen und die Würmer mit der Penzette zu extrahieren. Sollte das nicht gelingen, so nehme man seine Zuflucht zu den bekannten Medikamenten und der Einführung von Dämpfen zur Tötung der Würmer und extrahiere wieder mit der Penzette.

Habdarrahman [2]) ein arabischer Arzt, der im XV Jahrhundert in Ansehen stand, verordnet bei Würmern im Ohr, Fleisch von einer roten Kuh in Stücke zu schneiden, zu salzen und zu braten, bis der Fleichsaft heraustrete, dann drücke man denselben vollends aus und tröpfle ihn in das Ohr, indem man Polytrichum hinzufüge, worauf die Würmer verenden.

Bartolomeo Montagnana [3]), Professor der Medizin in Padua, — gest. 1460 — war ein scharfsinniger und erfahrener Arzt. Über die Würmer im Ohr sagt er, dass sie durch ihr Fressen darin Schaden anrichten. Zur Tötung derselben empfiehlt er die bekannten Medikamente.

Giovanni Michaele Savanarola [4]) versuchte die Insekten lebendig zu extrahieren, indem er Haare und sehr feine Eisendrähte einführt, damit sich die Insekten in denselben fangen und mit herausgezogen werden könnten. Gelingt das nicht, so wendet er die bekannten Medikamente, dann die Niesenmittel, das Springen und alle anderen bekannten, schon erwähnten Mittel an.

Auch bei den Würmern empfiehlt er das Herausziehen in lebendem Zustand oder, wenn das nicht gelingen sollte, zur vorherigen Tötung zuschreiten. Das erstere geschehe auf die

---

[1]) Opera Domini d. d. Vigo. Lugduni, 1521. Bch. III. Tract. III. Cap. r. Seite 101.

[2]) De proprietatibus ac virtutibus medici animalium plantarum ac gemmarum. Tract. tripl. Auctore Habdarahmano asiatico aegyptio. Paris, 1647 Cap. VI. S 48.

[3]) Selectionum operum etc. Francfurt, 1604. Consilium LXVI S 335.

[4]) Practica. Venetiis, 1719. Tract. VI. Cap. IV. Bl. 90

bekannte Weise mit dem Apfel, wodurch, wenn Gott es wolle, die Würmer herauskämen, das letztere durch Anwendung würmertötender Medikamente.

In der Nationalbibliothek zu Athen fanden wir eine Handschrift unter N° 1478 aus dem XV Jahrhundert n. Chr. und lasen auf Seite 178 derselben über ein Mittel gegen die Würmer im Ohr. Dort heisst es, mon solle eine Abkochung von Absinth, Centaurium (Flockenblume) Lauch, den Saft von grünen Blättern des Kapernstrauches oder der Frucht desselben, Cedernharz oder Urin eines alten Mannes, auch eine Auflösung von weissem Helleborus, genügend vermischt mit attischem Honig, ferner auch den Saft von Kalaminth, eine Scammoniumlösung mit Essig, oder Absinthsaft und Öl in den äusseren Gehörgang einträufeln; alles das sei erprobt.

In derselben Bibliothek fanden wir in einer andern Handschrift, N° 1479, einem Iatrosophium des XV Jahrhunderts auf Seite 8 folgenden Satz: «Ὄξος πρὸς τοὺς ἐν ὠσὶ σκώληκας καὶ δυσηκόους ὑπατμισθέν». = « Essigdämpfe (sind gut) gegen die Würmer im Ohr und bei Schwerhörigkeit ».

Die Bibliothek von Bologna lieferte uns in der Handschrift N° 3674 aus dem XV Jahrhundert, vom Mönch Dionysius Demetrius geschrieben, einen Beitrag zu unserm Werk, in demselben heisst es auf Blatt 1, wie folgt: «Ὅταν ἔχει τὸ οὖς σκώληκας, κοπάνισε τὰ φύλλα τῆς καπάρεως, στύψε τα καὶ σύλλεξε τὸν ζωμόν της, ζέστανε ὀλίγον καὶ ῥίψε τον εἰς τὸ οὖς καὶ παρευθὺς φονεύονται οἱ σκώληκες, ἀμυγδαλέλαιον χλίανε καὶ βάλε μέσα, κάπαρι βράσε μὲ οἶνον καὶ βάλε λαγοῦ χολὴν καὶ γυναικεῖον γάλα καὶ στάξε, τῆς ῥοδακινιᾶς τὰ φύλλα καὶ τὸν καρπόν, ὅστις εἶναι μέσα εἰς τὸ κουκοῦτσι της, τὸν ψήνεις, τὸν κοπανᾶς καὶ στάξε εἰς τὸ οὖς, ἢ γίδας οὖρον μὲ ὕδωρ στάξον εἰς τὸ οὖς καὶ ἀποκτείνονται οἱ σκώληκες. Τὰ πικραμύγδαλα κοπάνισε εἰς τὸ γουδὶ μὲ λάδι καὶ στῖψε τα καὶ βάλε τὸ στάλαγμα ἐκεῖνο εἰς τὸ αὐτί». D. i. «Wenn Würmer im Ohr sind, zerstosse Kapernblätter, drücke den Saft heraus, erwärme ihn ein wenig und tue ihn ins Ohr, sofort werden die Würmer verenden. Tue dasselbe mit erwärmten Mandelöl oder koche Kapern mit Wein, Hasengalle und Frauenmilch und träufle die Mischung ein. Zerstampfe Pfirsichblätter oder einen enthäuteten gerösteten Pfirsichkern und träufle den Saft ins Ohr, auch Harn einer Ziege mit Wasser verdünnt, durch diese Mittel werden die Würmer verenden. Vermische auch im Mörser zerstossene bittere Mandeln mit Öl, drücke die Mischung aus und träufle den Saft ins Ohr

In derselben Bibliothek fanden wir die Handschrift N° 1808 aus dem XV Jahrhundert von dem Mönch Nikiphoros Doukas Malakis Theodosios. Auf Blatt 73 derselben lesen wir: «Περὶ σκωλήκων. Λάβε ὀρὸν ῥοδακινιᾶς φύλλων καὶ λυῶσον τοῦτον καὶ στᾶξε εἰς τὸ οὖς, τὰ ζῶα καὶ οἱ σκώληκες τότε ἐξέρχονται ἐκ τοῦ ὠτός». D. i. «Gegen Würmer nimm den Saft von Pfirsichblättern, verdünne ihn und tröpfle davon ins Ohr, dann werden die Insekten und Würmer aus dem Ohr herauskommen.

XVI Jahrhundert.

Pedro d'Argellata [1]) führt an, dass die Würmer in den Ohren oft durch den Ausfluss von Substanzen oder in dem darin befindlichen Schleim entständen; gegen dieselben empfiehlt er Öl in einer ausgehöhlten Asphodilwurzel zu kochen und ein wenig davon ins Ohr zu träufeln, auch Skorpionöl, Stierurin mit Myrum und den Saft von Centinodo. Endlich rät er, das Ohr mit Schweinefett zu füllen, dann solle der Patient sich auf die Erde legen, mit dem leidenden Ohr dem Erdboden zu, den Kopf gut mit einem Tuche verhüllen und lange Zeit liegen bleiben, wenn er dann aufstehe, so seien die Würmer herausgekommen.

Johann Jessenius [2]) rät die Würmer und Insekten mit der Penzette oder dem Ohrlöffel zu extrahieren.

---

[1]) Chirurgie, Venedig, 1520. Bch. V. Cap. VI. Bl. 102
[2]) Institutiones Chirurgiae. 1601. Cap. XIX. Bl. 88.

Johannes Schenk von Grafenberg¹) einer der angesehensten Ärzte seiner Zeit, sagt, dass Würmer im Ohr infolge einer Vereiterung oder infolge der Inficierung durch ein Geschwür entstehen. Dann führt er einen Patienten an, der heftig gefiebert habe, diesem habe er zwei bis drei Würmer extrahiert, die den Samenkörnern von Fichtenzapfen geglichen. Weiter erwähnt er eine Bäurin, die an sehr heftigen Ohrenschmerzen gelitten habe, auf Rat einer Frau auf glühende Kohlen Myrum legte und die Dämpfe davon in das leidende Ohr eindringen liess, wobei sie den Kopf seitwärts neigte. Dies habe sie dann noch zweimal wiederholt, worauf am dritten Tage ein Wurm aus dem Ohr gekommen sei und damit die furchtbaren Schmerzen aufgehört hätten. Darauf spricht er von einem Gerber, aus dessen Ohr Würmer durch Anwendung von Schwarzkümmel (nigella) vertrieben seien und von einem anderen Patienten, der auf einem Kornboden geschlafen, stechende Schmerzen im Ohr gehabt und dabei gefühlt habe, dass sich etwas im Ohr bewege und beisse. In dem Ohr dieses Mannes habe man einen Kornwurm gefunden.

Leonhard Fuchs²), — geb. zu Membdingen in Bayern — beschäftigte sich zuerst mit den schönen Wissenschaften, der Philosophie und der griechischen Sprache, dann erst mit der Medizin. Er sagt ganz kurz, dass die Würmer im Ohr hässliche und furchtbare Schmerzen hervorrufen.

Guglielmo Bondeletti³) rät die Würmer zu töten und dann mit der Sonde zu extrahieren.

Marcellus Donatus⁴), Leibarzt des Fürsten von Mantua

---

¹) Observationes medic. Frankfurt, 1665 Bch. I. Observ. IV. S. 176. Observ. medicinae de capite. Basilea. 1584. S. 375. Observ 322.

²) Institutiones medicinae medici illuminati Scholae Tubingensis opera. Frankfurt, Pars I u. II. Bch. III. Sect. I. Cap. XIII. S 214.

³) Opera omnia etc. Genovae, 1628. Cap. 67. S. 297.

⁴) Gregorii Horstii τοῦ μακαρίτου « Marcellus Donatus ». Editio nova aëneis tabulis et variorum et curatio acuta. Frakforti, 1664. Libr. de medica historia mirabilis, Cap. XXVI. S. 485.

wirkte in der zweiten Hälfte des XVI Jahrhunderts. Bezüglich der Würmer im Ohr führt er den Valesco de Taranta an, der an Polonius schreibt, er habe in dem Ohr eines jungen Mannes, der an heftigem Fieber gelitten, zwei bis drei Würmer gesehen, die er extrahiert habe.

Jean Riolan [1], Vater, wendet die gewöhnlichen Medicamente an, um die Würmer zu töten und bringt sie dann durch Auspritzungen mit Honigwasser heraus.

Felix Plater [2] sagt, dass das Hören durch verschiedene in die Ohren geratenen Gegenstände, wie Insekten u.s.w. erschwert werde. Ins Ohr geratene und bis zum Trommelfell vorgeschrittene Insekten berührten dieses, bewegten sich im Ohr und verursachten ein lästiges Geräusch wie das eines fliegenden Nachtfalters. Dieselbe Belästigung verursachten die Würmer und der Salamander. Die Extraction derselben bewirke man, indem man sie durch Mittel anlocke und so dem Ausgang nähere. So z. B. durch einen in Milch oder Zucker getauchten Schwamm, den man vor das Ohr halte, durch eine geöffnete Feige oder eine Brotrinde. Seien Blutegel ins Ohr geraten, so giesse man Blut ins Ohr. Zum Töten der Insekten und Würmer verwende man den Saft von Nerii vermiscularis herba, Öl vom pontischen Nussbaum (Coribium) und mercurium praecipitatum.

Nicol. Piso (Lepois) [3] sagt, dass Ohrenschmerzen durch Würmer, Flöhe, Wanzen u.s.w. hervorgerufen werden und empfiehlt die bekannten Mittel gegen dieselben.

In der K. K. Hofbibliothek in Wien fanden wir folgende Handschrift, Iatrosophium Cr. Barb E A. B. C. V. Κώδηξ Ἰατρικὸς 43 geschrieben 1555. Auf dem 5ten Blatt lasen wir über die Würmer, wie folgt: « Πρὸς σκώληκας τῶν ὤτων τὰ φύλλα τῆς καπάρεως κοπάνισον καὶ τὸν ζωμὸν ἔνσταξε εἰς τὸ ὠτίον.

---

[1] Opera Johanni Riolani. Francfor., 1609. Cap. I. S. 297.
[2] Praxeos mediti Basil., 1602. Bd. l. S. 287.— Basil., 1664. S. 294.
[3] De cognocendis etc. Lugd. Batav., 1736. Bd. XL. S. 246 u. 253.

Ἀρνίου οὖρον στάξε εἰς τὸ ὠτίον ἅμα τὸ κατουρήσῃ χλίον. Ψύλλος ἐὰν πέσῃ εἰς τὸ ὠτίον, βάλε ἔλαιον χλιαρὸν χρηστότατον. Ἐὰν δὲ ἄλλο τι πέσῃ, τὰ μαλλιὰ τῆς κεφαλῆς τὰς ἄκρας τῶν τριχῶν βάλε εἰς τὸ ὠτίον, ὅσα νὰ χωρέσῃ τὸ οὖς ». D. i. « Zerstosse Kapernstrauch-Blätter und träufle den Saft ins Ohr, oder noch warmen Urin vom Lamm. Wenn ein Floh ins Ohr gerät, tue gutes Öl lauwarm hinein. Ist etwas Anderes ins Ohr gekommen, so nimm Kopfhaare und führe die Spitzen derselben in das Ohr, so viele hineingehen ».

Ludwig Mercatus oder Mercado[1]) rät auch zu den gewöhnlichen bittern Mitteln gegen die Würmer im Ohr

Ambroise Paré[2]) empfiehlt gegen Insekten u.s.w. die ins Ohr gekommen sind, diese durch Einträufeln von Öl und Essig zu töten. Gegen den perce-oreille rät er die Methode mit dem Apfel an.

Petrus Forestis[3]), — geb. 1522 in Alkmaar, gest. 1597 — hatte sich einen grossen Ruf erworben und man nannte ihn daher den holländischen Hippokrates. Er erwähnt bei den Würmern im Ohr, die Beobachtungen des Galen, Paul von Ägina, des Aëtius und Dioskouridis.

Johann Heurnius[4]) rät zur Entfernung der Würmer aus dem Ohr Gerstenwasser an, indem man den süssen Saft aus dem Kälbermagen aufgelöst habe. Wenn das zur Extraction nicht wirke, solle man die bekannten würmertötenden Medikamente einträufeln. Gegen Insekten giesse man Öl und ein wenig Essig ein, wodurch sie verenden, und dann extrahiere man sie durch die Adhaesivmethode.

Hieronymus Mercurialis[5]) verordnet gegen die Insekten im Ohr das von Galen angeführte Peukedanon, den von

---

[1]) Operum Lud. Mercatis. Bd. III. Frankf., 1620. Cap. XXIV.
[2]) Thesaurus Chirurgiae. Frankf., 1610. Cap. XXIII. S. 357.
[3]) Observationum medicinalium, Bd. II. Rotomagi, 1653. Bch. XII. Observ. IX, S. 59.
[4]) De morbis oculorum etc. Raphalengii, 1602. S. 17.
[5]) Opera Hieron. Mercurialis. Venetiis, 1627. S. 180.

Plinius empfohlenen menschlichen Speichel und das von Marcellus verordnete Meersalz.

Gabriele Fallopio [1]), — geb. 1723 in Modena — einer der bedeutendsten und vielseitigsten Ärzte, seit 1548 Professor der Anatomie in Ferrara, spricht über die Würmer im Ohr und sagt, dass selten ein Geschwür im Ohr ohne Entwickelung von Würmern entstehe, welche mit ihren vielen bekrallten Füssen die Membrane des Trommelfells fest angreifen und heftige Schmerzen verursachen. Diese Würmer enständen in der stagnierenden eitrigen Absonderung, die in der Fäulnis gähre und Gase entwickle. Man diagnosciere die Würmer, indem man das Ohr gegen die Sonne wende, oder aber der Patient nehme sie selbst wahr, da sie sich lebhaft im Ohr bewegten und heftige Schmerzen verursachten; letztere würden noch heftiger, wenn man die Würmer mit einer mit Watte umwickelten Sonde berühre. Um sie zu extrahieren, gebrauche man zu Erweiterung des äuseren Gehörgangs das Otoscop und wende das Ohr gegen die Sonne, um es zu erleuchten, dann versuche man sie mit der Penzette zu fassen, was oft sehr schwer sei, da die Würmer fest im Ohr angeheftet sässen und leicht zerstückelt würden, wenn man daran ziehe. Die Alten hätten Würmer extrahiert, erwähnt er dann, indem sie Medikamente ins Ohr gegossen, wodurch sie losgelöst wurden und dann auf der Oberfläche derselben schwammen, oder sie hätten gleich bittere und salzige würmertötende Medikamente, wie Öl und Erdöl (ferner Naphtha, wie Dioskouridis sagt) angewendet.

Giovani Andrea della Croce [2]) empfiehlt gegen die Würmer Dämpfe von Himbeersaft oder Einführung der bekannten Medikamente durch Röhrchen oder Spritzen.

Gadefried Schenegk [3]) wünscht auch, dass ins Ohr gera-

---

[1]) Opera omnia Gab. Fallopio. Bd. II. Venetiis, 1606. Cap. 55. S. 213.
[2]) Chirurgia universale. Venetia, 1583. Bch. III. Bl. 34. Cap. IX.
[3]) Ars medica. Frankf., 1606. Bch. VIII Cap. XIII. S. 382.

tene Insekten durch Medikamente getötet und dann extrahiert werden.

XVII Jahrhundert.

Antonius Nuck[1]) rät bei kleinen Tieren im Ohr einen kleinen Schwamm an die Spitze eines Eisenstäbchens zu binden, denselben in Harz oder Terpentin zu tauchen und in das Ohr einzuführen. So könne man die Tierchen extrahieren. Sollte das nicht gelingen, so müsse man dieselben durch Medikamente töten.

Antonius Menjot[2]) erwähnt ganz kurz, dass die Würmer Geräusch im Ohr verursachen, wenn sie das Trommelfell berühren.

Theophil Bonetus[3]), — geb. 1620 in Genf, gest. 1689 — führt aus, dass zuweilen Würmer durch die Ohren in das Gehirn eindringen. So erwähnt er ein junges achtzehnjähriges Mädchen, dem, während es auf der Wiese schlief, ein Wurm von der Grösse eines Eingeweidewurmes ins rechte Ohr gekrochen war. Dieser frass sich bald bis zur Stirn hinauf, worauf der Apotheker Jacobus Bertach oft oleum juniperum ins Ohr spritzte, was zur Folge hatte, dass aus demselben zwei weisse Würmer heraus kamen, dann erschien unter heftigen Schmerzen um die Stirn herum auch der Erzeuger dieser beiden verendet, ein Wurm von roter Farbe. Darauf führt er den Fall einer alten Frau an, die zwanzig Tage bevor sie zu ihm kam, auf einem mit einer Leinwand bedeckten Heuhaufen geschlafen hatte, der eine Menge Insekten (Ameisen) beherbergte. Von diesen krochen einige der Alten ins rechte Ohr, und dem Arzt gelang es, eine davon zu extrahieren. Die übrigen blieben darin und belästig-

---

[1]) Operationes. Lugduni Batav. 1696. Experim. XIV. S. 52.
[2]) Febrium malignarum etc. Paris. 1665. S. 286.
[3]) Prodromus anatomicus practic sive de auditus morbis. Bch. I. Teil I. Opera Genova, 1675. Cap. 64. S. 106.

ten die Alte lange Zeit durch Schmerzen, die sie bis in die Finger- und Zehenspitzen fühlte. Als sie dann zu ihm kam, träufelte er ihr balsamum sulf. therebinthinatum ein und konnte wieder nur eine verendete Ameise extrahieren, die übrigen blieben lebend darin. Da befahl endlich die Alte, man solle nach ihrem Tode ihren Schädel öffnen, damit allen klar werde, welche Qualen sie von der Schaar ausgestanden, die sie so lange im Kopfe beherbergt hatte.

Paul Barbette[1]), gebürtig aus Strassburg, studierte in Montpellier und Paris und liess sich in Amsterdam nieder, wo er einer der gesuchtesten Ärzte wurde. Auch er will, dass man die Würmer zunächst durch die bekannten Medikamente töte.

Thomas Willis[2]) sagt ganz kurz, dass die Erscheinung von Würmern ihren Grund in der Nährkraft des Blutes und der Flüssigkeit des Ulcus habe

Franz Mercurius van Helmont[3]) betrachtet Öl mit lauwarmem Wasser als gutes Mittel zur Tötung und Extraction der Würmer.

Johann Dolaeus[4]) hat auch Würmer aus dem Ohr extrahiert. Über die Entstehung derselben, sagt er, existieren verschiedene Ansichten; er glaubt, dass dieselben aus sehr kleinen Eiern entstehen, denen das Blut oder die Ohrfeuchtigkeit als Nahrung dienen, und die infolge der Wärme zum Auskriechen kommen. Um die Würmer zu töten, empfiehlt er oleum tenaceti oder diacolocynthi maris, sowie überhaupt Substanzen zur Verstopfung des Schnabels oder Rüssels der Würmer. Dann erzählt er, wie eine Heuschrecke ins Ohr gekommen und durch 8 Tropfen oleum gryllorum getötet sei. Gegen die Wespen und Tausendfüsser empfiehlt

---

[1]) Chirurgie Barbettiana, pars III Anatomiae practica, libri quinque, 1683. S. 91.

[2]) Encyclopaedia chirurg. Frankf. 1689. S. 228. Johani Dolaei.

[3]) Encyclop. chirurg. Frankf. 1689. S. 339.

[4]) Encyclop. chirurg. Frankf. 1689. S. 223-24, 233, 348.

er die bekannte Anwendung des Apfels, gegen eingedrungene Flöhe die Einführung eines Haarpüschels in den äusseren Gehörgang.

Filip Masiero¹) wünscht auch die Tötung der Würmer und Insekten durch Medikamente und dann die Extraction mit denselben Instrumenten wie bei den fremden Körpern.

Du Verney²) meint, dass häufig mit den aus dem Ohr fliessenden Eiter auch die Würmer herauskommen, welche aus den kleinen Eiern entstehen, die von den unzähligen in der atmosphärischen Luft befindlichen Insekten in dem eiternden Ohr abgesetzt werden.

Silvius de la Boe (Dubois)³) glaubt, dass die Ursache der Entstehung der Würmer im Ohr das Blut und entzündete, verdorbene und in Fäulnis übergegangene Säfte im Ohr seien; die Würmer töte man mit den bekannten Medikamenten.

Johann Albert Sebitz⁴), — geb 1615 in Strassburg gest 1685 — studierte daselbst, dann in Basel, Paris und Montpellier und spricht sich in Bezug auf unser Thema dahin aus, dass die Würmer im Ohr entweder durch eine Ansammlung von Unreinigkeiten, von Eiter oder irgend einer anderen vereiterten Substanz entständen. Wo sich verunreinigte oder vernachlässigte Ulcus befänden, könnten sich Würmer entwickeln, denn nach der Meinung des Aristoteles (Buch III über die Enstehung der Tiere, letztes Capitel) würden lebende Wesen nicht nur von weiblichen Wesen geboren oder entwickelten sich aus Eiern, sondern entständen auch im Eiter des Ulcus und in Excrementen, da in diesen analog den Elementen der Sterne, eine erzeugende Gewalt existiere, von der alles die Kraft zum Leben erhalte, was in ihnen entstehe.

---

¹) Chirurgia. Padova, 1702. S. 221 u. 356.
²) Traité de l'organe de l'ouie Paris, 1683. S. 142.
³) Encyclopaed chirurg. Joh. Dolaei. Frankf., 1689. S. 229.
⁴) Exercitationes pathologiae. Bd. I. Capitis et thoracis affectus completum Argentorati. 1674. S. 154.

Johann Vesling [1]), — geb. 1598, gest. 1639 — kam mit seinem Vater aus seiner Geburtsstadt Minden nach Wien, wo er Medizin studierte. Er sagt durch die Klebrigkeit des Cerumens blieben, wie heim Vogelleim, die kleinen ins Ohr kriechenden Insekten darauf haften oder sie würden durch den bittern Geschmack desselben, wenn sie tiefer eindrängen vertrieben.

Thomas Bartholinus [2]), Sohn des Caspar Bartholinus — geb. 1616 gest. 1680 — hervoragender wie sein Vater studierte in Kopenhagen, dann an anderen Universitäten Medizin Philosophie, Archaeologie, Jura, die arabische Sprache und beschäftigte sich besonders mit der Anatomie. Gegen die Würmer im Ohr empfiehlt er Medikamente zur Tötung derselben darunter auch den Saft von foeniculum.

Jean Baptiste Verduc [3]) bekämpft die Theorie der Entstehung der Würmer, wie sie diejenigen aufstellen, die sagen, es sei eine Veränderung des Blutes und des nährenden Saftes als Ursache derselben anzusehen. Er ist der Meinung, die besondere Ursache derselben seien kleine Eier, die dann in der durch die Veränderung der Substanzen hervorgerufenen Wärme heranwüchsen oder aber es kämen die Würmer von aussen herein. Dann führt er einen Fall an, bei dem er einem Patienten übelriechenden Eiter und eine ziemliche Anzahl von Würmern aus dem Ohr extrahiert habe; der Patient sei aber auf diesem Ohr taub geworden, so hätten die Würmer die Gastfreundschaft belohnt. Gegen den perce-oreille erwähnt er auch die Methode mit der Apfelhälfte, nur wünscht er einen süssen Apfel. Wenn ein Floh ins Ohr gekommen, rät er auch einen Püschel Haare in den äusseren Gehörgang einzuführen,

---

[1]) Syntagma anatomicum. Amstelodami. 1666. Cap. XVI. S. 249.

[2]) De medicina Danorum domestica. Dissertationes. Hafniae 1666. Diss. IV. S. 117.

[3]) Pathologie de la chirurgie. Amsterd., 1717. Bd. II. Art. IV. S. 143.

in dem sich der Floh festsetze und dann mit herausgezogen werde.

Johann Hartmann [1]), — geb. 1568 zu Amberg (Oberpfalz) gest. 1631 — spricht auch über die Würmer im Ohr und sagt, man müsse gegen sie verfahren, wie gegen die, welche in den Nasenlöchern entständen, die mit Salben aus den bekannten Medikamenten, wie Fett von einem Hahn mit mercurium praecipitatum, entfernt würden.

Heinrich Petraeus [2]) meint, dass die Würmer in der Anhäufung jahrelanger Unreinigkeiten des Eiters oder in einer unreinen Wunde entständen; die Ursache des Entstehens sei die «himmlische Fäulnis», noch mehr aber die durch «den Mond» infolge der grossen Wärme hervorgerufene.

Lazarus Rivierus [3]) rät gegen die ins Ohr gedrungenen Insekten Medikamente an, die ihnen angenehm sind, damit sie durch dieselben angelockt werden, solche seien Zucker u. a. Dann wende man das Ohr um die Extraction vorzunehmen gegen die Sonne. Gegen Blutegel verordnet er die schon obenerwähnten Einspritzungen von Blut, gegen die Flöhe Hundehaare und zum Töten die bekannten Medicamente.

Daniel Sennertus [4]) spricht über die Symptome für das Vorhandensein von Würmern im Ohr und führt als solche auch Krämpfe u.s.w. an. Als Medikamente gegen die Würmer, rät er anfangs Lockmittel zu gebrauchen. Wenn diese nichts nützten, Mittel zum Töten, wie den Saft der aurialis muris, Bibergeil und zum Schluss die Adhaesivmethode.

Descartes René D. Duperon (Cartesius) [5]),—geb. 1596 zu Hahaye (Touraine), gest. in Stockholm 1650 — im engeren Sinne niemals als Arzt tätig gewesen, sagt über die Wür-

---

[1]) Opera omnia medica et chymica. Frankf.. 1664. Bd. I. S. 28.
[2]) Nosologia harmonica, dogmatica. Marburg, 1615. Bd. I. Bch. I. Dissertatio XI. S. 209 u. 213.
[3]) Praxis medica. Lugduni, 1660. Bch. 2. Cap. I S. 269.
[4]) Institut. medicin Venetiis, 1641. Bch. V. T. I. Sect II. Cap. X. S.396.
[5]) J. Dolaei Encyclopaed. chirurg. Fraukf., 1689. S. 230 u. 344.

mer, dass sie grosse Belästigung verursachen und dass sie aus kleinen Eiern entstehen, die irgend wie in die Ohren geführt werden; man locke sie durch süsse Mittel heraus, oder töte sie durch bittere.

Jean Riolan [1]),—geb. 1580, gest. 1657—studierte in Paris, seiner Vaterstadt, und wurde dasselbst Professor der Anatomie, Botanik uud Pharmakologie. Er betrachtet die Fäulnis als Mutter der Würmer, die man mit bittern Mittel töte.

Joseph Schmidt [2]) aus Augsburg wirkte um die Mitte des XVII Jahrhunderts als Wundarzt. Er sagt über die Würmer im Ohr: «Wann einem ein Ohrhölder in das Ohr gekrochen, nimb einen Granatapfel, denselben schneide untzwei, lass darnach den Menschen mit dem Ohr auf demselben Apfel liegen eine halbe Stunde lang, so kompt der Wurm heraus».

In der Handschrift N° 1499 der Nationalbibliothek in Athen, die im XVII Jahrhundert geschrieben ist, lasen wir wie folgt: «Ψύλλου ἐμπεσόντος ἔλαιον ἔγχει, ἄλλων δὲ τινῶν ἐμπεσόντων ἔριον πτήσσας μηλοτρίδι βάψον αὐτὸ τερεβενθίνῳ· βάλλων ἔνδοθεν ἀνάσπα. Ἐπὶ δὲ σκωλήκων τῶν ὤτων ἐγχυμάτιξε ὀξέλαιον διὰ κλύσματος ἢ ἀψίνθου ἀφέψημα ἢ κενταυρίου ἔνσταξε καὶ καππάρεως φύλλων χυμὸν καὶ οὖρον ἀνθρώπου παλαιὸν ἢ ἐλλέβορον λευκὸν σὺν οἴνῳ ἢ καλαμίνθης χυλὸν ἢ ῥοδακίνων φύλλων χυμόν». D. i. «Wenn ein Floh ins Ohr gekommen ist, giesse Öl hinein sind es andere Insekten, so wickle Watte um eine Sonde, tauche sie in Terpentin, stecke sie ins Ohr und ziehe sie wieder heraus. Bei Würmern im Ohr spritze Oxelaion ein oder ein Dekokt von Absinth oder Centaurium, träufle auch Kapernblättersaft ein; auch alten menschlichen Harn, weissen Helleborus mit Wein, Kalaminthsaft oder den Saft von Pfirsichblättern.

---

[1]) Chirurgia medici apud Parisiensis. 1650. S. 94-95.

[2]) Speculum chirurgicum oder Spiegel der Wundarzneikunst, gedruckt zu Augsburg 1675. Bch. III. S. 341.

XVIII Jahrhundert.

Albrecht von Haller[1]) führt Victor Trincavelus an, der von einem Patienten berichtet, welcher in einem über dem Kornboden befindlichen Zimmer geschlafen habe. Diesem waren Fliegen ins Ohr gedrungen, die sich im Getreide entwickeln, und diese habe er mit Mühe extrahiert. Dann führt er den von Valesco di Taranta erwähnten Fall von Würmern im Ohr des fiebernden jungen Mannes an, sowie den von Andreas Gniefelius erzählten Fall mit der Grille, die einem Bauern ins Ohr geriet und darin einen solchen Lärm und solche Schmerzen verursachte, dass der Patient fast wahnsinnig wurde.

Michael Albertus[2]) zählt die Würmer und verschiedenen Insekten auf, welche mancherlei Phaenomene herbeiführen können, wie ein leises Summen, Pfeifen, Geräusch, Abschürfung, Ohrenschmerzen und solche in den umliegenden Teilen, Ulceration, Entzündungen, Gangraina, heftiges Fieber, Taubwerden und selbst den Tod.

Johann Heinrich Hofmeister[3]) sagt, dass die Würmer im Ohr aus Eiern entständen, wenn sie nicht von aussen hineinkämen.

Rudolf Augustin Vogel[4]), — geb. 1724 zu Erfurt, gest. 1774 — studierte daselbst und sagt, dass die Würmer im Ohr Schmerzen verursachen, nicht selten auch Entzündung, Krämpfe mit Wahnsinn und selbst den Tod.

Giovanni Battista Borsieri[5]) empfiehlt zum Töten der Würmer ölige, süsse und bittere Medikamente, gegen Flöhe,

---

[1]) Desputationum anatomicarum. Gottingen, 1749. S. 316.
[2]) Dissertationes vitiorum auditus. Halae, 1752. S. 11.
[3]) De organo audit. Lugduni, 1741. S. 22.
[4]) Academica de cognoscendis corporis humani affectibus Gottingae, 1772. Cap. 424. S. 327.
[5]) Instituzioni di medicina praktica. Napoli, 1841. S. 177.

die ins Ohr geraten, die von Celsus empfohlene Flocke Wolle einzuführen.

G. B. Monteggia [1]) wünscht bei Insekten die Adhaesivmethode angewendet zu sehen und zwar durch die mit in Terpentin getauchte Watte umwickelte Sonde. Um die Würmer zu töten, träufelt er bittere Medikamente ein und extrahiert die verendeten dann durch Einspritzungen Er unterlässt es nicht, zu bemerken, dass die Würmer oft die Ursache ernster und merkwürdiger Phänomene sind.

Christian, Gottlieb Selle [2]), — geb. 1748 zu Stettin, gest. 1800 — studierte in Berlin Pharmazie und dann Medizin. Er empfiehlt den Tabakrauch gegen Insekten im Ohr.

Joseph Lieutand [3]) erwähnt, dass die Würmer im Ohr oft die heftigsten Schmerzen verursachen und den Patienten zum Wahnsinn treiben, er verordnet gegen Würmer und Insekten Eintröpfelungen von Erdöl.

Charles Augustin van der Monde [4]), — geb. 1727 zu Macao in China — Sohn eines Arztes, kam nach Paris, wo er Medizin studierte. Er spricht von einem Patienten, der heftige Schmerzen im rechten Ohr hatte, er durchlief, nachdem er vergebens bei verschiedenen Ärzten Heilung gesucht hatte, wie ein Wahnsinniger die Strassen und versuchte sich selbst zu töten, indem er sich in die Rhone stürzen wollte. Man hinderte ihn daran und brachte ihn ins Krankenhaus; seine Augen sprühten Funken, er schnitt Grimassen und zuckte krampfhaft mit dem Kopfe, sodass er den Umstehenden Schrecken einjagte. Der Arzt Leantand aus Arles extrahierte ihm mit der Penzette verschiedene Würmer aus dem Ohr, worauf der Patient gesund wurde.

---

[1]) Instituzioni chirurgiche Milano, 1815. S. 15.

[2]) Medinina clinica. Berolini, 1788. S. 399.

[3]) Précis de la médicine pratique. Paris, 1765. Bd. II. S. 113.

[4]) Journal de Médicine chirurgie et pharmacie. Février. Paris, 1758 Seite 145.

Leschevin [1]) sagt, als er über die kleinen Insekten spricht, dass sie dem Patienten sehr lästig werden, wie z. B der Floh durch die Schnelligkeit seiner Bewegungen und der Versuche, die er zu seiner Befreiung macht. Zur Extraction verordnet er auch die Flocke Watte oder den Püschel Hundehaare, die man in den äusseren Gehörgang einführt, damit der Floh sich darin fängt und mit herausgezogen werden kann. Ferner ist er auch für die Niesemittel, das Ausspritzen des Ohrs mit lauwarmen Wasser, die Adhaesivmethode und die Tötung der Insekten durch die bekannten Medikamente, sodann für die Extraction derselben durch die Sonde. Auch die Methode mit dem Apfel vergisst er nicht, sagt aber, die Patienten unterliessen sie oft, da dieselbe lange Zeit erfordere, um das erwünschte Resultat zu ergeben.

Olof Acrel, Oberchirurg am Seraphimer Lazareth in Stockholm [2]), — geb. 1717 gest. 1806 — führt einen Patienten von 18 Jahren an, der an heftigen Krämpfen litt, die zuweilen durch starke Schmerzen unterbrochen wurden, dazu Sausen im rechten Ohr. Alles dies hörte auf, als er ihm aus diesem Ohr eine Anzahl Würmer extrahierte, wobei er Auspritzungen mit einem Dekokt von rosmarinum silvestre angewendet habe.

Franc. Boissier Sauvages de Lacroix [3]) verordnet gegen die Würmer Eintröpfelungen von Weingeist und erzählt dann einen von Wolckammer erwähnten Fall, bei dem ein Patient 20 Jahre einen Perce-oreille im Ohr hatte.

François Chopart [4]) empfiehlt gegen Flöhe im Ohr die bekannte Flocke Watte oder einen Flausch Haare und gegen die Insekten im allgemeinen die bekannten Medikamente

---

[1]) Mémoire, qui a remporté le prix de l'académie de Paris Amsterdam, 1764. S. 41.

[2]) Chirurgische Geschichte in königl. Lazar. zu Stockholm Leipzig, 1772. Cap XXVI. S. 109.

[3]) Nosologie méthodique. Bd. VI. Lyon, 1772. S. 234. u. Bd. V. S. 183.

[4]) Traité des maladies chirurgicales. Bd. 1. S. 119.

zum Töten derselben, ferner auch die Adhaesivmethode.

Giovanni Battista Morgani [1]) erwähnt, er sei eines Tages mit Valsava in einer Gesellschaft zusammen gewesen, in der eine Frau erzählte, man habe ihr in jungen Jahren einen Wurm aus dem Ohr gezogen und vor sechs Monaten sei wieder ein solcher herausgekommen, nachdem sie vorher heftige Schmerzen im Ohr und den umliegenden Teilen des Kopfes, der Stirn und der Schläfe gefühlt habe Seitdem habe sie oft dieselben Belästigungen gehabt und der Schmerz wäre bisweilen so heftig gewesen, dass sie zu Boden gestürzt und zwei Stunden ohne Besinnung liegen geblieben sei. Dann wäre wieder ein Wurm aus dem Ohr gekommen und sie hätte die Besinnung wieder erhalten, aber einseitige Taubheit auf diesem Ohr, Gefühllosigkeit der Haut und ein Jukken sei geblieben. Valsave rate dann, um die Entwickelung von Würmern zu verhindern, das eiternde Ohr mit Watte zu verstopfen, damit nicht Fliegen, angezogen durch den Geruch des sich zersetzenden Eiters, ihre Eier darin absetzen könnten, aus denen dann die Würmer entständen, oder auch sofort Würmer, wenn es Fliegen wären, die gleich Würmer absetzen.

Laurentius Heister [2]) empfiehlt, die Insekten mit der Sonde oder der Haarpenzette zu extrahieren, sobald man ihrer ansichtig werde; gelinge das nicht, so solle man sie durch Öl oder Weingeist töten und den Kopf seitwärts neigen, worauf sie herauskämen.

Er verwirft den Gebrauch von bitteren Medikamenten, da sie nicht immer erfolgreich gegen einige Insekten im Ohr wirkten.

Prudent Hevin [3]), — geb. 1715 in Paris, gest. 1789 — ei-

---

[1]) De sedibus et causis morborum. Helvetiae, 1779. Epistola XIV. Cap. VII. S. 224.

[2]) Institutiones chirurgicae. Bd. I. Venetiis, 1750. S. 473.

[3]) Cours de Pathologie et de therapeutique des maladies chirnrgicales. Part. I. Paris, 1785. S. 109.

ner der hervorragenden französischen Chirurgen des XVIII Jahrhunderts und Professor der Chirurgie am Collège royal spricht sich über Insekten im Ohr dahin aus, dass sie Ohrenschmerzen verursachen, und man gegen dieselben die bekannten Medikamente und die Adhaesivmethode anzuwenden habe.

Fridericus Hoffmann [1]) fügt zu den Medikamenten zum Töten der Würmer im Ohr keine neuen hinzu, sagt aber, dass die durch Insekten im Ohr hervorgerufenen Schmerzen so schrecklich und heftig seien, dass sie oft Wahnsinn und sogar den Tod zur Folge hätten.

Antoine Portal [2]) führt an, dass man die kleinen Würmer infolge der Gefühle diagnosciere, die ihre Anwesenheit hervorrufe. Beim Aufzählen derselben bringt er nichts Neues. Um die Würmer zu töten, tröpfle man Bittermandelöl oder Weingeist ein, oder führe angefeuchtete Watte ein. Nach dem Verenden derselben bringe man sie durch Ausspritzungen mit Wasser, dem man ein wenig Weingeist zusetze, heraus, oder man wende auch die Adhaesivmethode an.

XIX Jahrhundert.

Samuel Gottlieb von Vogel [3]), — geb. 1750 zu Erfurt, gest. 1837 — Sohn des Rudolf Augustin Vogel; studierte in Göttingen, wo er auch lange Zeit praktizierte. Er betrachtet die in das Ohr geratenen Würmer und Insekten als Ursache der Ohrentzündungen. Zur Untersuchung des Ohrs empfiehlt er den äusseren Gehörgang mit den Fingern zu erweitern, das Ohr gegen die Sonne oder ein Licht zu drehen, oder auch

---

[1]) Medicina rationalis, Bd. IV. Venetiis, 1721. S. 255. La médicine raisonnée. Bd. V. Paris, 1751. S. 32.

[2]) Lehrbegriff der praktischen Wundarzneykunst. Leipzig, 1793. Seite 173.

[3]) Handbuch der praktischen Arzneywissenschaft, IV. Ausg. IV Teil. Wien, 1828. S. 79.

nach Gleland eine gläserne Linse nebst einem Wachsstock oder einen kleinen Spiegel zu benutzen, durch welche man die Sonnenstrahlen in den äusseren Gehörgang fallen lasse Zur Extraction nimmt er die Penzette und die Sonde; zuweilen, sagt er dann, gelinge die Extraction der Insekten durch die Adhaesivmethode. Im Falle des Misslingens der genannten Weisen, solle man die hineingeratenen Insekten durch Kampfer und Öl töten und auch die Niesemittel versuchen.

Maximilian Troschel [1]), — geb. 1805 zu Berlin, gest. 1867 — erwähnt, dass er einem Mädchen von acht Jahren drei Fliegenlarven von der Länge eines halben Zolles aus dem Ohr extrahierte

Heimann Bressler [2]) führt an, dass die Würmer und Insekten häufiger den Landleuten in die Ohren gerieten, weil sie oft auf dem Erdboden schlafen. Dann erwächnt er den Fall Heine. (Medizin. Zeitung in Preussen, 1835. N° 44. S. 201). Einem Kind, das an eitriger Mittelohrentzündung litt, setzte, während es in der Sonne schlief, eine Schmeissfliege, ihre junge Brut im Ohr ab, worauf nach wenigen Tagen Würmer darin constatiert wurden. Bressler sagt dann zum Schluss, dass die durch Würmer hervorgerufenen Schmerzen sehr heftig seien, wenn jene bis in die Trommelfellhöhle vordrängen.

Dann spricht er sich für die Extraktion mit der Penzette oder dem Ohrlöffel aus, sollte das nicht gelingen, so müsse man sie durch Medikamente töten. Seien die Insekten in die Trommelfellhöhle eingedrungen, so blase man mit dem Munde Tabakrauch hinein.

Alex. Baron Boyer [3]) wiederholt die verschiedenen be-

---

[1]) Medizinische Vereinszeitung. 1838. N° 7.

[2]) Die Krankheiten des Seh - und Gehörorgans. Berlin, 1840. Seite 412.

[3]) Traité des maladies chirurg. Bd. VI. Paris, 1831. S. 17.

kannten Methoden zur Extraction der Insekten, wie die mit trockener Watte, die Adhaesivmethode und dann das Töten der Insekten.

Ludwig Gold¹) führt dasselbe an, wie Boyer und rät, zum Töten der Würmer verdünntes Bleiwasser zu nehmen.

August Vidal²) empfiehlt gegen Würmer und Insekten Eintröpfelungen von Öl und darauf Niederlegen des Patienten nach der Seite des kranken Ohrs, worauf nach dem Verenden das Tierchen durch eine Bewegung des Patienten nach der entgegengesetzten Seite herauskommt.

Jean Bonnafont³) führt den Bérard an, der Würmer aus dem Ohr entfernt habe, nachdem er auf die Mündung des äusseren Gehörgangs ein Stück Fleisch gelegt habe, auf dem der Wurm haften geblieben und dann mit dem Fleisch entfernt sei.

Robert Hosper⁴) rät gegen Insekten Eintröpfelungen von Öl an, dann Auspritzungen des Ohrs mit warmem Wasser.

Karl Joseph Beck⁵), — geb. 1794 zu Gengenbach in Baden, gest. 1838 — erwähnt einige Fälle, bei denen Würmer und Insekten ins Ohr geraten, wie den Fall von Scholz, der einen Wurm im Ohr gesehen, ähnlich denen, die sich in den Haselnüssen vorfinden. Dann erwähnt er Menzel, der acht Würmer, Nathorst, der viele Würmer mit dreizehn Ringen, Knoffel, der eine Grille und Clauder, der eine Ameise aus dem Ohr extrahierte.

Franc, Maurice, Victor Légouas⁶) empfiehlt auch Ein-

---

¹) Repetitorium der Medizin und operativ Chirurgie Berlin, 1834. Seite 839

²) Traité de Pathologie externe Paris. 1855. S. 371.

³) Traité des maladies de l'oreille. Paris, 1860. S. 156.

⁴) Chirurgisches Hilfsbuch von Becker. Leipzig, 1821. S. 164.

⁵) Die Krankheiten des Gehörgangs. Heidelberg u. Leipzig. 1827. Seite 270.

⁶) Nouveaux principes de Chirurgie. Paris. 1817. S. 482.

tröpfelungen von Mandelöl und Wasser und den Gebrauch von trockener Watte gegen Insekten im Ohr

Louis J. Begin [1]) verordnet bei Insekten im Ohr die Extraction derselben mit der Penzette, die Einführung von Watte oder eines Stückchens Stoff in den äusseren Gehörgang, damit sich die Insekten darin fangen und so mit herausgezogen werden könnten, oder die Adhaesivmethode. Zum Töten der Insekten solle man Öl oder Quecksilber ins Ohr tun.

Jean, Baptiste Francois Leveille [2]) folgt in allem genau dem Begin.

Ernst Leopold Grossheim [3]) sagt, dass die lebenden Insekten wie Flöhe u.s.w. indem sie die Haut reizen, die Otitis hervorrufen; man müsse in einem solchen Falle Watte in das Ohr einführen, damit sich die Insekten in derselben fingen, oder das Ohr mit Öl anfüllen.

J. M Gaspard Itard [4]), — geb. 1775 zu Oraison (Provence), gest. zu Paris 1838 — ein hervorragender französischer Arzt, besonders Otologe, sagt auch, dass die Würmer im Ohr sehr heftige Schmerzen und schwere Komplikationen verursachen. Sie hätten meistens verschiedene Gestalt und Grösse. Er erwähnt dann den Sauvages, der sage, dass die aus dem Ohr extrahierten und in Gefässe gesetzten Würmer innerhalb weniger Tage sich in fleischfressende Fliegen verwandelten.

Itard führt dann eine Patientin an, die an Otorrhöe litt und Würmer im Ohr hatte. Bei dieser zeigten sich folgende Erscheinungen. Sausen im Ohr, heftige Schmerzen, sie schrie wiederholt heftig auf, zeigte ungewöhnliche Röte des Gesichts, fieberte und war in der Nacht sehr aufgeregt, worauf am folgenden Morgen die obigen Erscheinungen hefti-

---

[1]) Nouveaux éléments de chirurgie. Paris. 1824. S. 533.
[2]) Nouvelle doctrine chirurgicale. Paris, 1812. S. 374.
[3]) Lehrbuch der operativ. chirurgie. Berlin, 1850. I Teil. S. 194.
[4]) Traité des maladies de l'oreille et de l'audition. Bd. I. Paris, 1824. Cap. IV. S. 249-59.

ger auftraten. Die Patientin sprach ferner irre; die nächste Nacht verbrachte sie noch schlechter, die Muskeln des Unterkiefers und die Lippen wurden von Krämpfen befallen und das Ende war Zusammenpressen des Mundes. Es folgten dann an den oberen Extremitäten und dem übrigen Körper allgemeine Zuckungen und Zittern des ganzen Körpers, der Zustand endete mit Ohnmacht. Es wurden nun Ohrausspritzungen von ihrer Mutter gemacht, aber leider ohne Erfolg. Die Phaenomene wurden zahlreicher und das Befinden der Patientin verschlimmerte sich. Als Itard die Patientin sah, war ihr Gesicht violett und geschwollen, die Augen ohne Glanz, die Nasenlöcher und der Mund weit geöffnet, und aus letzterem floss reichlicher Speichelschaum. Die Krämpfe wurden dann seltener, der Atem schwer, die Stimme war erloschen und der Puls klein und intermittierend; die ganze linke Hälfte ihres Körpers war olivengrün und geschwollen und war von bevorstehender Gangräna bedroht Itard untersuchte eingehend das Ohr, aus dem er fünf Würmer extrahierte und die Patientin wurde gesund. Dann führt er einen Patienten ohne Otorrhöe an, auf dessen Ohr sich ein Schmetterling niedergelassen und daselbst seine Eier abgesetzt hatte, die infolge der Wärme auskrochen.

Deleau jeune [1]) extrahierte einen Floh aus dem Ohr, indem er Watte in den äusseren Gehörgang einführte; mit der Watte zog er auch den Floh heraus, der sich in der Watte gefangen hatte.

Anthelme, Balthasar, Baron Richerand [2]) verordnet bei Insekten im Ohr, sie mit Watte herauszuziehen, oder sie durch Einträufelungen von Öl zu töten.

Was wir bisher angeführt haben, bildet hauptsächlich die Basis für unsere nun folgende Arbeit; aus den obigen

---

[1]) Sammlung auserlesener Abhandlungen von C. G. Linke. Leipzig, 1836. S. 144. Samml. I.

[2]) Nosografia chirurgica. Firenze, 1806. Bd. III. S. 76.

Auszügen werden wir den grössten Teil des Stoffes für die folgenden Kapitel schöpfen. Ohne die Anführung der verschiedenen Quellen und die Übersicht ihres Inhalts zuvor angeführt zu haben, würde es dem Leser schwer werden, unserem Thema zu folgen. Zwar wird ein grosser Teil der folgenden Abhandlung sich auf die Entdeckungen und Studien der neueren Zeit stützen, nichtsdestoweniger werden wir doch oft auf die Quellen früherer Perioden zurückgehen müssen. So wenden wir uns nun zum zweiten Teil unserer Arbeit, der sich mit den verschiedenen Arten von fremden Körpern beschäftigen wird, die ins Ohr geraten können.

II TEIL

ERSTES KAPITEL

Ueber die verschiedenen Arten von fremden Koerpern, die ins Ohr geraten und ueber die Wege, auf denen dies geschieht.

Wir sahen bisher sehr viele verschiedene Arten von fremden Körpern und lebenden Wesen, die ins Ohr geraten können; jetzt wollen wir genauer darauf eingehen. Als fremder Körper ist, wie wir gesehen haben, jeder Gegenstand und jedes lebende Wesen, von mehr oder weniger geringer Grösse zu betrachten, dem das Eindringen in das Ohr d. i. in den äusseren Gehörgang oder in die Trommelfellhöhle möglich ist.

Der Weg, auf dem die fremden Körper gewöhnlich in das Innere des Ohrs gelangen, ist vornehmlich der äussere Gehörgang, selten die Eustachische Ohrtrompete oder die weichen und knöchrigen Wände des äusseren Gehörgangs, durch welche oft Geschosse von Schusswaffen in diesen oder die Trommelfellhöhle eindringen können, wenn sie nicht in den Wänden des ersteren eingekeilt bleiben.

Zuweilen geschieht das Eindringen der fremden Körper auf eine besonders merkwürdige Weise. So führt z. B. Dr. Lauterbach[1]) einen Fall an, bei dem ein Patient, als ein Schnellzug vorbeifuhr, heftigen Schmerz und Sausen im Ohr

---

[1]) Monatsschr. für Ohrenheil. Bd. XXI, 1887. S. 41.

fühlte. Eine otologische Untersuchung konstatierte im Ohr ein Stück von einem Strohhalm, das bei der Schnelligkeit, mit welcher es in das Ohr gedrungen, das Trommelfell durchbohrt hatte.

Deleaux[1]) erwähnt einen Patienten, dem auf noch sonderbarere Weise ein Gerstenkorn ins Ohr drang, als er zufällig bei einem Pferd vorbeikam, das hustete.

Sehr häufig vorkommende fremde Körper sind Stücke Watte, die man aus irgend einem Grund in den äusseren Gehörgang einführt, um das Ohr abzuschliessen, diese gleiten oft tiefer hinein und werden von den Patienten vergessen. Jeder Ohrenarzt hat gewiss zu wiederholten Malen Gelegenheit gehabt, solche Stücke Watte aus dem Ohr zu extrahieren.

Zuweilen geraten Leuten, wenn sie auf dem Felde schlafen, Hälmchen in den äusseren Gehörgang, — Bei Dioskouridis heisst es: «Federsamen des Rohrs, die ins Ohr geraten, rufen Taubheit hervor»[2]).

Auch beim Jucken im Ohr führt man feine Stückchen Holz oder andere Gegenstände in den äusseren Gehörgang ein, um sich damit zu kratzen, diese zerbrechen manchmal, und Stückchen derselben bleiben im Ohr.

Ferner herrschte von den ältesten Zeiten bis heute beim Volk die Gewohnheit, gegen Zahn- und Kopfschmerzen Hausmittel mancherlei Art in den äusseren Gehörgang zu tun, von denen oft Teilchen als fremde Körper im Ohr zurückbleiben. Wir sagen von den ältesten Zeiten, denn wir begegnen schon bei Dioskouridis, dem Galen[3]) und dem Aetius[4]) solchen Hausmitteln. Solche Mittel steckte man auch gegen Zahnschmerzen ins Ohr. So lasen wir in zwei Hand-

---

[1]) Revista italiana di terapia e igiene. Anno XIV, 1898. S. 135.

[2]) Pedacii Dioscuridis, Anazarbaii, opera ex nova interpretatione Jani-Antonii Saraceni medici. Lugduni, 1598. Bch. II. S. 60 u. 135.

[3]) Galeni. Kühn, 1821. Bd. XII. S. 542.

[4]) Aetii Amideni, Albus. 1534. S. 30 u. 94.

schriften, die in der Nationalbibliothek von Athen aufbewahrt werden und am Anfang des XVI Jahrhunderts geschrieben sind, in N⁰ 1479, Seite 64, wie folgt:

«Γῆρας ὄφεως (φειδοϋποκάμισον) ἐντεθὲν ἐν οἴνῳ βοήθημά ἐστιν ὠταλγίας καὶ ὀδονταλγίας». D. i. « Eine alte Schlangenhaut, in Wein gelegt ist, ein Heilmittel gegen Ohren- und Zahnschmerzen» In der zweiten N⁰ 1481 «Νεοφύτου διδασκαλία τῶν ἐν ὀδοῦσι παθῶν » überschriebenen heisst es : «Φάρμακον κατὰ τῆς ὀδονταλγίας εἰς τὸ οὖς ἐνσταζόμενον, ἤτοι εἴς τε τὸ οὖς ἔνσταζε καὶ εἰς τὸ βρῶμα ἐντίθει, ἢ κικίδια λεῖα μετὰ κεδρίας χρῶ καὶ εἰς τὸ ἀλγοῦν οὖς, ἔλαιον μετὰ γῆς ἔντερα ἔγχεε». D. i. « Heilmittel gegen Zagnschmerzen zum Einträufeln in das Ohr, d. h. träufle es sowohl ins Ohr als tue es auch in die Speise; gebrauche entweder glatte Galläpfel mit Cedernharz oder giesse Öl mit Regenwürmern in das schmerzende Ohr».

Die Entwickelung von fremden Körpern im Ohr fördert auch der heute noch bei unserem Volke bestehende Brauch, Zwiebeln und Knoblauch gegen Ohrenschmerzen anzuwenden. Ferner der Gebrauch des κηρόπανον (gewächste Leinwand) als Ersatz für das Stückchen Papyrus oder feinen Rohrs, von dem man das eine Ende in den äusseren Gehörgang einführte und dessen anderes man draussen anzündete, wie wir im ersten Teil unserer Arbeit verschiedentlich bei den Autoren lasen. Dieses Kiropanon besteht in einem Stückchen Stoff, dass in geschmolzenes Wachs getaucht und trichterförmig zusamengerollt wird. Die Spitze führt man in den äusseren Gehörgang des Patienten ein, während man das äussere Ende anzündet, nachdem der Patient sich niedergelegt hat, und zwar nach der Seite des gesunden Ohrs. Das schmelzende Wachs fliesst in den äussern Gehörgang dessen Wände es stellenweise verbrennt, und kalt geworden, bleiben die nicht enferntem Reste des Wachses als fremde Körper im Ohr. Oft vergessen die Patienten, das nicht verbrannte Stück des Kiropanons oder Teile desselben aus dem äusseren Gehörgang herauszunehmen und man hatso wieder einen fremden Körper im Ohr Andere nehmen auch Papier statt des Stoffes und verfahren damit auf dieselbe Weise. Auch dann bleibt oft Wachs oder vergessenes gewächstes Papier als fremder Körper zurück.

Wir hatten oft Gelegenheit, aus dem äusseren Gehörgang die Reste solcher Heilungen mit Hausmitteln zu extrahieren, die im Ohr vergessen waren, doch waren die Patienten, die mit solchen Resten von Hausmitteln zu uns kamen, meistens Landleute.

Die unzähligen Arten von fremden Körpern herzuzählen, die ins Ohr geraten, sind wir nicht im Stande. Am häufigsten begegnet man kleinen Steinen, Stückchen von gewöhnlichen Schieferstiften, Glasperlen, Bleikugeln verschiedener Grössen, besonders gewöhnlichen Schrotkugeln, die man zur Jagd benützt, mancherlei Arten von Knöpfen, Hülsenfrüchten, wie Bohnen, Erbsen und Linsen, dann Kirschkernen, Kaffeebohnen, Roggen und Gerstenkörnern, Johannisbrotsamenkörnern, verschiedenen Stückchen Holz, («Auch ein Hölzchen ist dem König notwendig und nützlich zum Kratzen im Ohr») [1]), weiter Papierkugeln, Stückchen von Ohrlöffeln, die oft zum Reinigen und beim Jucken im Ohr in den äusseren Gehörgang eingeführt werden und darin ohne den Willen der Betreffenden zerbrechen, sodann Stücken von künstlichen Trommelfellen und sehr vielen anderen Gegenständen.

Zu diesen kommen noch die Kugeln von Schusswaffen, über die wir weiter unten sprechen werden.

Von den seltener ins Ohr geratenden fremden Körpern, möge uns der Leser gestatten, einige von den bis jetzt noch nicht angeführten zu erwähnen. damit er sich eine Vorstellung davon machen kann, von wie mannigfaltiger Natur die fremden Körper sind.

---

[1]) Chitopadassa, Bch. A. S. 22. Chitopadassa oder Pantsa Tranta (in fünf Büchern) verfasst von den weisen Wisnussarman, übersetzt aus der Brahminensprache von Dimitrios Galanos, dem Athener, Athen, 1851. Die Chitopadassa wurde im V Jahrhundert n. Chr. verfasst.

So berichtet uns Dr. Schelle[1], dass eine Irländerin ihrem 55 jährigen Mann infolge eines Familienzwistes 1884 geschmolzenes Blei in die Ohren goss.

Dr. E. Vali[2] erzählt von einem Patienten, der an einem Ohrfurunkel litt, diesem habe er den Gebrauch eines Pflasters von Diachylon angeraten, das auf die Öffnung des äusseren Gehörgangs zu legen sei; dabei war das geschmolzene Diachylon ins Ohr gekommen. Bei einem anderen Patienten desselben Arztes[3] blieb ein Samenkorn der Kornblume unbemerkt im äusseren Gehörgang.

Einem kleinen Kinde war, so hören wir von dem Dr. Oscroft Tansley[4] ein kleiner Diamant in den äusseren Gehörgang gekommen.

Ein anderer Arzt, Dr. Lalatta[5] spricht von einer Arbeiterin, die künstliche Blumen arbeitete. Dieses Mädchen kratzte sich bei Jucken im äusseren Gehörgang mit einem Stückchen eisernen Drahtes, den sie zu ihren künstlichen Blumen gebrauchte. Der Dracht zerbrach und es blieb ein Stück desselben ein Jahr lang in dem Ohr, ohne irgend welche Belästigungen hervorzurufen.

Zum Reinigen des Ohrs führte jemand[6] einen Ohrlöffel ein an dem vorne ein Stück Schwamm befestigt war, welches durch einen Schlauch zusammengehalten wurde. Plötzlich löste sich unbemerkt der Schlauch und derselbe blieb im Ohr zurück.

---

[1] Annales des maladies de l'oreille et de Larynx. Bd. I. Paris, 1875 S. 308.
[2] » » » » Bd. XVIII. Paris, 1892. Seite 230.
[3] » » » » Bd. XXI. Seite 151.
[4] » » » » Bd. XXI. Seite 376. Paris, 1895.
[5] » » » » Paris, 1898. Seite 649. Bd. XXIV.
[6] Monatschrift für Ohrenheilkunde sowie für Kehlkopf Nasen, und Rachenkrankheiten. Berlin, 1903. Bd. 37. S. 563.

Dr. Charles Delstanche [1]) erwähnt, dass er ein Stück Karotte im Gehörgang und Dr. Ferwick [2]), dass er in dem äusseren Gehörgang ein Stückchen Glasröhre, nämlich die abgebrochene äusserste Spitze einer gläsernen Ohrenspitze, gefunden habe.

Ein Soldat hatte, so berichtet Dr. Zaufal [3]), um seine angeblichen Ohrenschmerzen zu begründen, in den äusseren Gehörgang eines seiner Ohren zu einer Kugel zusammengeballtes spanisches Fliegenpflaster eingeführt. Dasselbe war mit einem Netz von feinem Zwirn umgeben, das durch ähnliche Fäden festgebunden war.

Dr. Ziem [4]) extrahierte einen Bernsteinknopf aus dem äusseren Gehörgang und Dr. Heydenreich [5]) das Samenkorn einer Sonnenblume aus der Trommelfellhöhle, wohin es durch ungeschickte Extractionsversuche geraten war.

Von einem 23jährigen jungen Mann, der an chronischer Otorrhöe auf dem linken Ohr litt, erzählt uns Dr. Köhler. [6]) Nachdem er das eiternde Ohr untersucht hatte, extrahierte er ein Knochenfragment von 1,25cm. Länge, 2cm. Breite und 0,5 Dicke. Es war der processus condyloïdeus des Unterkiefers, welcher durch Karies abgetrennt und durch die vordere Wand des Meatus ins Ohr gedrungen war. Das Gehör war normal.

Dr. Kühn [7]) extrahierte aus der Trommelfellhöhle ein Steinchen, das infolge ungeschickter Extractionsversuche dorthin gedrungen war. Gleichzeitig extrahierte er auch das löffelartige Ende eines metallenen Ohrlöffels, das während ähnlicher Extractionsversuche darin geblieben war.

---

[1]) Archiv für Ohrenheilk. Bd. 25. Leipzig, 1887. S. 146.
[2]) » » Bd. II. Würzburg, 1867. S. 300.
[3]) Zeitschrift für Ohrenheilk. Bd. XI. 1883. S. 161.
[4]) » » Bd. XVIII. 1888. S. 90.
[5]) Archiv für Ohrenheilk. Bd. XIII. Leipzig, 1878. S. 241.
[6]) Annales des maladies de l'oreille et de larynx. Bd. XIX. Paris, 1893. Seite 161.
[7]) Deutsch. medic. Wochenschrift. 1896. No 19.

Denselben fremden Körper, der auf die obige Weise in die Trommelfellhöhle geraten war, entfernte auch Dr. Hölscher[1]) einem Patienten aus dem Ohr, als er einen Obstkern extrahierte. Auch Dr Courtade[2]) führte die gleiche Operation aus.

Pouthier[3]) entdeckte ein Stückchen Draht in der Trommelfellhöhle, das 16 Jahre darin gewesen war. Damals hatte man mit einem Draht ungeschickte Versuche zur Extraction eines fremden Körpers aus dem Ohr gemacht; der fremde Körper war extrahiert worden, aber das Stückchen Draht als solcher darin geblieben.

Zu den seltenen fremden Körpern gehören auch die Zuckersachen (Confect u. Bonbons), mit denen man sich beim Karneval und bei Trauungen nach griechischem Ritus bewirft; diese Zuckersachen können beim Werfen zufällig ins Ohr geraten.

Auch Stücke Watte, die man in den äusseren Gehörgang einführt und die, der Aufmerksamkeit der Patienten entgehend, oft lange im Ohr bleiben und von getrocknetem Cerumen umgeben sind, muss man als feste fremde Körper ansehen. Einen solchen Fall führt Gorham Bacon[4]) an, bei dem ein von getrocknetem Cerumen umgebenes Stückchen Watte beim ersten Anblick als ein abgelöstes Knochenstück angesehen wurde.

---

[1]) Münch. medic. Wochenschrift 1903. N° 42.

[2]) Archivo italiano; otol-rinol-laring. Anno 6. 1897. S. 213.

[3]) Annales des maladies de l'oreille. du lar., du nez et du pharynx 1899. N° 4.

[4]) Revue de laryngologie, d'otologie et de rhinologie. 1892. S. 544.

ZWEITES KAPITEL

Kugeln von Schusswaffen als fremde Koerper im Ohr

Zu den fremden Körpern im Ohr sind auch die Kugeln von Schusswaffen zu rechnen, die oft in das Innere des Ohrs dringen und, die umliegenden Teile durchbohrend, in den Wänden des äusseren Gehörgangs oder der Mündung desselben oder in der Trommelfellhöhle eingekeilt bleiben. Die noch tiefer eingedrungenen berücksichtigen wir nicht, da sie unserem Thema fremd sind und über dieselben besonders die Chirurgie handelt.

In der otologischen Litteratur werden viele Beispiele von Kugeln von Schusswaffen angeführt, die als fremde Körper ins Ohr drangen. So erzählt Dr. Carette [1], das eine Pistolenkugel von dem oberen Teil der Ohrumschel her durch die Haut eindrang und ohne jede Knochenverletzung in der Mündung des äusseren Gehörgangs eingekeilt blieb. Einen ähnlichen Fall hatten auch wir Gelegenheit zu beobachten; einem Verwundeten sass in der hinteren Wand des äusseren Gehörgangs eine Pistolenkugel eingekeilt. Sie war durch den äusseren Gehörgang zu sehen und zu fühlen. Durch den Warzenfortsatz war sie eingedrungen und bis zur hinteren Wand des äusseren Gehörgangs vorgerückt. Der Krieger war ungefähr 30 Jahre alt. Wir rieten ihm, die

---

[1] Annales des maladies de l'oreille, du larynx, du nez et du pharynx. Febr., 1898. N° 1.

Extraction vornehmen zu lassen, aber er verweigerte das, da sie ihm keinerlei Beschwerden machte, und zog es vor, dieselbe als Andenken an die Gefahr, in der er geschwebt hatte, mit sich herumzutragen.

Zwei ähnliche Fälle mit Revolverkugeln in der Trommelfellhöhle führt Dr. P. Beryer [1]) und einen Dr. Howe [2]) (Buffalo) an.

Ebenso extrahierte Professor Dr. Urbantschitsch [3]) in ähnlicher Weise eine Revolverkugel ebendaher, sowie auch Dr. Dudon [4]) und Dr. Blanchard [5]).

Dr. J. Orne Green [6]) erwähnt einen Selbstmörder, der sich zweimal mit einem Revolver in den äusseren Gehörgang seines rechten Ohrs schoss.

In der otologischen Klinik zu Graz hatte Dr Otto Barnick [7]) einen Patienten, der einen Revolverschuss in das linke Schläfenbein erhalten hatte. Nachdem die Kugel durch den Antitragus gedrungen war, gelangte sie in den äusseren Gehörgang und blieb in der unteren knöchrigen Wand desselben eingekeilt. Ausser einer geringen Otorrhöe zeigte sich kein gefährliches Phaenomen, aber auch dieser Patient verweigerte die Operation zur Extraction.

Dr. Delstanche [8]) extrahierte einem Lebensmüden, der auf sich geschossen hatte, eine Revolverkugel aus der Trommelfellhöhle.

Bei einem anderen Selbstmörder, der sich mit einem kleinkalibrigen Revolver in beide Ohren geschossen hatte,

---

[1]) Annales des maladies de l'oreille et de larynx. Bd. XV. Paris, 1889. Seite 14.
[2]) Idem. Bd. XVI. Paris 1890. S. 700.
[3]) Idem. Bd. XXII. Paris, 1896. S. 149.
[4]) Archiv. f. Ohrenhl. Bd. XXVIII. Leipzig, 1889. S. 160.
[5]) Revue hebdom. 29 November 1902.
[6]) Archiv. f. Ohrenhl. Bd. XVIII. 1882. S. 218.
[7]) Idem. Bd. XXXVIII. 1895. S. 181.
[8]) Idem. Bd. XXV. 1887. S. 146.

blieb die eine Kugel in der rechten Schläfe eingekeilt, die andere im linken Ohr. Es trat, wie der Arzt A. Sacher [1] erzählt, bei verhältnismässig geringem Schmerz zuerst starke Blutung ein, dann Otorrhöe. Bei der otoscopischen Untersuchung zeigte es sich, dass zwei Dritteile des vorderen Teils des Trommelfells zerstört waren.

---

[1] Archiv f. Ohrenhl. Bd. 71. S. 306.

DRITTES KAPITEL

Tierkoerper als fremde Koerper im Ohr.

In dem zweiten Kapitel des ersten Teils behandelten wir ausführlich Würmer und Insekten, die ins menschliche Ohr geraten können, wir werden jetzt ähnliche andere Tierchen im Ohr aus der neueren otologischen Philologie anführen, wobei wir die grosse Zahl derselben — da jeder Otologe fast täglich Gelegenheit hat, solche Fälle zu konstatieren —, gemäss dem geringen Raume unserer vorliegenden Arbeit beschränken, und uns mit der Anführung der folgenden Fälle begnügen.

Dr. Delpenche [1]) fand in dem Ohr eines 4 jährigen Mädchens eine Schabe. (Bête à bon Dieu).

Von zwei kleinen Kindern berichtet Voltolini [2]), dass sie Sarcophila Wohlfarts im Ohr hatten.

Professor Dr. C. W. Richardson [3]) berichtet von einem vier Monate alten Knaben, der ohne Mittelohrenzündung Würmer im Ohr hatte; von solchen extrahierte er ihm aus dem rechten Ohr einen und aus dem linken Ohr zwei lebendig.

Aus einem vollständig gesunden Ohr extrahierte Dr. William C. von Braislin [4]) 5 Larven von der Art der Lucilia marcellaria.

---

[1]) Annales des maladies etc. Bd. I. Paris, 1875. S. 367.
[2]) Monatschrift für Ohrenheilkunde. 1886. N° 8.
[3]) Zeitschrift für Ohrenheilkunde. Bd. XXVIII. 1896. S. 292.
[4]) Zeitschrift für Ohrenh. B. XXIX. 1896. S. 370.

Einen Tausendfüsser extrahierte Dr. Hirschmann[2]) und Dr. Fink[1]) einer Frau zwanzig Würmer aus dem äusseren Gehörgang. Durch Einblasen von Luft durch die Eustachische Ohrtrompete traten noch zwei Würmer aus dem Ohr, und die Patientin erzählte, sie habe auch solche ausgespieen.

---

[1]) Annales des maladies de l'oreille et du larynx. Bd. XXVII. Paris, 1901, Tl. II. S. 493.

[2]) Deutsch. medic. Wochenschrift. N° 27. 7 Juli 1898.

VIERTES KAPITEL.

Ueber fremde Koerper in der Eustachischen Ohrtrompete und solche, die durch dieselbe in das Ohr gelangten.

Wir kommen nun zu dem dritten Wege, auf welchem fremde Körper ins Ohr geraten können, das ist die Eustachische Ohrtrompete. Obwohl dieser Weg zu den seltneren gerechnet wird, da die in jene geratenden fremden Körper leicht wieder austreten, in dem sie in die Rachenhöhle fallen wie z. B. das abgebrochene Stückchen des Bougies, das man zu Heilzwecken in die Eustachische Ohrtrompete einführt, so werden doch viele solche Fälle von Otologen angeführt, und sind auch uns zweimal in unserer Praxis vorgekommen. Bei dem einen Fall handelte es sich um die Spitze eines Celloidinebougies, das in der Eustachischen Ohrtrompete abgebrochen, an dem Eingang derselben zur Rachenhöhle haften geblieben und kam am folgenden Tage von selbst heraus. Über den zweiten Fall werden wir an anderer Stelle eingehender sprechen.

Einen Fall des Eindringens eines fremden Körpers durch die Eustachische Ohrtrompete erzählt auch Dr. Schale[1]. Ein Patient führte Ausspritzungen der Nase mit dem Weberschen Syphon aus; nach einiger Zeit spürte er heftige Schmerzen im rechten Ohr und es entwickelte sich gleichzeitig eine eitrige Mittelohrentzündung auf beiden Ohren. Nach einer Paracentese des Trommelfells des rechten Ohrs kam von

---

[1] Berlin. Klin. Wochenschrift. 1877. N° 31.

dort mit dem Eiter auch ein kleines Stückchen harten Kautschuks heraus, nämlich ein von der Olive des Syphons abgebrochenes Stückchen, das beim Ausspritzen der Nase durch die Eustachische Ohrtrompete in die Trommelfellhöhle eingedrungen war.

Ein anderes Mal waren Speisestücke während des Erbrechens in die Eustachische Ohrtrompete geraten und von dort in die Trommelfellhöhle.

Andere fremde Körper wiederum blieben an der Mündung der Eustachischen Ohrtrompete nach der Rachenhöhle sitzen, riefen eitrige Mittelohrentzündungen hervor und fielen dann nach Verlauf einiger Zeit in die Rachenhöhle. Einen solchen Fall erwähnt Trautmann [1]. Ein Patient litt an Otorrhöe mit Belästigungen während des Schluckens; bei der geschehenen Untersuchung des Eingangs der Eustachischen Ohrtrompete zur Rachenhöhle fand man denselben geschwollen und von schleimigem Eiter verstopft. Nach wiederholten Auspritzungen kam von dort ein Kirschkern heraus und der Patient wurde gesund.

Professor D. Urbantschitsch [2] führt einen anderen Fall des Eindringens eines fremden Körpers in die Eustachische Ohrtrompete an. Ein Blümchen einer Haferrispenart war durch den inneren Mund der Eustachischen Ohrtrompete in die Trommelfellhöhle gekommen und hatte eine eitrige Mittelohrentzündung hervorgerufen; das Blümchen kam, nachdem es neun Wochen darin gewesen war, durch einen Riss des Trommelfells heraus.

Camerer [3] extrahierte einem kleinen Kinde ein Stückchen Strohhalm aus der Paukenhöhle, welches sich dasselbe neun Monate vorher durch den Mund in den Hals gestossen hatte.

Einen ähnlichen Fall führt auch Wagenhäuser an, bei

---

[1] Münch. medic. Wochenschrift. 1898. S. 1498.
[2] Lehrbuch der Ohrenh. Urbantschitsch. 1901. S. 333.
[3] Über fremde Körper der Tube. Inaugural-Dissert. Tübingen, 1897.

dem ein 4,5 cm. langer Strohhalm einem sechsjährigen Kinde durch den Mund in die Eustachische Ohrtrompete gedrungen war und eine eitrige Mittelohrentzündung hervorgerufen hatte. Nach der Extraction wurde das Kind geheilt.

Reinold, Morgani, Urbantschitsch und Herz) führen Fälle an, bei denen Eingeweide-Würmer bis in die Eustachische Ohrtrompete gedrungen und durch den äusseren Gehörgang wieder herausgekommen waren.

Haug extrahierte ein Stückchen Schnupftabak durch Paracentese des Trommelfells aus der Trommelfellhöhle.

Zu Heimann Bressler [2]) kam ein Patient, der Jahre lang über Sausen im linken Ohr geklagt hatte. Die otologische Untersuchung hatte kein Resultat und der Patient starb. Er hatte aber auch über Belästigungen im Schlund geklagt, und bei der Nekropsie fand sich in der Eustachischen Ohrtrompete eine Gerstengranne.

Hierher gehört nun auch unser zweiter Fall eines fremden Körpers in der Eustachischen Ohrtrompete, den wir schon oben erwähnten und bei dem wir ein wenig länger verweilen wollen. Vor einigen Jahren kam ein Patient von 38 Jahren zu uns und erzählte, vor drei Jahren habe sein Kind beim Spiel ihm ein Steinchen ins rechte Ohr gesteckt: wiederholte Versuche zur Extraction desselben durch Nichtspezialärzte missglückten und da das Ohr im Innern durch die ungeschickten Versuche verwundet war, so traten Schmerzen mit Otorrhöe ein. Trotzdem wurde kein weiterer Extractionsversuch gemacht und das Ohr eiterte, bis der Patient, als die Schmerzen von neuem heftiger geworden waren, zu uns kam. Das Ohr eiterte unausgesetzt, der Eiter war übelriechend und die Röhre des äusseren Gehörgangs voll von polypösen Wucherungen. Durch die heftigen Schmerzen wurde der Schlaf unruhig und der Patient hatte etwas Fie-

---

[1]) Lehrbuch der Ohrenh. von A. Eitelberg. 1899. S. 173.
[2]) Die Krankheiten des Seh- und Gehörorgans. 1840. S. 412.

ber er klagte über Kopfweh und das Ohr schmerzte beim Druck auf den Warzenfortsatz. Unsere erste Sorge war die Entfernung der polypösen Wucherungen, um dem Eiter freien Abfluss zu verschaffen, was nach wiederholten Versuchen gelang und so kamen wir frei bis zum perforierten Trommelfell. Die Nacht darauf verbrachte der Patient ruhig, die Eiterung minderte sich bedeutend, und die Schmerzen liessen nach Am folgenden Tag untersuchten wir die Trommelfellhöhle genau, indem wir nach durch Kokaïn herbeigeführter Narkose die Sonde durch den Riss einführten. So nahmen wir darin einen festen, harten Körper wahr, nämlich das Steinchen. Nun erweiterten wir durch einen Schnitt die Perforation, es misslang uns aber die Extraction des Steinchens, welches sehr tief nach der Trommelfellhöhlen-Mündung der Eustachischen Ohrtrompete zu festhaftete, Auch ein Versuch mit der Aufsauge-Methode missglückte den wir durch den äusseren Gehörgang machten, indem wir einen luftleeren Raum durch eine ziemlich grosse metallene Spritze herstellten, deren Spitze wir in die Mündung des äusseren Gehörgangs hermetisch von den Rändern derselben abgeschlossen einführten. Ebenso hatte das Einblasen von Luft durch die Eustahische Ohrtrompete keinen Erfolg. Wir schritten darauf zum Einspritzen von Flüssigkeit in die Eustachische Ohrtrompete durch einen Katheter, indem wir gleichzeitig in denselben ein elastisches-Paukenröhrchen einführten, an dessen erweitertes äusseres Ende wir einen mit destilliertem Wasser gefüllten Gummiball (poire) hermetisch abgeschlossen anfügten. Damit trieben wir das Wasser durch die Eustachische Ohrtrompete, in der Hoffnung, es möchte dieses das fest eingekeilte Steinchen mitreissen, was uns auch glückte. Das Steinchen löste sich und fiel in die Trommelfellhöhle Leider bemerkten wir aber beim Herausziehen des Katheters mit dem elastischen Paukenröhrchen, dass am Ende des letzteren ein Stückchen fehlte, das sicher in der Röhre der Eustachischen Ohrtrompete zurückgeblieben war. Der Patient fühlte darauf heftige Schmerzen bei jeder Bewegung zum Schlucken und ein lästiger Husten begann ihn einige Tagen lang zu belästigen. Da schritten wir zur Extraction des Stückchens des elastischen Paukenröhrchens, indem wir es nach der Trommelfellhöhle zu stiessen; das erreichten wir mit vieler Mühe dadurch, dass wir durch einen Ohrkatheter ein Bougie in die Eustachische Ohrtrompete einführten, das wir beharrlich tiefer stiessen. So fiel das abgebrochene Stückchen Kautchuk auch in die Trommelfellhöhle. Von hier extrahierten wir es mit dem Ohrlöffel und der Penzette zusammen mit dem Steinchen. Nach der Extraction dieser fremden Körper hörten alle Belästigungen auf, es trat jedoch eine kleine Otorrhöe ein, die nur langsam nachliess, das Trommelfell aber war noch perforiert, als der Patient sich nach zwei Jahren wieder zu einer Untersuchung vorstellte [1])

Zum Schluss führen wir noch einen seltenen Fall des Eindringens eines fremden Körpers in die Trommelfellhöhle und den Austritt desselben von daher durch die Eustachische Ohrtrompete an. Diesen Fall beobachtete Albers [2]) und er erzählt, dass eine Nadel durch den äusseren Gehörgang in die Trommelfellhöhle gedrungen und durch die Eustachische Ohrtrompete wieder herausgekommen sei.

---

[1]) Πρακτικά τοῦ Ε΄ Πανελληνίου ἰατρικοῦ συνεδρίου. Ἐν Ἀθήναις. 1906. Seite 913.

[2]) Loders Journal für die Chirurgie. Geburtshilfe und gerichtliche Arzneikunde. Bd. I. S. 151-52.

FÜNFTES KAPITEL

Ueber fremde Koerper im Ohr, welche anormale Richtungen nahmen.

Ausser den Geschossen der Schusswaffen, welche oft als fremde Körper im Ohr auftreten und infolge der Kraft, die sie treibt, aus verschiedenen Richtungen in das Ohr dringen und daselbst eingekeilt bleiben, können auch verschiedene andere Körper bisweilen, wenn auch sehr selten, von der natürlichen Richtung des äusseren Gehörgangs abweichen, eine von ihm verschiedene Richtung nehmen und an anderen Stellen zu Tage treten. Gewöhnlich finden diese Richtungsänderungen infolge vorhergegangener ungeschickter Extractionsversuche statt. Durch diese werden mancherlei widernatürliche Öffnungen an den Wänden des äusseren Gehörgangs und der Trommelfellhöhle gebildet, welche die fremden Körper auf diese neugeschaffenen Wege bringen und so bewirken, dass sie anderswo wiedererscheinen, Abcesse bilden und durch diese herauskommen.

So erwähnt Dr. Lippert[1] dass ein Stückchen Streichholz, welches in den äusseren Gehörgang gekommen war, von dort in der Richtung nach der Parotis zu vorrückte, wo sich ein Abcess bildete, bei dessen Öffnung dann auch das Stückchen Streichholz mit dem Eiter herauskam.

Dr. Haug[2] führt einen anderen ähnlichen Fall an, bei

---

[1] Archiv für Ohrenhl. Bd. 43. S 239.
[2] 〃　〃　Bd. 57. S. 45.

welchem der Patient selbst nach der radicalen Operation einer chronischen eitrigen Mittelohrentzündung ein Stückchen Watte in den äusseren Gehörgang einführte, dessen Extraction sich als unmöglich erwies. Nach fünf Tagen traten heftige Schmerzen im Ohr, hinter demselben und nach der Rachenhöhle zu ein. Die Otoskopie ergab ausser einer starken Hyperaemie in der Tiefe des Ohrs und einem blutigen Exsudat keine andere Spur von der eingeführten Watte, die Röhre der Eustachischen Ohrtrompete war jedoch geschlossen, rechts vom Velum palatinum und an der hinteren und oberen Gegend der Mandel zeigte sich eine Röte, und Schüttelfrost mit Fieber (40°) und Beschwerden beim Schlucken traten ein. Am siebenten Tage erschien eine Schwellung und ein Abcess an der Mandel. Bei der Öffnung des letzteren kam mit dem Eiter auch das vermisste Stückchen Watte heraus. Das dortige Wiedererscheinen des fremden Körpers ist sehr wahrscheinlich einer Verwundung in Form eines Loches zuzuschreiben, das sich auf der Basis der Trommelfellhöhle befand und bei ungeschickten Extractionsversuchen mit der Penzette gemacht worden war. Durch diese Öffnung war der fremde Körper zwischen die Eustachische Ohrtrompete und den Levator-Muskel um die Mandel herum geraten.

Professor Zaufal [1]) führt als fremden Körper in der Eustachischen Ohrtrompete mit anormaler Richtung ein Stückchen von einer Längshälfte eines Grashalmes an, welches in die Eustachische Ohrtrompete gedrungen sich nach rechts wandte und einen Abcess an der Schädelbasis, eitrige Erkrankung der Atlanto-Occipital-Gelenke und Aneurisma der linken Arteria verterbralis hervorrief. Dann trat der Tod ein infolge Ruptur der letzteren.

---

[1]) Archiv für Ohrenhl. Bd. 72. 1907. S. 77.

SECHSTES KAPITEL

Ueber die verschiedene Zeitdauer des Verbleibens der fremden Koerper im Ohr.

Gewöhnlich wird das Eindringen der fremden Körper sofort von den Patienten gespürt; so erzählen es die Kinder den Eltern und die Erwachsenen nehmen ihre Zuflucht zu den Ärzten, sowohl die kleinen, wie die grossen suchen dort Hülfe, wohin sie sich wenden. Oft bleibt das Eindringen der fremden Körper ins Ohr oder das Verweilen derselben darin jedoch von den Betroffenen unbemerkt und erst die Ärzte konstatieren das Vorhandensein derselben zufällig, wenn Klagen der Patienten über Verminderung des Gehörvermögens oder andere Belästigungen im Ohr sie zur Untersuchung des Ohrs zwingen. Zuweilen wird ein fremder Körper im Ohr auch von den Patienten selbst entdeckt, wenn sie sich mit dem Finger oder einem festen Gegenstand im äusseren Gehörgang kratzen und plötzlich auf einen fremden Körper stossen, zuweilen wird er auch, wenn sich Cerumen im äussern Gehörgang angesammelt hat, mit diesem herausgebracht. Es darf nicht unerwähnt bleiben, dass das Vorhandensein eines fremden Körpers im Ohr den Patienten oft Jahre lang wohl bekannt ist, sowie auch der Zeitpunkt des Eindringens derselben. Sie ertrugen den fremden Körper, entweder weil die Furcht sie abhielt, ärztliche Hilfe nachzusuchen oder weil dieselbe in ihren Extractionsversuchen nicht glücklich gewesen war, und so liessen sie ihn ruhig an seinem Platze, so lange er ihnen keinerlei Belästigungen verursachte, geschah das aber, so suchten sie die Extraction nach.

Derartige Fälle langjährigen Verbleibens der fremden Körper im Ohr führen sehr viele Autoren an, wir begnügen uns jedoch mit der Anführung einiger interessanter Fälle.

So spricht Dr. Sutphen [1]) von einer ausgetrockneten Erbse, die 19 Jahre in dem äusseren Gehörgang blieb.

Von einem Kirschkern berichtet Dr. Th. Schmidt [2]), dass es 48 Jahre im Ohr sass.

Dr. Ed. Richter [3]) spricht von einer Glaskugel, die 23 Jahre ohne Belästigungen im äussern Gehörgang war, und Dr. E. Sara Brown [4]) aus Boston von einem 16 jährigen Patienten, der seit sieben Jahren in jedem Ohr Steinchen hatte. Von diesen kamen fünfzehn aus dem rechten Ohr und dreizehn aus dem linken und trotz der grossen Anzahl natte er niemals eine Belästigung gespürt.

Ein Samenkern der Sonnenblume blieb, wie Dr. Heydenreich [5]) in St. Petersburg anführt, neun Jahre im Ohr.

Ohne andere Belästigungen als Schwerhörigkeit verblieb, nach Dr. J. Solis Cohen's [6]) Angabe, eine Kaffeebohne fünfzehn Jahre in dem äusserem Gehörgang eines Mädchens.

Zu Dr. H. G. Cornwell [7]) kam ein Patient, der ohne Belästigungen 54 Jahre einen Käfer, zu Dr Pritchard [8]) einer, der eine Bohne fünf Jahre, und zu Dr. Barr [9] ein anderer, der ein Linsenkorn zwei Jahre im äussern Gehörgang hatte.

---

[1]) Annales des maladies de l oreille et de larynx. Bd. XV. Paris, 1889. Seite 670.

[2]) Münch. medizinische Wochenschr. N° 16. vom 21sten April 1891.

[3]) Monatsschr. für Ohrenhl sowie für Kehlk.-Nasen- u. Rachenkrank. Jahrg. 35. Berlin, 1901 S. 129.

[4]) Archiv f. Augen- u. Ohrenhlk. Bd. III. Carlsruhe, 1873. S. 154.

[5]) » » » Bd. VI. 1877. S. 236.

[6]) Zeitschr. f. Ohrenhl. Bd. IX. Wiesbachen. 1880 S. 176.

[7]) » » » IX. » » S. 182.

[8]) » » » IX. » » S. 280.

[9]) » » » X. » » S. 317.

Weiter führt Dr. Ducan¹) einen Patienten an der ohne Belästigungen einen Pflaumenkern 23 Jahre im Ohr mit sich herumtrug.

Eine gläserne Kugel, die zwanzig Jahre im äussern Gehörgang eines Mädchens verblieb, extrahierte Dr. Holland²), die Schale einer Hickorynuss, die 24 Jahre am gleichen Ort sass, Dr. James A. von Spalding³) und die beiden Hälften eines Linsenkorns, das zwanzig Jahre an demselben Orte haftete, Dr. H. W. Hechelmann⁴).

Aus dem äusseren Gehörgang extrahierten Dr. Corradi⁵) einem Patienten eine gelbe Erbse, die zehn Jahre und einer Patientin⁶) ein Linsenkorn, das vierzehn Jahre, und Dr. Rau⁷) eine Perle, die 45 Jahre darin war.

Das Glied eines Rosenkranzes entfernte Dr. Cozzolino⁸) aus dem äusseren Gehörgang, in dem es zwanzig Jahre gesessen hatte.

Dr. Douglas⁹) berichtet von einer Perle, ein Fünftel Zoll im Durchmesser, die 20 Jahre im Ohr sass und zur Zeit der Geburt infolge der Anstrengung herauskam.

Dr. Yvan, Sohn¹⁰), extrahierte einen Kirschkern, der vierzehn Jahre, Dr. Bonnafont¹¹) den knöchernen Kopf eines Bleistifts, der sieben Jahre und Dr. Larsey einen Zahn, der zehn Jahre im äussern Gehörgang beherbergt wurde.

---

¹) Zeitschr. f. Ohrenhl. Bd. XII. Wiesbaden 1882 S. 209.
²)   »   »   »   »   XIII.   »   1883 S. 79.
³)   »   »   »   »   XXIII.   »   1892 S. 207.
⁴)   »   »   »   »   XXIII.   »   1892 S. 209.
⁵) Archivo internazionale. Jul. 1890. VI Jahrg. Rom., S. 107.
⁶) » » di Laringolog-Rhinolog.- Otolog. Oct. 1889, S. 244.
⁷) Rau Otologie. 1866, S. 366.
⁸) Revista italiana di terapia igiene. Jahrg. XIV. 1898 S. 135.
⁹) London. Medic. Gaz. 19ten Oct. 1839 S. 130.
¹⁰) Behrend's Repert. 1837. Bd IV, N° 14.
¹¹) Traité des maladies de l'oreille. Paris, 1860. S. 164-65.

Es extrahierten Dr Delcau [1]) einem Mädchen aus dem äusseren Gehörgang einen Kirschkern der 7 Jahre, Dr. Reim [2]) einen Backzahn ebendaher, der 40 Jahre, Dr. Marchold [3]) das Glied eines Rosenkranzes auch daher, das 45 Jahre, und Dr. G. Lalatta [4]) einem jungen Mann ein Steinchen aus dem Ohr, das zehn Jahre darin verblieben war.

Eine grüne Erbse die sieben Jahre im Ohr gesessen hatte, extrahierte, Dr Fink [5]), einen 30 Jahre im äusseren Gehörgang gewesenen fremden Körper Dr. Marian [6]), einen zehn Jahre im Ohr festgehaltenen knöchernen Bleistiftkopf Dr. Schwartze [7]) und Professor Dr. Pollitzer [8]) führt einen siebzigjährigen Patienten an, dem er ein Stück Schieferstift aus dem äusseren Gehörgang extrahierte, das fünfzig Jahre darin gehaftet hatte, und einem anderen Patienten den gleichen fremden Körper, der 22 Jahre darin geblieben war; beide Patienten hatten keine Belästigungen von den fremden Körpern.

Dr. Toynbee [9]) extrahierte ein fünfzehn Jahre im Ohr gebliebenes Zündhütchen, Dr. Lucæ [10]) und Zaufal [10]) Kirschkerne aus dem äusseren Gehörgang, von denen der eine 40, der andere 42 Jahre darin gewesen war, und Dr. Pontier [11]) aus der Trommelfellhöhle ein Stückchen Draht, das sechzehn Jahre darin gesessen hatte.

---

[1]) Gazette médic. de Paris. Zweite Serie. Bd II, 1834. N° 11. S. 161-63.
[2]) Preussische Vereins Zeitung. 1862. N° 25.
[3]) Révue médic. franç. étrang. Janv. 1844.
[4]) Archivo italiano di Otolog.- Rhinolog. et Laring. Bd V. 1897. S. 209.
[5]) » » » » » » » Jahrg. VIII. 1899. S. 459.
[6]) Zeitschr. f. Ohrenhl. Bd XIX 1888. S. 371.
[7]) Schwartze die chirurg. Krankh. des Ohres 1884.
[8]) Lehrbuch der Ohrenhl. v. Prof. Pollitzer. 1901. S. 191.
[9]) Révue mens. de Laryngologie etc. 1882, N° 12.
[10]) Lehrbuch der Ohrenhel. v. Prof. Adam Politzer 1901. S. 192.
[11]) Annales des maladies de l'oreille, du larynx, du nez et du pharynx. N° 4. 1899

Auch uns bot sich oft die Gelegenheit lange Zeit im Ohr gebliebene fremde Körper zu extrahieren. (Siehe weiter unten folgende Tabelle).

So extrahierten wir einem Bauern Getreidekörner aus dem Ohr, die zwölf Jahre daselbst fest sassen, ohne ihm die geringsten Beschwerden zu bereiten. Als sich aber Schwerhörigkeit uud Ohrensausen einstellte, kam er zu uns und bat um Abhülfe. Bei der Entfernung des Cerumens durch Ausspritzen kamen auch die Körner mit heraus. Einem zweiten Patienten, der wegen Schwerhörigkeit zu uns kam, extrahierten wir ein Stückchen Streichholz zugleich mit dem Cerumen, ohne dass der Patient Kenntnis von dem Vorhandensein desselben im Ohr hatte, noch augeben konnte, wann es hineingeraten war.

Noch eines weiteren Falles erinnern wir uns, bei dem eine dreissigjährige Frau zu uns kam, weil sie heftige Schmerzen im linken Ohr hatte und auf demselben schwer hörte. Bei der Otoskopie fanden wir den äusseren Gehörgang von Cerumen verstopft und reinigten ihn in geeigneter Weise, aber Schmerzen und Schwerhörigkeit blieben. Bei weiterer Untersuchung mit der Sonde bemerkten wir einen festen Körper mit unregelmässigen Ecken, der in der Tiefe festsass, nämlich ein Steinchen, das wir mit dem Ohrlöffel und dem Haken extrahieren konnten. Da erst erinnerte sich die Frau, dass ihr vor 22 Jahren ihre Freundin, mit der sie am Strande gespielt hatte, zum Scherz ein Steinchen ins Ohr gesteckt hatte. Da sie aber keine Belästigungen davon hatte, so verschwieg sie den Vorfall ihren Eltern und vergass dessen Vorhandensein im Ohr dann ganz und gar. Nicht gering war ihr Erstaunen, als sie nach 22 Jahren das Steinchen wiedersah, das ihr damals ihre Freundin ins Ohr gesteckt hatte.

SIEBENTES KAPITEL.

Statistik über die Häufigkeit des Hineingeratens fremder Koerper ins Ohr.

Um die Häufigkeit des Eindringens fremder Körper ins Ohr nachzuweisen, sammelten wir eine möglichst grosse Anzahl von Ohrenkrankheitsfällen aus den verschiedenen otologischen Kliniker. Gestützt auf die Berichte derselben und die Beobachtungen an unseren Patienten zogen wir dann unsere Schlüsse

Die fremden otologischen Kliniken ergaben uns folgende statistische Zahlen:

STATISTISCHE TABELLEN

Kliniken	Jahr	Zahl der Ohrenkranken	Fremde Körper	Ohren			
				Rechtes	Linkes	Beide	
Halle	1864	145	1	—	—	—	[1]
»	1865	140	4	—	—	—	[2]
»	1866	179	4	—	—	—	[3]
»	1867	221	3	—	—	—	[4]
»	1868 69	450	3	—	—	—	[5]
»	1871	204	1	—	—	—	[6]

[1] Archiv f. Ohrenhl. Bd. I   Würzburg 1864   S. 145
[2] » » » » » II   » 1867
[3] » » » » » III   » 1868   S. 22
[4] » » » » » IV   » 1869   S. 15
[5] » » » » » V   » 1870   S. 193
[6] » » » » » VI   » 1873   S. 200

Kliniken	Jahr	Zahl der Ohrenkranken	Fremde Körper	Ohren			
				Rechtes	Linkes	Beide	
Halle	1871-79	2166	49	—	—	—	1)
»	1880-81	494	14	—	—	—	2)
»	1881-82	709	15	—	—	—	3)
»	1884	1021	17	—	—	—	4)
»	1885	1015	26	—	—	—	5)
»	1887-88	1583	48	—	—	—	6)
»	1888-89	1515	33	—	—	—	7)
»	1889-90	1623	52	—	—	—	8)
»	1890-91	1598	52	—	—	—	9)
»	1891-92	1582	49	—	—	—	10)
»	1892-93	1722	25	—	—	—	11)
»	1893-94	1813	30	—	—	—	12)
»	1894-95	1716	46	—	—	—	13)
»	1895-96	1875	31	—	—	—	14)
»	1896-97	1869	62	—	—	—	15)
»	1897-98	2053	98	—	—	—	16)
»	1898-99	2516	134	—	—	—	17)
»	1899-00	2320	104	—	—	—	18)

1) Archiv f. Ohrenhl. Bd. XVI   Leipzig   1880   S. 68
2) »   »   »   » XVIII   »   1882   S. 284
3) »   »   »   » XX   »   1884   S. 24
4) »   »   »   » XXII   »   1885   S. 247
5) »   »   »   » XXIII   »   1886   S. 217
6) »   »   »   » XXVII   »   1888-89 S. 201
7) »   »   »   » XXIX   »   1889-90 S. 263
8) »   3   »   » XXXI   »   1890-91 S. 31
9) »   »   »   » XXXIII   »   1892   S. 38
10) » »   »   » XXXV   »   1893   S. 231
11) » »   »   » XXXVI   »   1894   S. 278
12) » »   »   » XXXVIII   »   1895   S. 205
13) » »   »   » XXXXII   »   1897   S. 233
14) » »   »   » XXXXIV   »   1898   S.   1
15) » »   »   » »   »   »   S. 26
16) » »   »   » XXXXVI   »   1899   S. 153
17) » »   »   » XXXXIX   »   1900   S. 97
18) » »   »   » »   »   »   S 177

Kliniken	Jahr	Zahl der Ohrenkranken	Fremde Körper	Ohren			
				Rechtes	Linkes	Beide	
Halle	1900-01	2425	80	—	—	—	[1]
»	1901-02	2660	103	—	—	—	[2]
»	1902-03	2790	114	—	—	—	[3]
»	1903-04	2719	102	—	—	—	[4]
»	1904-05	2937	94	—	—	—	[5]
»	1905	2876	28	—	—	—	[6]
»	1906-07	3282	39	—	—	—	[7]
Berlin	1874-77	2388	28	—	—	—	[8]
»	1877-81	4079	41	—	—	—	[9]
»	1881-82	246	1	—	—	—	[10]
»	1883	898	18	—	—	—	[11]
Göttingen	1878	217	4	—	—	—	[12]
»	1880	428	2	—	—	—	[13]
»	1881	516	11	—	—	—	[14]
»	1882	753	15	—	—	—	[15]
»	1883	868	17	—	—	—	[16]
»	1884	983	3	—	—	—	[17]
»	1885	1049	11	—	—	—	[18]

[1] Archiv f. Ohrenhl. Bd. 54 Leipzig 1902 S. 63
[2] » » » » 57 » 1903 S. 231
[3] » » » » 59 » » S. 169
[4] » » » » 62 » 1904 S. 74
[5] » » » » 65 » 1905 S. 55
[6] » » » » 69 » 1906 S. 44
[7] » » » » 71 » 1907 S. 161
[8] » » » » 14 » 1879 S. 120
[9] » » » » XIX » 1883 S. 28
[10] » » » » XXI » 1884 S. 276
[11] » » » » XIII Würzburg 1878
[12] » » » » XIV Leipzig 1879 S. 228
[13] » » » » XVII » 1881 S. 181
[14] » » » » XVIII » 1882 S. 297
[15] » » » » XX » 1884 S. 43
[16] » » » » XXI » 1884 S. 169
[17] » » » » XXII » 1885 S. 195
[18] » » » » XXIII » 1886 S. 269

Kliniken	Jahr	Zahl der Ohrenkranken	Fremde Körper	Ohren			
				Rechtes	Linkes	Beide	
Götttingen	1886	1185	19	—	—	—	[1]
»	1887-88	1428	11	—	—	—	[2]
»	1888-89	1218	5	—	—	—	[3]
»	1889-90	1401	13	—	—	—	[4]
»	1890-91	2338	29	—	—	—	[5]
»	1892-94	2646	42	—	—	—	[6]
»	1894-96	2830	36	—	—	—	[7]
»	1896-98	3269	49	29	19	1	[8]
»	1898-00	3390	21	—	—	—	[9]
»	1900-01	4044	61	34	24	3	[10]
»	1903-04	4756	59	31	25	3	[11]
»	1905-06	4822	60	29	26	5	[12]
München	1881-83	2569	41	—	—	—	[13]
»	1884-86	4427	82	—	—	—	[14]
»	1887-89	4473	71	—	—	—	[15]
»	1893-96	5327	69	—	—	—	[16]
»	1898	2768	33	13	18	1	[17]
»	1899	3671	45	—	—	—	[18]

[1] Archiv f. Ohrenhl. Bd. XXV Leipzig 1887 S. 101
[2] » » » » XXVI » 1887-88 S. 235
[3] » » » » XXVIII » 1889 S. 263
[4] » » » » XXIX » 1890-91 S. 293
[5] » » » » XXXIV » 1892 S. 241
[6] » » » » XXXVII » 1894 S. 17
[7] » » » » 41 Würzbnrg 1896 S. 1
[8] » » » » 44 Leipzig 1898 S. 269
[9] » » » » 49 » 1900 S. 251
[10] » » » » 56 » 1902 S. 115
[11] » » » » 65 » 1905 S. 1
[12] » » » » 72 » 1907 S. 50
[13] » » » » 21 » 1884 S. 222
[14] » » » » 25 » 1887 S. 202
[15] » » » » 32 » 1891 S. 113
[16] Zeitschr. f. » Bd. 32 Jahrg. 1898 S. 307
[17] Archiv f. Ohrenhl. Bd. 47 Leipzig 1899 S. 66
[18] » » » » 50 » 1900 S. 182

Kliniken	Jahr	Zahl der Ohrenkranken	Fremde Körper	Ohren Rechtes	Linkes	Beide	
München	1900	3900	52	—	—	—	1)
»	1901	4047	47	—	—	—	2)
»	1902	3315	49	24	22	3	3)
»	1905	2640	46	23	23	—	4)
»	1872-80	20468	340	—	—	—	5)
Rom	1876-77	319	2	—	—	—	6)
»	1877-78	367	6	—	—	—	7)
»	1878-79	364	0	—	—	—	8)
»	1904	1203	6	—	—	—	9)
München	1903	3121	52	—	—	—	10)
Turin	1889-90	611	7	—	—	—	11)
»	1890-95	4052	61	—	—	—	12)
Graz	1893-94	1381	17	—	—	—	13)
»	1894-95	1873	29	—	—	—	14)
»	1895-96	1602	14	—	—	—	15)
»	1896-97	1897	13	—	—	—	16)
»	1898-00	5697	57	—	—	—	17)

1) Archiv f. Ohrenhl. Bd. 55 Leipzig 1902 S. 67
2) » » » » 57 » 1903 S. 47
3) » » » » 59 » 1903 S. 314
4) » » » » 68 » 1906 S. 286
5) Uberschau über den gegenwärtigen Stand der Ohrenheilkunde nach den Ergebnissen meiner 24-jährigen statistischen Beobachtungen, von Dr. Fr. Bezold, Wiesbaden. 1895. S. 28, Tabelle V.
6) Archiv f. Obrenhl. Bd. XIII Leipzig 1878 S. 267
7) » » » » XV » 1880 S. 169
8) » » » » XVII » 1881 S. 132
9) » » » » 67 » 1906 S. 222
10) » » » » 61 » 1904 S. 277
11) » » » » XXXI » 1890-91 S. 273
12) » » » » 39 » 1895 S. 244
13) » » » » 37 » 1895 S. 177
14) » » » » 42 » 1897 S. 96
15) » » » » 45 » 1898 S. 75
16) » » » » 45 » 1898 S. 89
17) » » » » 58 » 1903 S. 236

Kliniken	Jahr	Zahl der Ohrenkranken	Fremde Körper	Ohren			
				Rechtes	Linkes	Beide	
Prag	1879	971	14	—	—	—	[1]
Aussig (Böhmen)	1878-80	461	6	--	—	—	[2]
»	1880-82	540	6	—	—	—	[3]
»	1882-84	687	7	—	—	—	[4]
»	1884-86	572	9	—	—	—	[5]
»	1887-90	1186	39	—	—	—	[6]
Budapest	1885	868	11	—	—	—	[7]
»	1886	1401	24	—	—	—	[8]
»	1887	1572	31	—	—	—	[9]
Strassburg	1896-97	2137	25	15	10	—	[10]
»	1898	2491	22	14	8	—	[11]
»	1899	2626	21	12	7	2	[12]
Tübingen	1883-84	400	6	—	—	—	[13]
»	1884-88	1851	12	—	—	—	[14]
Königsberg	1894	954	14	—	—	—	[15]
»	1895	900	11	5	6	—	[16]
»	1904	2027	13	—	—	—	[17]
Würzburg	1880-81	307	2	—	—	—	[18]

[1] Archiv f. Ohrenhl. Bd. 17 Leipzig 1881 S. 24
[2] » » » » 17 » 1881 S. 78
[3] » » » » 20 » 1884 S. 13
[4] » » » » 22 » 1885 S. 209
[5] » » » » 25 » 1887 S. 63
[6] » » » » 32 » 1891 S. 101
[7] » » » » 24 » 1887 S. 185
[8] » » » » 25 » 1887 S. 55
[9] » » » » 26 » 1887-88 S. 137
[10] Zeitschr. f. » » 33 Jahrg. 1898
[11] » » » » 35 » 1899 S. 260
[12] » » » » 38 » 1901 S. 342
[13] Archiv f. Ohrenhl. Bd. XXI Leipzig 1884 S. 267
[14] » » » » XXVII » 1888-89 S. 156
[15] Monatschr. f. Ohr-Kehl-Nasen-Rachenk. Berlin, 1895. Jahrg. 29, S.105.
[16] » » » » » » » 1897. » 31, S. 89.
[17] Archiv f. Ohrenhl. Bd. 67 Leipzig 1905 S. 55
[18] » » » » 19 » 1883 S. 55

Kliniken	Jahr	Zahl der Ohrenkranken	Fremde Körper	Ohren			
				Rechtes	Linkes	Beide	
Magdeburg	1896	636	8	—	—	—	[1]
»	1897-99	1812	35	—	—	—	[2]
Philadelphia	1874	350	1	—	—	—	[3]
Boston	1876	2268	19	—	—	—	[4]
New-York	1880-81	806	1	—	—	—	[5]
Brüssel, St Michael	1875	370	7	—	—	—	[6]
Newark	1878	735	6	—	—	—	[7]
Basel	1874-79	2350	33	—	—	—	[8]
Bonn	1886-87	1231	10	—	—	—	[9]
Breslau	1888	385	7	—	—	—	[10]
Rostock	1891-93	543	14	—	—	—	[11]
Basel	1889	340	4	—	—	—	[12]
»	1898	1073	11	—	—	—	[13]
Parma	1895	500	12	—	—	—	[14]
Krakau	1906	762	11	—	—	—	[15]
Wien. Mil. Krankh.	1900-02	648	2	—	—	—	[16]
Wien. Kl. Gruber	1893	5922	66	—	—	—	[17]
Wien. Kl. Pollitzer	1893	1228	0	—	—	—	[18]

[1] Archiv f. Ohrenhl. Bd. 42   Leipzig 1897   S. 277
[2] »   »   »   »   » 50   » 1900   S. 49
[3] »   »   »   »   » X   » 1876   S. 221
[4] »   »   »   »   » XII   » 1877   S. 230
[5] »   »   »   »   » XIX   » 1883   S. 304
[6] »   »   »   »   » XII   » 1877   S. 299
[7] »   »   »   »   » XV   » 1880   S. 168
[8] »   »   »   »   » XV   » 1880   S. 84
[9] »   »   »   »   » XXV   » 1887   S. 73
[10] »   »   »   »   » XXX   » 1890   S. 66
[11] »   »   »   »   » XXXVI   » 1894   S. 55
[12] Zeitschr. für »   » XXI   Jahrg. 1890   S. 68
[13] »   »   »   » XXXVII   » 1900   S. 14
[14] Archivo italiano di otolog. rinolog. et laring. Bd. V. 1897. S. 209.
[15] Archiv f. Ohrenhl. Bd. 72   Leipzig 1907   S. 123
[16] »   »   »   »   » 59   » 1903   S. 33
[17] Jahrbüch. der Wiener K. K. Kranken-Anstalten 1894
[18] »   »   »   »   » »   » -   » 1894

Kliniken	Jahr	Zahl der Ohrenkranken	Fremde Körper	Ohren			
				Rechtes	Linkes	Beide	
Wien. Kl. Gruber	1894	5958	77	—	—	—	[1]
» » Pollitzer	1894	1544	0	—	—	—	[2]
» » Gruber	1895	6113	82	—	—	—	[3]
» » »	1896	6023	66	—	—	—	[4]
» » »	1897	6057	72	—	—	—	[5]
Priv. u. Poliklin. Professor Gerber Königsberg	1905	2552	7	—	—	—	[6]
Rom	1906	3674	12	—	—	—	[7]
München	1908	2952	32	—	—	—	[8]

Ausser den oben angeführten ausführlicheren Statistiken können wir noch folgende zusammengefasste anführen:

1) Eine Prager [9] Klinik zählte auf 4960 Ohrenkranke 100 mit fremden Körpern.

2) Die Klinik in Aussig [10] hatte bei 2626 Ohrenkranken 27 mit fremden Körpern.

3) Dr. A. Hedinger in Bern [11] zählte in seiner Klinik 12225 Ohrenkranke, darunter 124 mit fremden Körpern im Ohr.

---

[1] Jahrbüch der Wiener K. K. Kranken-Anstalten 1895
[2] » » » » » » » - » 1895
[3] » » » » » » » - » 1896
[4] » » » » » » » - » 1897
[5] » » » » » » » - » 1898
[6] Archiv f. Ohrenhl. Bd. I Leipzig 1908 S. 292
[7] » » » » » 75 » 1908 S. 118
[8] » » » » » 75 » 1908 S. 90
[9] Archiv für Augen- u. Ohrenhlk. Bd. XI 1881, S. 161.
[10] Archiv für Augen- u. Ohrenhlk. Bd. XXVIII Leipzig 1889, S. 150.
[11] Zeitschrift für Ohrenhl. Bd. XV, S. 124.

4) In der Klinik des Dr. Giuseppe [1]) wurden 1643 Ohrenkranke behandelt, darunter 16 mit fremden Körpern.

5) Dr. Carbini [2]) hatte 1725 Ohrenkranke in seiner Klinik und darunter 22 mit fremden Körpern.

Auch eine Statistik des Professor Dr. Adam Pollitzer in Wien müssen wir erwähnen, dieselbe umfasst die Jahre 1898-1906 und zeigt uns die grosse Zahl von 106632 Ohrenkranken und dabei merkwürdiger Weise nur 331 mit fremden Körpern. Wir befragten über dieses sonderbare Resultat den Assistenzarzt der Klinik, Dr. Alexander, und dieser erklärte uns den Grund dieses merkwürdigen Verhältnisses dadurch, dass Professor Dr. Pollitzer die Sprechstunden in seiner Klinik später habe, wie z. B. Dr. Gruber, der früher am Morgen empfange. Bei diesem letzteren stehen die Zahlen der Kranken mit fremden Körpern zu der Gesammtzahl der Ohrenkranken im richtigen Verhältnis, weil alle Patienten dieser Art möglichst früh am Morgen von ihrem Leiden befreit zu sein wünschen und so in die Klinik eilen, die früher empfängt und nicht erst warten, bis die Sprechstunde des Professor Dr. Pollitzer beginnt. Wir halten es daher für richtig, wenn wir bei unserer statistischen Aufstellung von den Zahlen aus der Klinik des Prof. Dr. Pollitzer ganz absehen.

Wir erwähnen aber hier noch einmal die Resultate der Göttinger [3]) Klinik und zwar aus dem Grunde, weil in derselben auch angegeben wird, in welchem der Ohren die fremden Körper waren, oder ob in beiden, und wir sehen, dass von 1878-1903 im ganzen bei 35206 Ohrenkranken 466 mit fremden Körpern angeführt werden; 227 fremde Körper fanden sich in dem rechten Ohr, 200 im linken und 39 in beiden Ohren.

---

[1]) Archivo italiano, Gradenico, Rossi. Jahrg. 5, 1897. S. 33.

[2]) Monatschrift für Ohrenhlk. sowie für Kehlk-Nasen-Rachenk. Berlin, 1894, S. 39.

[3]) Archiv für Ohrenhlk. Bd. 59 Leipzig 1903. S. 20.

Alle oben angegebenen Zahlen bringen uns zu dem Resultat, dass bei der Gesamtzahl von 254845 Ohrenkranken 4024 solche mit fremden Körpern im Ohr waren. Fügen wir dazu noch die zusammengefassten Resultate der fünf zuletzt genannten Kliniken mit 23179 Ohrenkranken und 289 davon mit fremden Körpern im Ohr, so erhalten wir 278024 Ohrenkranke und darunter 4313 Kranke mit fremden Körpern im Ohr. Das entspricht einem Prozentsatz von 1.59 %.

Wir ersehen des weiteren aus den Zahlen der verschiedenen Statistiken, die wir oben anführen, dass auf eine Gesamtsumme von 69074 Ohrenkranken, von denen 902 fremde Körper im Ohr beherbergten, 566 dieselben im rechten, 381 im linken und 57 in beide Ohren trugen.

Statistik aus der Praxis des Verfassers von 1986 1907.

Diese Statistik umfasst die Kranken von Anfang 1896 bis Ende 1907. Während dieses Zeitraums suchten 7669 unsere ärztliche Hilfe nach und 78 davon hatten fremde Körper Würmer und Insekten im Ohr, also 1,13 %.

Diese fremden Körper waren folgende:

Stückchen Watte	13
Wachsstückchen vom Kiropanon	10
Bohnen	6
Streichholzstückchen	6
Glasperlen	2
Korngrannen	1
Erbsen	1
Getreidekörner	3
Johannisbrotkerne	6
Steinchen	3
Schieferstiftstückchen	2
Knöcherne Bleistiftköpfe	2
Zwiebelsstückchen	1
Wassermelonenkerne	1
	57

	57
Pfefferkörner	2
Maiskörner	1
Orangenkerne	1
Traubenkerne	1
Fälle mit Meersand	1
Stückchen Papier	1
Gläserne Ohrringperlen	1
Gewöhnliche Fliegen	3
Schmetterlinge (Motten)	3
Flöhe	2
Wanzen	2
Würmer	1
Bienen	1
Schafzecken	1
	78

Von den 78 angeführten Patienten mit fremden Körpern waren 52 männlichen und 26 weiblichen Geschlechts; 40 von ihnen hatten den fremden Körper im rechten Ohr und 38 im linken.

Was nun die therapeutischen Mittel anbelangt, so war die gewöhnlichere Art der Extraction die durch Ausspritzen, bei anderen wandten wir die gewöhnliche Ohrenpenzette, einen kleinen Ohrlöffel oder die Sonde an. Zweimal waren wir gezwungen unsere Zuflucht zur Narkose durch Chloroform zu nehmen. Bei der Extraction der fremden Körper waren wir, ausgenommen einen einzigen Fall, auf den wir später zurückkommen werden, immer glücklich. Bei dem einen unserer Fälle, d. i. bei dem mit der Glasperle aus dem Ohrring, wurde uns die Patientin erst nach vorhergegangenen ungeschickten Extractionsversuchen gebracht, bei denen das Ohr stark verletzt war; das Trommelfell war perforiert und die zerbrochene Glasperle in die Trommelfellhöhle hinabgefallen, dazu zeigte sich Facialis Paralyse, glücklicher weise ohne andere schwere Phänomene des Gehirns. Wir entliessen die Patientin vollständig geheilt, da die Perlenstücke aus der Trommelfellhöhle durch Ausspritzungen und mit dem Ohrlöffel nach vorheriger chirurgischer Erweiterung der kleinen Perforation extrahiert worden waren. Auch die Paralyse verging nach Verlauf des genügenden Zeitraums durch die Anwendung des faradischen Stromes.

ACHTES KAPITEL

Symptome der fremden Koerper, Insekten nud Würmer.

Wenn wir die Reihe der Abschnitte der verschiedenen Schriftsteller durchgehen, die wir im ersten und zweiten Kapitel des ersten Teils unserer vorliegenden Arbeit anführten, so finden wir in denselben ausführlich die Symptome der fremden Körper, Insekten und Würmer. Zum besseren Verständnis fassen wir dieselben hier kurz zusammen; Es sind Schwerhörigkeit, Taubheit, Entzündung, Krämpfe, Verletzungen der Wände des äusseren Gehörgangs und der durch das Anschwellen der ausdehnbaren Körper hervorgerufene Schmerz. Diese sehr kurzgefassten Symptome erfordern in der Tat die höchste Aufmerksamkeit; dazu kommt noch die Entzündung der Gehirnhäute und des Gehirns, der nicht selten der Tod folgt. Auch die Alten erwähnen schon bei der Anführung der schweren Fälle der fremden Körper die ernsten und gefährlichen encephalischen Symptome, sie vergessen aber auch die durch die anschwellbaren fremden Körper hervorgerufenen Schmerzen nicht, noch weniger die durch ungeschickte Extractionsversuche verursachten Entzündungen und Verletzungen des Ohrs. Als selbstverständlich betrachten sie es dann auch, dass fremde Körper oft auch ohne Belästigungen und ersichtliche Symptome längere Zeit im Ohr verbleiben können.

Gewöhnlich zeigen die fremden Körper etc. mehr oder weniger wahrnehmbare Symptome, wie Druck und Schmerzen, welche durch die Berührung der hervorragenden Ecken derselben mit den Wänden des äusseren Gehörgangs und der Trommelfellhöhle, oder auch durch den infolge der Anschwellung der ausdehnbaren Körper auf die Nerven ausgeübten Druck verursacht werden. Das Anschwellen der fremden Körper wird besonders durch die Einführung von Flüssigkeiten bei den Ausspritzungen der Ohren zwecks Extraction der fremden Körper bewirkt oder auch durch die eitrigen Absonderungen des Ohrs selbst.

Den Einfluss der Flüssigkeiten auf die anschwellbaren Körper und besonders auf die Samen der Hülsenfrüchte hat Dr. Corradi[1]) durch Experimente festgestellt. Dieser Arzt stellte mit den einzelnen Samen der Hülsenfrüchte Versuche in Flüssigkeiten an und fand, dass Bohnen, Erbsen u. s. w in Wasser, das bis zu 34^0-40^0 Cels erwärmt wird, bedeutend an Grösse und Gewicht zunehmen, während sie durch Öl gar nicht verändert wurden. Die durch die Einwirkung von Flüssigkeiten auf die anschwellbaren Körper hervorgebrachten Veränderungen hatte gewiss jeder Otologe wiederholt Gelegenheit, in ihren Folgen nach dem Anschwellen zu beobachten und wir führen deshalb von den vielen derartigen Fällen nur einen an, den des Dr. Haug[2]):

Es waren Johannisbrotkerne in den äusseren Gehörgang eingedrungen und von dort durch ungeschickte Extractionsversuche in die Trommelfellhöhle geraten, wo sie durch ihr Anschwellen die heftigsten Schmerzen, Erbrechen, Schwindel und Fieber zur Folge hatten.

Bisweilen erlitten wiederum die ins Ohr gelangten Samen von Hülsenfrüchten keinerlei Veränderung, trotzdem sie sich, wie wir uns selbst überzeugten, Jahre lang darin befanden. Dabei ist aber wohl zu beachten, dass in solchen Fällen auch keine Flüssigkeiten zur Anwendung kamen, noch auch das Ohr eiterte.

---

[1]) Archivo internazionale di laring-rinolog-otolog. 1887, Jahrg. V, S. 244.

[2]) Deutsch. Medizin. Wochenschrift. 1898, N° 5

Zu den durch die fremden Körper hervorgerufenen Symptomen sind auch die Verletzungen, die Entzündung der Wände des äusseren Gehörgangs, des Trommelfells und der Trommelfellhöhle zu rechnen. Ferner gehört hierher auch die Verschiebung der Gehörknöchelchen, wie eine solche des Ambos von Dr. Moos[1]) angeführt wird. Alles dies kommt einerseits von der Art und Weise, auf welche der fremde Körper eindringt, andererseits von vorhergegangenen ungeschickten Extractionsversuchen her, infolge deren wir oft Hyperaemie, Schwellung, Rupturen verschiedenen Grades im äusseren Gehörgang und in der Trommelfellhöhle, Blutergüsse, eitrige Mittelohrentzündungen und Schmerzen verschiedenen Grades, bald im und ums Ohr herum, bald auch weiter auf den Kopf ausgedehnt, vorfinden, ferner Anschwellung und Rötung um den Warzenfortsatz herum und Empfindlichkeit beim Druck.

Oft erscheinen polypöse Wucherungen in der Röhre des äusseren Gehörgangs oder in der Trommelfellhöhle und nicht selten in solcher Anzahl, dass sie beide Teile des Ohrs ganz ausfüllen; auch dafür sind ungeschickte Extractionsversuche die Ursache, da durch diese an den Wänden der Röhren Verletzungen hervorgerufen werden. Einen solchen Fall hatten wir Gelegenheit an einem zwölfjährigen Knaben zu beobachten. Der kleine Patient hatte ein Steinchen im rechten Ohr und zwanzig Tage lang den Eltern nichts davon erzählt, wohl aber allein vergebliche Extractionsversuche mit Streichhölzern gemacht. Als sich aber plötzlich heftige Schmerzen einstellten, wurde er gezwungen, alles den Eltern zu entdecken. Es versuchte nun auch ein Nichtspezialarzt zum Schaden des Patienten seine Kunst vergeblich und es hatte sich Fieber, begleitet von den heftigsten Schmerzen, eingestellt. Da erst, fünfzig Tage, nachdem das Steinchen ins Ohr gekommen, brachten die Eltern den Knaben

---

[1]) Archiv für Augen- und Ohrenhlk. Bd. II. Carlsruhe 1872. S. 155.

zu uns. Aber durch die infolge seiner und des Arztes ungeschickten, vergeblichen Extractionsversuche eingetretenen Schmerzen, war der Junge von einer solchen Angst befallen, dass er uns auf keine Weise gestatten wollte, seinem Ohr zu nahen. So mussten wir denn, um eine Otoskopie und Extraction vornehmen zu können, zur Narkose durch Chloroform schreiten. Die Otoskopie zeigte uns die Wände des äusseren Gehörgangs an vielen Stellen verletzt, und derselbe war mit polypösen Wucherungen und Eiter angefüllt. Wir entfernten zunächst die polypösen Wucherungen mit dem Eiter und fanden dann den fremden Körper, das Steinchen, so fest in der Trommelfellhöhle eingekeilt, dass uns die Extraction von dort her unmöglich war. Wir stellten den Eltern die Notwendigkeit eines weitergehenden chirurgischen Eingreifens zur Ermöglichung einer Extraction vor, aber unser Vorschlag wurde abgewiesen, und so musste leider der Patient den Eltern folgen; wir sahen ihn seitdem nicht wieder.

Was die infolge Eindringens von Geschossen der Schusswaffen hervorgerufenen mannigfachen Symptome anbelangt, so gehören dieselben in die spezielle Chirurgie und in das Kapitel der Verwundungen. Auch hier hängen die Symptome von der Grösse der Verwundung, von dem Ort, an dem die Geschosse eingekeilt sitzen, von den Organen, die verletzt wurden und von den Teilen des Ohrs ab. Gewöhnlich tritt bei solchen Ohrverwundungen durch Geschosse von Schusswaffen und Einkeilungen der Geschosse in dem Ohr,— in welchem Falle sie auch als fremde Körper betrachtet werden — Schwindel ein, auch Schwerhörigkeit und Blutungen verschiedenen Grades, häufig Otorrhöe, oft auch Veränderungen des Geschmacks infolge der Verwundung der Chorda Tympani, Phänomene der Paralyse infolge der Verletzungen des Facialis, nicht selten Nachblutungen, atrophische Erscheinungen der Augen und endlich auch der Tod verursacht durch Perforation des Trommelfells infolge

Verwundung des inneren Ohrs und Erschütterung des Gehirns oder Entzündung der Gehirnhäute und des Gehirns selbst.

Bezüglich der Symptome für das Vorhandensein von Würmern und Insekten im Ohr haben wir in dem zweiten Kapitel des ersten Teils unserer vorliegenden Arbeit die verschiedenen diesbezüglichen Stellen vieler Schriftsteller aufgezählt, doch möchte es vielleicht nicht unangebracht sein, wenn wir hier einige derselben wiederholten, indem wir zum weiteren Studium auf das genannte Kapitel verweisen.

So führt uns Susrutas Ayurvedas Ohnmacht als Symptome für das Vorhandensein von Würmern und Insekten an, Madhavanitana heftige Schmerzen, Mesue, der Ältere, Kitzeln, Jucken und Schmerzen, Avicenna Verstopfung des Ohrs durch die verendeten Tierchen, Angst, die Wahrnehmung der sich bewegenden Tierchen, und die durch diese hervorgerufene Erregung, Guilelmus Placentinus de Saliceta das Hervorkommen der Würmer und Giovanni Arcolano ausser den schon von den vorhergehenden genannten Symptomen noch Krämpfe. Ferner nennt Bartolomeo Montagnana die im Ohr durch das Beissen der Würmer und Insekten verursachten Verletzungen, Johann Schenck das Fieber, Leonhard Fuchs hässliche, furchtbare Übel, Felix Plater lästiges Geräusch im Ohr, ähnlich dem Schwirren eines Nachtfalters, Gabriel Fallopio heftige Schmerzen, entstanden dadurch, dass die Würmer mit ihren bekrallten Füssen das Trommelfell berühren, besonders dann, wenn man sie mit der Sonde berührt und Anton Menjot das Geräusch, welches die Würmer hervorrufen, wenn sie gegen das Trommelfell stossen. Thomas Bartholini erwähnt dann Schwerhörigkeit, Albrecht von Haller grosses Geräusch im Ohr, wie das der Gryllen und Wahnsinn, Michael Albertus Pfeifen, Sausen, Abschürfungen Schmerzen, ulcerierte Entzündungen, Gangräne, Fieber hohen Grades und endlich den Tod, Rudolf, Aug. Vogel ausser den bekannten Symptomen noch Krämpfe mit Wahnsinn, Charles Augustin van der Monde Wahnsinn und Selbstmordversuche, Grossheim Otitis infolge der Reizung durch Würmer und Insekten und Itard die schwersten Komplikationen.

NEUNTES KAPITEL

Verschiedene Reflexerscheinungen infolge Eindringens fremder Koerper, Wuermer und Insekten ins Ohr

Beim Eindringen fremder Körper in das Ohr treten oft sehr paradoxe Reflexerscheinungen auf, welche durch die Reizung der Nervenstränge, des Trigeminus, des Vagus und der Chorda Tympani entstehen, die sich in dem äusseren Gehörgang und in der Trommelfellhöhle verzweigen. Zuerst erwähnt Cassius [1]) ein Jatrosophus des I Jahrhunderts n. Chr. solche Reflexerscheinungen, nämlich den Hustenreiz, den wir fühlen, wenn wir uns in dem äussern Gehörgang kratzen. Cassius sagt: «Διατί σκαλευόντων ἡμῶν τὰς ἀκοάς, οἷον μηλωτίσιν ἢ τισιν ἄλλοις συμβαίνει βῆχα κινεῖσθαι, ὥσπερ ἐρεθιζομένης τῆς ἀρτηρίας, ἢ ὅτι πολλὴ συγγένεια οὐ τῇ φωνῇ μόνη πρὸς τὴν ἀκοήν, ἀλλὰ καὶ τοῖς μέρεσι πρὸς τὰ μέρη, οὕτω ὡς καὶ τὸ φωνητικὸν ὄργανον συμπαθεῖν, γίνεται τὸ βηχίον ἐν τῷ φωνητικῷ;» D. i. Warum geschieht es, dass, wenn wir uns mit Sonden oder anderen Gegenständen in den Ohren kratzen, Husten erregt wird, gleichsam wie wenn die Arterie gereizt wird, entweder weil grosse Verwandschaft nicht nur zwischen der Stimme und dem Gehör besteht, sondern auch zwischen den einzelnen Teilen der beiden, sodass also, wenn das Stimmorgan in Mitleidenschaft gezogen wird, Husten in demselben entsteht» Zwar kannte Cassius die anatomische und physiologische Beziehung dieser Erscheinung nicht, da er sie für

---

[1]) Physici et medici Græci minores, Bd. I S. 151 Julii Ludovici Ideler Berolini. 1841.

sonderbar erklärt, nichtsdestoweniger geht doch aus dem, was er sagt, hervor, dass die sonderbaren durch das Ohr hervorgerufenen Reflexerscheinungen der Aufmerksamkeit dieses alten Arztes nicht entgangen waren; nur ist die Erklärung derselben infolge seiner unvollkommenen Kenntnisse der Anatomie und der Physiologie des menschlichen Körpers eine wissenschaftlich unvollständige.

Seitdem sind verschiedene derartige paradoxe Reflexerscheinungen in der Otologie als Begleiter des Eindringens von fremden Körper, Insekten und Würmern ins menschliche Ohr beobachtet worden. Wir begnügen uns auch hier, nur einige derselben und besonders solche anzuführen, die bei nervösen und leichterregbaren Menschen beobachtet wurden. Diese Erscheinungen bestehen in epileptischen Krämpfen, in Neurosen, Paralysen, Paraisthisien, hartnäckigem Husten, Erbrechen, Neuralgie, Schwindel, schwankendem Gang, Speichelfluss, Verminderung der Verstandeskräfte, Autophonie u.s.w.

Solche Fälle führt Fabricius Hildanus[1] an, die wir ausführlicher behandelt haben, (Siehe Seite 50). Bei dem einen Fall bestanden die Reflexerscheinungen in Unempfindlichkeit in der linken Hälfte des Körpers, in heftigen neuralgischen Schmerzen der linken Hälfte des Kopfes und trockenem Husten; dazu kamen epileptische Anfälle, Atrophie des linken Armes und unregelmässige Menstruation. Bei dem zweiten Fall,—der fremde Körper war eine Erbse,—beobachtete Fabricius Hildanus ausser den Schmerzen im Ohr auch solche in den Armen und Waden. Der dritte Fall mit einem Kirschkern als fremden Körper zeigte schwankenden Gang und unausgesetztes Neigen des Kopfes nach der rechten Schulter.

Theophilus Bonetus[2] erwähnt eine alte Frau, bei der

---

[1] Opera omnia Fabricii Hildani. 1646. S. 15. Observ. IV und V.
[2] Prodromus anatomicus. 1675. S. 106.

er Ameisen im Ohr entdeckt hatte: diese klagte über Schmerzen an den Händen und Füsssn.

G. B. Monteggia[1]) berichtet, dass die Anwesenheit von Würmern im Ohr oft von paradoxen Erscheinungen begleitet sei, und Joseph Lieutant[2]) spricht bei Würmern im Ohr von Wahnsinn.

Karl Augustin Vogel[3]) erwähnt, dass die Augen eines Patienten, der Würmer im Ohr hatte, Funken sprühten, er schnitt Grimassen und verzerrte das Gesicht, so dass er bei den Umstehenden Schrecken erregte.

Giovanni Battista Morgani[4]) bemerkte bei einem Patienten mit Würmern im Ohr so starke Schmerzen, dass dieser niederfiel und zwei Stunden seiner Sinne nicht mächtig war; als er sich wieder erhob, war seine Haut unempfindlich.

Dr. Itard[5]) spricht von einem Patienten, der folgende Reflexerscheinungen zeigte: Krampfhaftes Zucken der Muskeln des Unterkiefers und der Lippen, Krampf des Mundes und Konvulsionen und Zittern am ganzen Körper. Das Ende der Erscheinungen war Ohnmacht.

Bei dem Vorhandensein einer lebendigen Fliege im äusseren Gehörgang eines Säuglings von vier Monaten bemerkte Dr. Richardon[6]) Appetit- und Schaflosigkeit und Dr. Arnold[7]) hatte als Patientin ein junges Mädchen, das seit Jahren an hartnäckigem Husten, überreichlichem Speichel und heftigem Erbrechen litt; die lästigen Erscheinungen hörten erst auf, als er ihm eine Bohne aus dem äusseren Gehörgang extrahiert hatte.

Dr. M. Belbeder[8]) führt einen Patienten an, der in weni-

---

[1]) Institut. chirurg. 1815. S. 15.
[2]) Précis de la médicine pratique. 1765. Bd. II S. 113.
[3]) Journal de la médicine chirurg. Paris. 1758. S. 145.
[4]) De sedibus et causis morborum. 1779 S. 224.
[5]) Traité des maladies de l'oreille. Paris, 1842. S. 249-259.
[6]) Zeitschr. f. Ohrenhl. Bd. 28. S. 292
[7]) Bemerk. üb. d. Bau des Hirns u. Rückenmarks. Zürich 1838. S. 170.
[8]) Journal de santé. Bd. I.

gen Tagen an epileptischen Anfällen auf der rechten Seite gestorben war, die Section zeigte in dem inneren Teil des äusseren Gehörgangs des linken Ohrs ein geschwollenes Haferkorn, das die Membrane des Trommelfells durchbohrt hatte

Durch Extraction einer grossen metallenen Perle befreite Dr. Bowen [1]) einen Patienten von chronischen Hustenanfällen, an denen er zwei und ein halbes Jahr gelitten hatte.

Dr. Delie [2]) beobachtete bei fremden Körpern im äusseren Gehörgang sehr heftige nervöse Erscheinungen, welche die Patienten oft dem Selbstmord nahe brachten. Diese Erscheinungen verschwanden jedes Mal nach der Extraction der fremden Körper aus dem Ohr.

An Schwindel und trockenem Husten litt ein Patient, der 23 Jahre einen fremden Körper im Ohr hatte, wie Dr. M. Bonnier [3]) berichtet. Auch bei ihm verschwanden die Erscheinungen nach der Extraction des fremden Körpers

Heftige Schmerzen am Hinterhauptbein beobachtete Dr Pritchard [4]) bei einem Patienten mit einem fremden Körper im Ohr.

Als Dr. Bourgougnon [5]) einen reinen Meniggitisfall bei einem Knaben behandelte, wurde plötzlich auch der Bruder des Knaben von Meniggitiserscheinungen befallen. Die Otoskopie ergab das Vorhandensein eines zusammengedrehten Stückchens Papier im äussern Gehörgang und die Erscheinungen traten nach der Extraction derselben zurück.

Dr. Israel [5]) beobachtete bei einem fremden Körper in der Trommelfellhöhle an dem Patienten ziehende Schmerzen an beiden Händen und in beiden Seiten; Kopf und Ohr waren

---

[1]) Boston Med. and Surg. Journ. June. 19. 1879

[2]) Société française de laryngol. et otologie. 3. April. 1885.

[3]) Annales des maladies de l oreille et de larynx. Bd. XIX. Paris, 1893. Seite 249.

[4]) Zeitschr. f. Ohrenhl. Bd. IX. S. 280.

[5]) Gazette des hopitaux. 3 Juli. 1888. No 76.

[6]) Berliner Klinische Wochenschrift. 1876. No 15.

frei von Belästigung, nur die Pupille des linken Auges war dilatiert, schwache fibrilläre Zuckungen zeigten sich an den Schliessmuskeln des linken Auges und an den Levatoren des linken Nasenflügels, dazu starke Überempfindlichkeit der Extremitäten des Körpers beim Berühren der Haut und Aufschreien dabei. Ferner war ein heftiger Schmerz bei leisem Druc auf die Nervenstränge des linken Plexus brachionalis, dieselbe Überempfindlichkeit in der subclaviculären Region, galliges Erbrechen und unregelmässiger Puls zu bemerken, das Sensorium war frei, aber es zeigten sich Contractionen der Finger der linken Hand mit sehr schwerer Extension derselben und allgemeine Odontalgie.

Wachsende Hyperæmie des Grundes des Auges führt Dr. Zaufal[1]) an; auch diese Erscheinung trat zurück, als ein fremder Körper aus dem Ohr entfernt worden war.

Dr. L. Heydenreich[2]) spricht von einem Patienten, der neun Jahre das Samenkorn einer Sonnenblume im äussern Gehörgang trug. Der Patient fühlte nur geringe Ohrenschmerzen und Kopfweh, einmal jedoch jeden Monat stellten sich heftige Schmerzen ein, die drei bis sieben Tage dauerten, dazu hatte er ein Gefühl von Hitze und Kälte in der dem leidenden Ohr entsprechenden Hälfte des Körpers und der Patient glaubte, es werde mit einem Hammer gegen die gleiche Hälfte seines Kopfes geschlagen. Zur Zeit der Anfälle blieb er Stunden lang regungslos, das Bewusstsein verlor er nicht, Erbrechen fand nicht statt, in der Zeit zwischen den Anfällen befand sich der Patient sonst wohl, nur klagte er über leichte Ohrenschmerzen; alle diese angeführten Erscheinungen verschwanden nach Extraction des fremden Körpers

Dr. Cozzolino[3]) hatte einen Patienten, der ein Stückchen

---

[1]) Allgemeine Wiener medicinische Zeitung. N° 50. 1889.
[2]) Archiv f Augen- und. Ohrenhlk. Bd. VI. S. 236
[3]) Revista italiana di terapia e igiene. 1898 S. 135.

Korken im äusseren Gehörgang hatte; er klagte über hartnäckigen Husten, Erbrechen und Speichelfluss.

Infolge eines keimenden Samenkorns im äusseren Gehörgang litt ein Patient des Dr. Boyer [1]) an Atrophie der correspondierenden Extremität.

Ein anderer Patient wurde ins Irrenhaus gebracht, wie Dr. Sprallin [2]) erwähnt, weil er auf dem linken Ohr heftige übernatürliche Stimmen, Geräusche, Befehle und Gespräche von grosser Intensität hörte. Als aus seinem Ohr Stückchen von Tabaksblättern entfernt waren, hörten diese Sinnestäuschungen auf, und der Patient wurde aus der Anstalt entlassen.

Ein anderer Patient, so berichtet Dr. Toynbee [3]), litt vier Monate lang an Ohrenschmerzen und Taubheit des rechten Ohrs mit Schwindel, der zeitweilig so stark war, dass der Patient, wenn er in seinem Zimmer umherging, schwankte und sich setzen musste. Bei der Untersuchung fand man in dem rechten Ohr des Patienten eine Mischung von Tabaksblättern, Cerumen und Watte. Nach der Reinigung des Ohrs verminderten sich die Erscheinungen und nach zehn Tagen waren sie ganz verschwunden.

Heilung von Epilepsie mit Taubheit nach Entfernung fremder Körper berichten Dr. Maclagen und Dr. Küpper [4])

Bei einem Patienten bemerkte Dr. Toynbee [5]), dass hartnäckiger Husten nach Entfernung eines Knochensequesters aus dem Ohr vollständig verschwand.

Auch wir sahen bei einem Fall heftiger Ischialgie, dass dieselbe aufhörte, nachdem wir aus dem gleichliegenden Ohr einen Johannisbrotkern extrahiert hatten.

---

[1]) Revista italiana di terapia e igiene 1898. S. 135.
[2]) Gazette médicale de Liege. Sept. 1892.
[3]) Die Krankheiten des Gehörgans, übers. von Moos. Würzburg, 1863.
[4]) Archiv. für Ohrenhl. Bd. XX S. 167.
[5]) » » » III. 1874 S. 154.

Dr. E. Sara Brown[1]) berichtet von einem sechzehnjährigen schwachsinnigen Knaben, der seit dem neunten Lebensjahre seine eigene Stimme nicht mehr gehört hatte, nämlich seit der Zeit, als ihm Stückchen eines Kiesels in den äusseren Gehörgang geraten waren. Dazu hatte er auch fast das Sprechen verlernt. Nachdem man ihm 18 Kieselsteinteilchen extrahiert hatte, erlangte er seine Stimme und sein Gehör wieder und auch sein Geisteszustand besserte sich.

Durch Extraction eines Elfenbeinknopfes aus der Trommelfellhöhle befreite Dr. von Langenbeck[2]) einen Patienten von vielerlei Neurosen, nämlich Schmerzen an den Händen und am Oberkörper, Erweiterung der linken Pupille, Überempfindlichkeit der schmerzenden Körperteile, galliges Erbrechen, unregelmässigen Puls und Contractionen der Finger der linken Hand.

Dr. St. Laurent[3]) beobachtete Erbrechen, Krämpfe auf der linken Hälfte des Körpers, später rechtsseitige Lähmung. Auch in diesem Falle hörten die Erscheinungen auf, als ein Tausendfüsser aus dem Ohr extrahiert worden war.

Durch Extraction einer kupfernen Kugel aus der Trommelfellhöhle besserte Dr. von Tröltsch[4]) Paraisthesien und Neuralgien eines Patienten wesentlich.

Dr. Cozzolino[5]) erwähnt noch einen zweiten Fall, bei dem einem Knaben, als er sich im Stroh wälzte, ein Stückchen Strohhalm in den äusseren Gehörgang geraten war und dort mit den beiden Enden in der oberen und unteren Wand desselben eingekeilt sass. Der Knabe zeigte intensive meniggitische Erscheinungen, so dass man den Fall zuerst für Meniggitis nahm. Cazzolino untersuchte jedoch auch gleichzeitig den äusseren Gehörgang und konstatierte einen

---

[1]) Schwartze, Handbuch der Ohrenhlk. Bd. II. S. 562.
[2]) Berliner klinische Wochenschrift N⁰ 15 1876.
[3]) Wiener Wochenschrift. 1861. N⁰ 6.
[4]) Lehrbuch u.s.w. Auflage VII. 1881.
[5]) Revista italiana di terapia e igiene. Jahrg. XIV. S. 135.

fremden Körper; nach Entfernung desselben verschwanden die Erscheinungen.

Ebenso befreite Dr. H. Bressler [1]) eine Patientin, die zwei Jahre an Speichelfluss litt, von diesem, in dem er ihr ein Stückchen Watte extrahierte.

Eine Erbse war nach Dr. Ant. de Heide) zwei Jahre im Ohr, ohne die geringste Belästigung zu verursachen, da traten plötzlich Kachexie und Wechselfieber auf, diese Erscheinungen verschwanden nach Extraction der Erbse.

Dr. M. Power [3]) befreite einen Patienten von reichlichem Speichelfluss durch Extraction eines Stückchens übelriechenden Stoffes, Dr. Itard einen von spastischer Dysphagie durch Extraction eines Haferkorns und Dr. Deleau [4]) ein sechsjähriges Mädchen von Schmerzen und Krämpfen durch Extraction eines Steinchens.

Dr. West (London) [5]) erwähnt einen Patienten, der an epileptischen Anfällen litt, sobald er sein Trommelfell beim Reinigen des Ohrs mit Watte berührte, fiel er vorne über, verlor die Besinnung und wurde von allgemeinen Krämpfen an den Extremitäten befallen.

---

[1]) Die Krankheiten des Seh- und Gehörorgans Berlin, 1840. S. 412.
[2]) Anatom. Mytuli c. centuria. Observ. med. Amst. 1684. S. 107.
[3]) Traité des maladies de l'oreille et de l'audition, par J. M. Itard. Bd. I. Paris, 1842. S. 300.
[4]) Sammlung aus dem Gebiete der Ohrenheilk. von C. G. Linke. Leipzig. 1836. S. 144.
[5]) Archiv für Ohrenheilk. Bd. 69. S. 270.

ZEHNTES KAPITEL

Diagnose.

Die Diagnose der fremden Körper im Ohr ist bald leicht, bald sehr schwer; leicht ist sie, wenn keine ungeschickten Extractionsversuche stattgefunden haben, in welchem Fall die Röhre des äusseren Gehörgangs ihre natürliche Weite hat und die Wände desselben nicht verletzt sind, dann ist der fremde Körper leicht erkennbar, besonders, wenn er nicht sehr tief sitzt. Haben aber ungeschickte Extractionsversuche stattgefunden, sind so die Wände des äusseren Gehörgangs infolge der Verletzungen geschwollen, ist ferner ein blutiges Exsudat in die Röhre des äusseren Gehörgangs geflossen und haben sich Granulationen gebildet, durch welche die Röhre desselben verstopft wird, so ist die Diagnose auch für den erfahrenen Arzt schwer und besonders, wenn das Trommelfell perforiert und der fremde Körper in die Trommelfellhöhle geraten ist, oder eine andere Richtung genommen hat. Das sahen wir bei den beiden Fällen der Ärzte Kippert und Haug, und einen solchen Fall finden wir bei Dr. Laker[1], der erwähnt, dass ein Kirschkern zwanzig Jahre in einer Höhlung des Ohrs versteckt sass, deren Basis durch einen Teil des Tympanums in der Gegend des kurzen Fortsatzes gebildet wurde, und deren Decke und Seitenwände in den innersten, oberen und seitlichen Teilen des knöchrigen Gehörgangs bestanden, die durch Caries angegriffen waren.

---

[1] Mitteilungen des Vereins der Ärzte in Steiermark für 1887. S. 97, Gratz. 1888.

Auch wenn die fremden Körper in den Verstecken in den Wänden der Röhre des äusseren Gehörgangs, sowie in der oberen hinteren Wand desselben oder in der vor dem Trommelfell und zwar in der in dem unteren Teil desselben mit der unteren Wand des äusseren Gehörgangs gebildeten Ecke versteckt sind, wird die Diagnose der fremden Körper sehr schwer.

Zur Diagnose wird daher oft die Untersuchung mit der Sonde sehr nötig, einerseits um das Vorhandensein des frem-

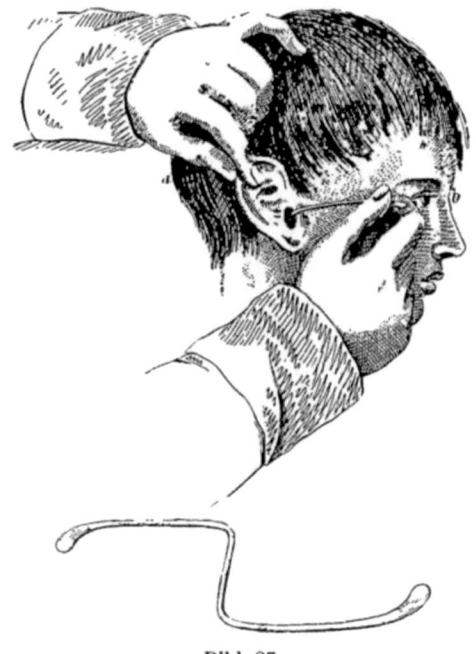

Bild 27.

den Körpers, seine Natur, ob er leicht oder schwer beweglich ist, oder auch die Stelle, an der er im Ohr haftet, zu konstatieren. Die Untersuchung mit der Sonde darf nur durch eine geübte Hand und bei geeigneter Beleuchtung ausgeführt werden. Wie die Beleuchtung in den ältesten Zeiten geschah, haben wir zu verschiedenen Malen in dem ersten und zweiten Kapitel des ersten Teiles der gegenwärtigen

Arbeit erwähnt. Zuerst bestand die Beleuchtung nämlich darin, dass man die Sonnenstrahlen direkt in das zu untersuchende Ohr fallen liess, später wandte man die Veränderung an, die wir in den Weimarer Tabellen¹) sehen, (Siehe Bild 27) und dann die Reflexion der Lichtstrahlen, wie es noch heute mit Hülfe der konkaven Reflexspiegel geschieht, welche dann in den neuesten Zeiten der auf das vollkommenste eingerichtete elektrische Spiegel Clar's ablöste. (Siehe Bild 28)

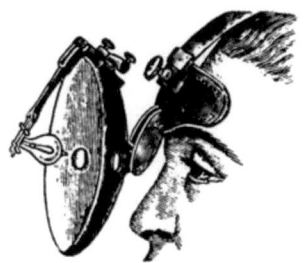

Bild 28.

Sind die Vorbedingungen, — eine geübte Hand und geeignete Beleuchtung — nicht vorhanden, so kann der fremde Körper bei der Untersuchung mit der Sonde tiefer gestossen werden. Bei dem Gebrauch der Sonde müssen wir wiederum darauf achten, ob nicht eine Perforation des Tympannus vorliegt, in welchem Falle wir bei der Sondierung auf dem Promuntorium und dem Hammer uns leicht täuschen können, indem wir diese für fremde Körper des Ohrs halten.

Um die grosse Bedeutung der Untersuchung mit der Sonde klar zu stellen, genügt es, wenn wir einen Fall anführen, den wir bei Dr. Wreden²) finden. Ein Glasknopf, sass 12 Jahre an dem inneren Ende der oberen hinteren Wand des knorpeligen Teils des äusseren Gehörgangs eingekeilt und war fast ganz von der Haut umgeben, so dass er nur durch die Sonde zu entdecken war Ähnlich war das sech-

---

¹) Chirurgische F. Kupfertafeln. Weimar 1820. Tafel 65.
²) Monatschr. Ohrenhlk. 1869. N° 12.

zehn Jahre in der Trommelfellhöhle sitzende Stückchen Draht, von dem uns Dr. Ponthier[1]) berichtet vom Granulationen bedeckt und blieb dort unsichtbar, bis er es mit der Sonde entdeckte.

Die Diagnose erleichtert weiter der Gebrauch des Ohrtrichters, der aber mit grosser Vorsicht anzuwenden ist, da durch die unvorsichtige Einführung desselben in die Röhre des äusseren Gehörgangs der fremde Körper leicht tiefer hineingestossen und so die Diagnose und Extraction erschwert werden kann.

Die grossen Schwierigkeiten, die sich oft der Diagnose der fremden Körper entgegenstellen, bestätigt auch Dr. A. A. G. Guge (Amsterdam)[3]), der erwähnt, dass einem Knaben ein gläserner fremder Körper in den äusseren Gehörgang geraten war. Extractionsversuche durch Ausspritzungen missglückten, und als man wieder nach dem fremden Körper suchte, konnte man ihn nirgends entdecken, es erschien sogar das Tympanum rein und der äussere Gehörgang frei. Bei weiterer genauerer Untersuchung zeigte sich der fremde Körper, eine kleine Glaslinse, die senkrecht zum äusseren Gehörgang und parallel zum Tympanum festsitzend, die Röhre des äusseren Gehörgangs ganz ausfüllte Die Linse konnte dann extrahiert werden.

Als neuestes Mittel zur Diagnose von metallenen fremden Körpern des Ohrs, wie Kugeln von Schusswaffen u.s.w. wurden die Röntgenstrahlen angewandt, welche in einigen günstigen Fällen, wie es scheint, erfolgreich waren. So wurde bei einem Fall des Dr. Sacher[3]) durch diese Strahlen eine Revolverkugel in dem Recessus epitympanicus hinter dem Canalis pro nervo faciali entdeckt. Dagegen fand Limonin

---

[1]) Annales des maladies de l'oreille, de larynx, du nez et du pharynx. 1899. N° 4.

[2]) Niederländische Gesellschaft für Hals - Nasen- und Ohrenheilk. 31 Mai u. 1 Juni 1902.

[3]) Archiv für Ohrenhlk. Bd. 71. S. 306.

(Limoges)¹) trotz negativen Ausfalls der Röntgendurchleuchtung im Gehörgang eine abgeplattete Revolverkugel, sie war in die vordere obere Gehörgangswand nahe dem Kiefergelenk eingedrungen.

Was die Diagnose der Würmer und Insekten anbelangt, so ist dieselbe leichter, wenn wir die obenerwähnten Symptome für das Vorhandensein derselben in Betracht ziehen; durch die Besichtigung des äusseren Gehörgangs überzeugen wir uns dann von der wirklichen Einquartierung im Ohr.

¹) Revue hebdomadaire de laryngologie. 1904. No 12.

ELFTES KAPITEL

Verlauf und Ausgang.

Verlauf und Ausgang sind in jedem Falle verschieden und hängen einerseits von der Art und Grösse des fremden Körpers, andererseits von der Art und Weise des Eindringens und der Stelle ab, an der er haftet. Bei kleinen leichtbeweglichen Körpern, bei leichter Extraction derselben und der Anwendung einer geeigneten antiseptischen Methode durch einen erfahrenen Otologen sind Verlauf und Ausgang meistens günstig. Im entgegengesetzten Falle oder wenn widrige Bedingungen eintreten, sind sie meistens verschieden oder sogar ungünstig, weil sie dann bald durch Entwickelung einer eitrigen Mittelohrentzündung oder durch Verletzung des Facialis oder der Chorda Tympani gehindert werden können, bald durch schwerere Komplikationen, wie Entzündungen des Warzenfortsatzes oder Gehirnkomplikationen, die oft den Tod zur Folge haben. Von den vielen Fällen mit so schlechtem Ausgang führen wir den des Dr. Champouillon an, bei dem ein Soldat, um vom Militärdienst frei zu kommen, sich ein Steinchen ins linke Ohr gesteckt hatte. Die Extraction desselben versuchte Dr. Larrey [1], als sich schon eine Mittelohrentzündung entwickelt hatte, und Paralyse des Facialis eingetreten war, worauf infolge von Gehirnentzündung der Tod erfolgte.

Gewöhnlich sind die Verletzungen des Ohrs, welche durch die verschiedenen Instrumente verursacht werden, die

---

[1] Gazette des hopitaux. 1854. S. 353

von unerfahrenen Ärzten oder auch nicht derartigen, so zu sagen blind und ohne die geeignete Beleuchtung u. s. w. zur Auffindung oder Extraction des fremden Körpers in den äusseren Gehörgang eingeführt wurden, die Ursache für einen schlechten Verlauf und Ausgang. Auf solche Weise kann der fremde Körper tiefer eindringen oder nach Perforation des Trommelfells in die Trommelfellhöhle gelangen, Brüche und Delocationen der Gehörknöchelchen können eintreten, sowie Verletzungen der Wände des Labyrinths, ausgedehnte Infectionen u. s. w.

Wie oft die oben angeführten Ursachen und Resultate den Tod herbeigeführt haben, darüber lassen wir die Geschichte der Otologie sprechen, aber auch diese enthält nicht alle Fälle, denn oft werden dieselben gar nicht bekannt gegeben. Es braucht aber auch nicht der Tod das Resultat des schlechten Einschreitens zu sein, es sind die anderen Folgen desselben schon schlimm genug, wie Schädigung des Gehörs, Paralyse des Facialis u. s. w., die genügend überzeugende Beweise für die Schädlichkeit des ungeschickten Eingreifens sind. Wie viele solcher schlimmen Folgen desselben bleiben aber unbemerkt, da sie von denjenigen, die ein Interesse daran haben, geschickt vertuscht werden! Wie viele solcher Fälle die den Tod zur Folge hatten, wurden nicht bevor dieser eintrat, zufällig von hinzugerufenen Collegen beobachtet und so doch bekannt! Wir erwähnen als solchen, den durch Dr. Ernst Leutert [1]) bekannt gewordenen, um den sich ein gerichtlicher Kampf entspann und über den auf otologischen Kongressen debattiert wurde. Auf diesen Fall werden wir später noch zurückkommen. Wie grosse Aufmerksamkeit und erprobte Erfahrung für den Arzt erforderlich ist, das geht aus den obigen Ausführungen hervor. Die nur sporadisch veröffentlichten Todesfälle mögen uns jedes Mal zur Lehre dienen. Solche Fälle veröffent-

---

[1]) Archiv für Ohrenhlk. Bd. 61. 1904. S. 63.

lichen Sabatier, Champouillon, Weinlechner, Wendt, Fränkel, Zaufal, Bezold, Urbantschitsch, Sexton, Subert [1]) u. a. Ursachen des Todes waren in den einzelnen Fällen Meniggitis, Gehirnabzess, Pyaimie, Sinusthrombose u. s. w. Dr. Vos [2]) führt einen hierhergehörenden Fall an, bei dem eine encephalische Komplikation die Ursache des Todes war, Brühl [3]) einen mit Sinusthrombose, Bezold [4]) einen mit Meniggitis und Moos [5]) einen Fall, bei dem infolge von ungeschickten Extractionsversuchen bei in den äusseren Gehörgang geratenen Glassplittern Kontractionen der korrespondierenden rechten Gesichtshälfte und Paralyse des Facialis, Blutungen aus der Interna jugularis und Metastasen in den Lungen und der rechten unteren Extremität, nämlich Pyaimie und dann Tod eintraten.

Wir sprachen bisher nur von den schweren Folgen des ungeschickten Eingreifens der Ärzte, wir wollen jetzt Fälle mit schlechtem Resultat anführen, bei denen die Art des fremden Körpers die Ursache des schlechten Ausgangs war und lassen dabei die Kugeln von Schusswaffen unberücksichtigt, da dieselben in der speziellen Chirurgie behandelt werden. Hierher gehört der Fall des Dr. Schelle [6]), bei dem infolge Eingiessens von geschmolzenem Blei in den äusseren Gehörgang nicht nur das Gehör geschädigt wurde, sondern auch Paralyse des Facialis eintrat. Ferner der Fall Voltolini's [7]), bei welchem der Tod infolge von Gehirnentzündung, verursacht durch die Sarkophila Wohlfahrts eintrat

Auch ein Fall des Dr. Schmiegelow [8]) gehört hierher, der

---

[1]) Handbuch der Ohrenheilk. vou Prof. Dr. Herm. Schwartze 1893. Bd. II. S. 567.

[2]) St. Petersburger med. Wochenschrift. 1895. No 23.

[3]) Monatschrift für Ohr- Kehlk- Nasen- und Rachenkr. 1898. S. 55.

[4]) Berlin. Klin. Wochenschrift. No 26-27. 1888.

[5]) Zeitschrift für Ohrenhlb. Bd. VII. 1878. S. 249.

[6]) Annales des maladies de l'oreille et du larynx. Bd. I. 1875. S. 308.

[7]) »   »   »   »   »   » XIII. 1887. S. 440.

[8]) Soc med. de Copenhague. Sitzung vom 21ten November, 1893.

bei einem Kinde, das in der Trommelfellhöhle ein Steinchen hatte, Tetanus zur Entwickelung brachte; vielleicht geschah das, weil sich der Bacillus Nikolaiew in dem Erdboden befand, auf dem das Steinchen gelegen hatte.

Wie wir gesehen haben, sind die Fälle mit schlechtem Ausgang und schlechten Folgen sehr zahlreich, es giebt aber auch nicht wenige Fälle mit günstigem Verlauf. So blieben manche fremde Körper, wie wir an anderer Stelle erwähnten, viele Jahre im Ohr ohne auch nur die geringste Belästigung zu verursachen, ferner kommen eine ziemliche Anzahl fremder Körper von selbst heraus, getrieben von den darüberwuchernden Granulationen in der Röhre des äusseren Gehörgangs oder durch den ausfliessenden Eiter. Einen solchen Fall führt Dr. Moos [1]) an. Es war eine Kaffeebohne aus der Trommelfellhöhle mit dem ausfliessenden Eiter ohne jedes chirurgische Einschreiten herausgekommen, worauf vollständige Heilung erfolgte, und auch die Perforation des Trommelfells sich schloss und vernarbte. Derselbe Autor erwähnt noch einen anderen gleichen Fall. Vielleicht trugen in beiden Fällen Moos's die gleichzeitig gegen Otorrhöe angewendeten Ausspritzungen zur Extraction bei, aber aus der Trommelfellhöhle kamen sie jedenfalls durch die Granulationen getrieben heraus.

Auch Dr Zaufal [2]) beobachtete, dass ein kleiner Stein durch die in der Trommelfellhöhle gewachsenen Granulationen aus derselben getrieben und zur Mündung des äusseren Gehörgangs gestossen wurde, von wo er leicht mit der Penzette erfasst und extrahiert werden konnte. Auch durch blosses Neigen des Kopfes nach der betreffenden Seite oder dadurch, dass der Patient in der Nacht auf dem leidenden Ohr schläft, kamen fremde Körper von selbst heraus, und im letzteren Fall fand der Patient den fremden Körper in den

---

[1]) Archiv für Augen- une Ohrenhlk. Bd. II. Carlsruhe. 1872. S. 155.
[2]) Annales des maladies de l'oreille. Bd. XVI. 1890. S. 463.

Kopfkissen Als ausserordentlich günstig wird der Ausgang betrachtet, bei dem der fremde Körper nach Vernarbung der Perforation des Tympanums ohne jede Belästigung in der Trommelfellhöhle verbleibt.

Wir dürfen aber nicht vergessen, dass fremde Körper im Ohr immer als Feuerherd in der Nähe eines Pulvermagazins zu betrachten sind, bei dem jeden Augenblick eine Explosion zu befürchten ist. Daher müssen wir ein wachsames Auge auf die Patienten haben, die einen fremden Körper im Ohr mit sich herumtragen.

ZWÖLFTES KAPITEL

Prognose.

Die Prognose ist bei jedem Fall hinsichtlich des Gehörs und des Lebens des Patienten eine verschiedene, da sie von der Grösse, der Form und der Stelle, an welcher der fremde Körper haftet, abhängt, sowie von der Weite des äusseren Gehörgangs und den ohne Beobachtung der Reinlichkeit ausgeführten, geschickten Extractionsversuchen. Bei einer leichten von einem geschickten Arzt auszuführenden Extraction, ohne irgend welche Verwundung oder nennenswerte Verletzung, lässt sich fast immer ein günstiger Verlauf prognoscieren und infolge dessen die vollständige Gesundung des Patienten. Auch bei leichten Verletzungen des äussern Gehörgangs ohne Beschädigung des Tympanums und der Anwendung der Antisepsie ist die Prognose eine günstigere; ist aber das Tympanum verletzt, und hat sich eine Mittelohrentzündung entwickelt, so ist die Prognose eine verhältnismässig ernstere, da sie von dem günstigen oder ungünstigen Verlauf der Otitis abhängt. Bei einem grösseren, chirurgischen Eingreifen jedoch und besonders, wenn von ungeschickten oder wissenshaftlich ungenügend vorgebildeten Ärzten ungeschickte Extractionsversuche ohne Antisepsie vorgenommen sind, ist die Prognose jedes Mal eine verschiedene und häufig eine schlechte. Das haben uns viele Fälle bewiesen, und es hängt zum Teil von der schnellen Auffindung und Extraction des fremden Körpers, zum Teil von der Zeit unseres Eingreifens und von der grösseren oder geringeren Ausbreitung der verschiedenen Entzündungserscheinungen an den umliegenden Teilen und der endokraniellen Höhle ab; so tritt nicht selten nach Extraction des fremden Körpers der Tod wegen allgemeiner Infection und Gehirnkrankheiten ein.

Wenn die obengenannten schweren Komplicationen nicht eingetreten sind, und der fremde Körper ohne Verletzungen oder Infection extrahiert wurde, dann ist auch die Prognose für einen weiteren Verlauf eine günstige, die Patienten werden sich über keine Belästigung mehr beklagen und das Gehör wird vollständig wiedergewonnen. Sehr selten nur bleiben einige nervöse Erscheinungen nach. So führt Dr. Tröltsch[1]) einen Patienten an, bei dem nach Extraction des fremden Körpers aus der Trommelfellhöhle, dem Verschwinden der Entzündungserscheinungen und Vernarbung des perforierten Tympanums die Neuralgien und Parästhesien wie vor der Extraction fo tbestanden.

Einen sehr lehrreichen Fall für die Prognose der fremden Körper im Ohr nach der Extraction derselben erwähnt Lippert[2] Ein fremder Körper war einem Patienten ins Ohr gedrungen, ohne dass er es wusste. Er kam zum Arzt, als er an chronischer Mittelohrentzündung mit Anschwellung, Röte an der rechten parotitischen Gegend, mit übelriechender Otorrhöe und Caries an der vorderen Wand des äusseren Gehörgangs litt. Nachdem der Abzess an der parotitischen Region sich geöffnet hatte, verging zwar das Fieber, aber es zeigte sich Paralyse des Nervus facialis und nach acht Tagen ernste Erscheinungen, nämlich erhöhter Puls (120), Temperatur 37.3, Verengung der Pupillen, Anschwellung und Empfindlichkeit im Daumen, gleichzeitig Röte am linken Kniegelenk, an der Sohle des linken Fusses, am linken Schulter- und rechten Ellenbogengelenk, dem rechten Hüftgelenk und am Kreuzbein Die Färbung der obengenannten Teile glich einer Petechie. Nach dem Verschwinden der pe-

---

[1]) Lehrbuch, von Tröltsch 1881.
[2]) Archiv für Ohrenhlk. Bd. XLIII. S. 239.

techischen Rötungen trat nach Verlauf von ungefähr einem Monat, aus dem Schnitt der parotitischen Gegend, als man Ausspritzungen machte, ein Stückchen Streichholz 1 cm. lang, heraus, das übel roch, und nach kurzer Zeit ein weiteres Stückchen von 29 mm. Länge, worauf langsame Vernarbung eintrat und erst nach zwei Monaten vollständiges Aufhören der Eiterung und Schliessen der Perforation durch ein Vernarbungsgewebe Vier und einen halben Monat später zeigten sich von neuem auf demselben Ohr heftige Schmerzen und Otorrhöe, ein Senkungs-Abzess am aufsteigenden Zweig des Kinns und nach fünf Tagen trat plötzlich der Tod ein. Die Section ergab akute Meniggitis infolge eines mit der Trommelfellhöhle kommunizierenden Senkungs Abzesses an der inneren Fläche des sternoclidomastoideus Muskels. In der Trommelfellhöhle war auch nicht eine Spur von einem fremden Körper noch eine Ruptur an dem Dach derselben zu entdecken. Dieser Fall lehrt uns, wie vorsichtig wir bei der Prognose namentlich bei schweren Verletzungen des Ohrs sein müssen.

Von einem anderen Fall mit tötlichem Ausgang wegen Meniggitis infolge ungeschickter Versuche zur Extraction eines Steinchens aus dem Ohr berichtet Dr. H. Schwartze [1]. Bei diesem Fall hatte sich die Vereiterung von der Trommelfellhöhle nach dem Labyrinth (fenestra rotunda) zu ausgedehnt. Der Patient, der das Steinchen im Ohr hatte, war ein fünfjähriger Knabe und der Arzt hatte zur Extraction des fremden Körpers erfolglos eine Penzette oder einen Hebel angewandt Darauf wurde der Knabe in die Hallenser Klinik gebracht. Hier konstatierte man Zeichen von Verletzungen des äussern Gehörgangs infolge der vorherigen ungeschickten Extractionsversuche und man wandte Ausspritzungen zur Extraction des tief innen haftenden Steinchens an; aber vergebens, da dasselbe zum Teil in der Trommelfellhöhle sass.

---

[1] Archiv für Ohrenhlk. Bd. 70. S. 110.

Der Knabe war fieberfrei, klagte jedoch über Ohrenschmerzen, nach zwei Tagen trat Fieber 37.4⁰ ein, aber es zeigte sich kein Gehirnsymptom, worauf der Patient chloroformiert wurde, und man einen Extractionsversuch mit dem Zaufalschen Hebel machte. Aber auch dieser Versuch missglückte, da der fremde Körper fest und unbeweglich eingekeilt sass. Man nahm nun die Verklappung der Ohrmuschel und Ablösung der hinteren häutigen Gehörgangswand vor, und so wurde das Steinchen mit grosser Schwierigkeit von seinem Platz bewegt und extrahirt. Es war ein weisses Kieselsteinchen von der Grösse eines grossen Kirschkerns. Dann zeigte sich an dem unteren hinteren Teil des Tympanums eine Wunde, nach deren Verbinden sich häufiges Erbrechen und allmählige Erhöhung der Temperatur und Erscheinungen pneumonischer Entzündung einstellten, welche allmählig wieder zurücktraten. Der kleine Patient befand sich dann wohl und die Wunde im Ohr nahm auch einen guten Verlauf, bald traten aber die pneumonischen Erscheinungen wieder schärfer auf, die Fiebertemperatur stieg, worauf verdächtige meniggitische Erscheinungen, wenn auch noch unbestimmt sich zeigend, die operative Freilegung der Paukenhöhle bedingten um die Ausdehnung der Entzündung nach dem Labyrinth und der endokraniellen Höhle zu verhindern. Nach der Operation trat häufiges Erbrechen ein, die Temperatur stieg auf 40⁰ und der Puls hatte 90-100 Schläge, die pneumonischen, sowie die meniggitischen Erscheinungen blieben, und zuletzt trat zehn Tage nach der letzten Operation der Tod ein. Der Sectionsbefund ergab Leptomeniggitis cerebrospinalis, purulenta und Pneumonie der beiden unteren Lappen. In dem vorliegenden Fall wurde der fremde Körper durch die ersten ungeschickten Versuche tiefer gestossen und trat zum Teil in die Paukenhöhle, gleichzeitig wurde die Wand des Labyrinths an dem Foramen rotundum verletzt und daher zeigte sich Entzündung nach dem Labyrinth zu. Dieser Fall lehrt uns, dass wir die Prognose nicht gleich zu Anfang bestimmt stellen dürfen, sondern dass dieselbe von den jedes Mal auftretenden Komplikationen abhängt. Er lehrt ferner, dass wir ein durchgreifendes chirurgisches Einschreiten nicht aufschieben sollen, bis die Patienten erst über starke Schmerzen zu klagen beginnen, wie bei dem vorliegenden Fall, da anzunehmen ist, dass der Patient durch rechtzeitiges chirurgisches Eingreifen hätte gerettet werden können, wie Dr. H. Schwartze selbst sagt.

III TEIL

Therapie der fremden Koerper, Wuermer und Insekten im Ohr.

Die Therapie der Ohren, in denen sich fremde Körper befinden, erfordert die genaue Kenntnis der Röhre des äusseren Gehörgangs und zur Extraction jener die der verschiedenen Instrumente. (Bezold)[1]) Hierher setzen wir vier Bilder, welche den Abguss des Gehörgangs von vorne und hinten, von oben und unten gesehen darstellen; dieselben entnahmen wir der Otologie von Prof. Dr. Bezold (Bild 29). Sie geben dem Leser von der Richtung und der Form der Röhre des äusseren Gehörgangs ein anschauliches Bild. Damit er eine vollständigere Idee von der Weite und der Richtung der verschiedenen Teile der Röhre des äusseren Gehörgangs bekomme, geben wir Bild 30, auch aus der Otologie von Bezold. Dieser beschreibt das Rohr des äusseren Gehörgangs wie folgt: «Seine spirale Drehung tritt am besten zutage, wenn wir seine Lumen auf Querschnitten, welche seine Achse senkrecht treffen, von aussen nach einwärts verfolgen.

Am variabelsten ist sein Lumen am äussern Eingang, (Fig. I Bild 30), hier verhält es sich in seiner Weite auch verschieden, je nach der Stellung des Unterkiefers bei geschlossenem oder offenem Munde. Im Verlauf des knorpligen Teils verengert sich das Lumen sukzessive, ins besondere

---

[1]) Lehrbuch der Ohrenhlk. von Prof. Fried Bezold. Wiesbaden, 1906. Seite 42.

dadurch, dass der Boden etwas in die Höhe steigt, so dass wir direkt vor dem Übergang in den knöchernen Teil von

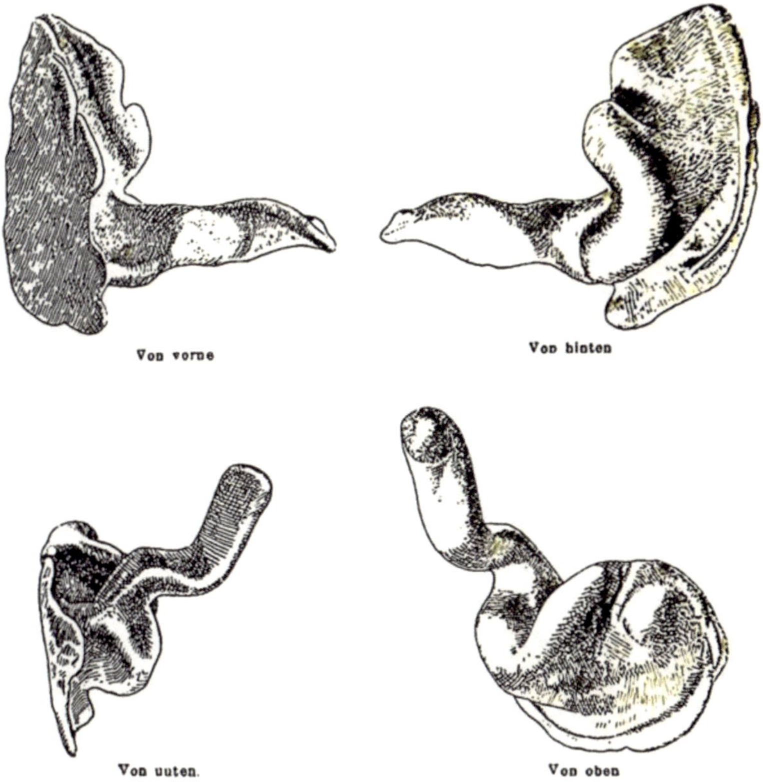

Von vorne
Von hinten
Von unten.
Von oben

Bild 29.

einem Isthmus sprechen können, der bei verschiedenen Indi-

IV
III
II
I
I.
II.
III
IV.
6.5
9.1
6.0
7.8
6.1
8.7
4.6
8.1

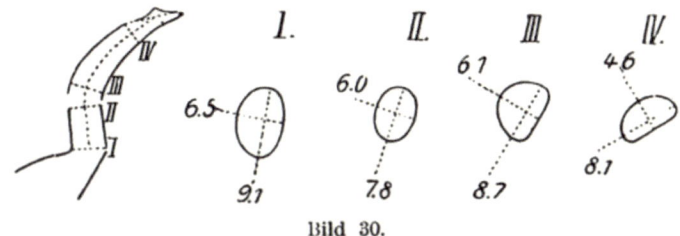

Bild 30.

viduen allerdings sehr verschiedenen entwickelt ist (Fig II Bild 30).

Bei der Betrachtung des knöchernen Teils fällt uns vor allem seine Tunnelform auf sie ist dadurch bedingt, dass die vordere untere Wand, welche dem Os tympanicum angehört, auf dem Querschnitt (Fig. III Bild 30) eine annähernd gerade Linie bildet, während die hintere obere der Schuppe angehörige Wand in starkem Bogen sich darüber wölbt. Diese Tunnelform erhält sich entlang des ganzen knöchernen Teils, welcher in leichtem Bogen nach einwärts, etwas vorwärts und abwärts verläuft.

Nachdem das Lumen im knorpligen Teil seine grösste Enge erreicht hat, findet am Anfang des knöchernen Teiles eine plötzliche Erweiterung statt (Fig. II u. III, Bild 30) die in seinem weiteren Verlauf sukzessive bis zu seinem inneren Ende in eine zweite Verengerung übergeht, welche hauptsächlich den kürzeren Durchmesser seines queren Lumens betrifft, so dass dasselbe gegen einwärts immer mehr längsoval, rsp. der Gehörgangstunnel immer niedriger wird ». (Fig. III u. IV, Bild 30).

Die beigesetzten arabischen Ziffern geben die Länge der verschiedenen Teile des Rohres des äusseren Gehörgangs.

Die Länge der Röhre des äusseren Gehörgangs von der Spitze des Tragus bis zum vorderen unteren Teil des Tympanums beträgt 35.2 mm. Von der hinteren Eingangsgrenze gemessen beträgt seine Länge nach von Tröltsch 24 mm.

Die obige Beschreibung der Röhre des äusseren Gehörgangs ist sehr anschaulich, und wir sehen aus ihr bezüglich der fremden Körper, wie leicht sie, wie Bezold sagt, durch den Isthmus am innern Ende des knorpligen Teils durch Instrumente in den plötzlich sich erweiternden Anfang des knöchernen Teils hineingeschoben werden können, und, wenn sie weiter verfolgt werden, auf der schiefen glatten Fläche des letzteren bis zum Trommelfell vorwärts gleiten. Ein Glück ist es noch, wenn der Fremdkörper zu gross ist, um das am Ende des knöchernen Teils sich zum zweiten

Male verengende Lumen passieren zu können; denn dann wird er durch weitere energischere Versuche an dieser Stelle höchstens eingeklemmt. Ist er aber kleiner, so wird er weiter durch das leicht zerreissende Trommelfell in die Paukenhöhle vorgeschoben.

Jedem Versuch zur Extraction eines fremden Körpers aus dem Ohr, hat eine genaue Untersuchung und Durchforschung vorherzugehen, damit wir konstatieren, ob ein fremder Körper darin ist oder nicht, da Extractionsversuche, die vorgenommen wurden, ohne dass ein fremder Körper vorhanden war, oft ernste Komplikationen zur Folge hatten.

So berichtet Bonnefont[1]) von einem siebenjährigen Knaben, der beim Spiel zu seinem Kameraden sagte, er werde ein Steinchen ins Ohr stecken und dasselbe werde durch den Mund wieder herauskommen. Das Einführen des Steinchens ins Ohr war gar nicht geschehen, doch glaubte man es und liess den Arzt rufen. Dieser unternahm, ohne das Ohr zu untersuchen, einen Extractionsversuch des nicht vorhandenen Körpers, was eine Otitis, glücklicherweise mit günstigem Ausgang, zur Folge hatte.

In einem anderen Fall behauptete der Patient einen fremden Körper im Ohr zu haben, beschrieb das Vorhandensein desselben mit lebhaften Farben und flehte den Arzt an, einzuschreiten, dabei existierte der fremde Körper gar nicht. Zwar sind solche Fälle selten, doch wird uns davon berichtet und besonders kommen dieselben bei neurasthenischen Personen vor.

Von einem solchen Patienten berichtet Lannois (Lyon)[2], dass er vorgab, er leide an Ohrgeräuschen und bezog dieselben auf Flöhe und Wanzen, die unter die Haut gekrochen wären. Da blosse Suggestionstherapie fehlschlug, wurde in

---

[1]) Traité des maladies de l'oreille. Paris, 1860. S. 162.
[2]) Archiv international de laryngol., d'otolog. et de rhinol. Bd. XIX. Suppl. zu No 3. 1905.

Narkose über dem Warzenfortsatz ein kleiner Einschitt vorgenommen und dem erwachenden Patienten zeigte man Fliegenlarven, die aus dem Knochen gezogen wären ».

Einen ähnlichen Fall führt Lacoarret[1]) an; ein junges Mädchen hatte sich im äussern Gehörgang mit einer Stecknadel, die einen gläsernen Kopf trug, gekratzt. Plötzlich brach derselbe ab, und die Patientin behauptete nun, dass derselbe als fremder Körper im Ohr geblieben sei. Sie liess sich nur beruhigen und änderte ihre Meinung erst dann, als der gläserne Kopf sich unter einem Möbel fand.

Bezüglich eines fremden Körpers im Ohr entsteht hier eine weitere Frage, ob wir nämlich sofort oder nicht sofort zur Extraction desselben schreiten müssen, und besonders, wenn die Patienten erst zu uns kommen, wenn schon lange Zeit seit dem Eindringen des fremden Körpers verstrichen ist, auch ungeschickte Extractionsversuche stattgefunden haben und das Ohr mehr oder weniger intensive Zeichen geschehener Verletzungen trägt.

Allgemeine Regel ist, dass wir fremde Körper nicht im Ohr lassen sollen, sondern nach der Diagnose derselben ihre Extraction unternehmen. So sagt Johannes Actuarius[2]) über die fremden Körper: «'Ενοχλεῖσθαι δὲ καὶ ἡ ἀκοὴ ἔκ τινος παρεισρέοντος ἔξωθεν ἢ φύματος ἐπιπροσθοῦντος, καθαιρούμενα δὲ ταῦτα ἢ ἐξαγόμενα τὴν ὑγείαν τῷ αἰσθητηρίῳ ἀποκαθίστησιν». D. i. « Es wird auch das Gehör von einem eindringenden Körper oder einem herausgebildeten Gewächs belästigt, sind diese herausgenommen, so hat man dem Sinn die Gesundheit wiedergegeben ». Er empfiehlt also die Extraction zur Wiederherstellung der Gesundheit des Ohrs.

« Die sofortige und schnelle Extraction unternehmen wir nur dann wenn wir genügend otologisch bewandert sind, im entgegensetzten Falle haben wir die Pflicht, den Patien-

---

[1]) Annales de la policlinique de Toulouse, Juin et Juillet 1896.
[2]) Johann Actuarius von Joh. Fried. Fischerus. 1774. S. 35.

ten zu dem geeigneten Spezialarzt zu senden und dürfen keinen Versuch zur Extraction wagen; denn es ist anzunehmen, dass wir mehr schaden als nützen». (Passow.) [1].

Wenn der Spezialarzt sich von der Anwesenheit eines fremden Körper überzeugt hat, unternimmt er die Extraction desselben durch sanfte Mittel, indem er sich jedes gewaltsamen enthält, so viel es möglich ist. (Bonnafont) [2].

Wenn aber vorher gewaltsame ungeschickte Extractionsversuche vorgenommen, die Wände des äussern Gehörgangs entzündet und geschwollen sind und sich dadurch seine Röhre verengert hat, was muss dann der Arzt tun? Das ist die schwerste Frage bei der Therapie der fremden Körper im Ohr. Wir sind der Meinung, dass wir in diesem Falle sehr behutsame und wachsame Beobachter der Patienten sein müssen, indem wir das Erscheinen der Symptome und den Verlauf der Krankheit verfolgen und gemäss den sich einstellenden Umständen bald sofort eingreifen, bald warten, bis der dazu geeignete Zeitpunkt gekommen ist.

Bei einer einfachen Anschwellung der Wände des ausseren Gehörgangs und Verengung desselben, ohne andere beunruhigende Erscheinungen, warten wir, bis die Entzündung unter Anwendung von antiphlogistischen und antiseptischen Mitteln wie gewöhnlich zurückgeht und dadurch die Röhre des äusseren Gehörgangs sich zu erweitern beginnt. Dann ist die Extraction leicht und durch ungewaltsame Mittel ausführbar. Wenn es mit diesen nicht gelingt, so dürfen wir uns mit ernsterem chirurgischen Eingreifen nicht beeilen, sondern müssen einige Zeit verstreichen lassen und nach wiederholten Versuchen mit ungewaltsamen Mitteln erreichen dann haufig die Extraction. Davon konnten wir uns oft überzeugen, und für diese Methode sprechen

---

[1] Archiv für Ohrenhlk. Bd. 44. S. 243
[2] Annales des Maladies de l'oreille. Bd. I. 1875. S. 250.

viele Collegen wie Hirschmann[1]) Gruber[2]) u. a. m Hirschmann hatte bei einer Kaffeebohne als fremdem Körper im Ohr schon im Sinn, die Extraction derselben durch Abklappen der Ohrmuschel vorzunehmen, verschob sie aber noch, und es gelang ihm ein nochmaliger Versuch mit einem Ohrlöffel. Gruber enthielt sich bei einem Stückchen Knoblauch, das als fremder Körper in den äusseren Gehörgang gekommen war, und infolge von ungeschickten Extractionsversuchen eitrige Mittelohr- und Warzenfortsatzentzündung hervorgerufen hatte, jeglicher Operation, indem er nur die antiphlogistische und antiseptische Methode anwandte. Als die Entzündungserscheinungen zurückgetreten waren, schritt er zur Extraction des fremden Körpers und erreichte sie durch einfache Mittel.

Wenn aber nach dem Eindringen des fremden Körpers oder nach den ungeschickten Extractionsversuchen Schmerzen eintreten oder sich sogar andere schwere Gehirnerscheinungen entwickeln, durch welche das Leben des Patienten bedroht wird, so sind wir verpflichtet, sofort zur Extraction zu schreiten, sei es auch durch ernsteres chirurgisches Eingreifen: «Εἰ δὲ μηδενὶ τούτων ὑπείκοι ἢ φλεγμονὰς καὶ σπασμοὺς καὶ κίνδυνον ἁπλῶς ἐπακολουθῆσαι διὰ χειρουργίας αὐτὰ κομισόμεθα». (Paul von Ägina). D. i. «Wenn er (der fremde Körper) keinem von diesen Mitteln weicht oder Entzündung und Krämpfe und Gefahr eintreten, so entfernen wir dieselben durch die Chirurgie».

Über die verschiedenen ernsten chirurgischen Operationen, zu denen wir bei fremden Körpern im Ohr schreiten müssen, werden wir weiter unten sprechen. Dieses chirurgische Eingreifen und im allgemeinen die schnelle Extraction des fremden Körpers ohne Aufschub verlangen folgende Um-

---

[1]) Annales des maladies de l'oreille B. XXVII. 1901. S. 493.
[2]) Monatschrift für Ohrenhlk sowie für Kehlkopf- Nasen- und Rachenkr. Bd. XXII. 1888. S. 237.

stände von uns (Bezold)[1]). Die Einkeilung des fremden Körpers in der Trommelfellhöhle, dazu Schwerhörigkeit infolge Verletzung der Platte des Steigbügels, wenn die einfache Extraction daher schwer erscheint. In diesem Falle kann der Aufschub eines energischen, chirurgischen Einschreitens zur Folge haben, dass die Entzündung sich durch die fenestra rotunda bis in das Labyrinth und den Aquaductus der Schnecke ausdehnt und dadurch Meniggitis entsteht. Das gleiche Eingreifen erfordern intensive Entzündungen am Warzenfortsatz. Dieser Meinung ist auch Professor Zaufal[2]), der genaue ärztliche Beaufsichtigung des Patienten, tägliche Temperaturmessung und häufige Ophthalmoskopie empfiehlt und sobald hohe Temperatur eintritt oder zunehmende venöse Hyperämie des Grundes des Auges (wahrscheinliche Herdsymptome von Gehirnentzündung) oder sich Stauungspopile, Neuroretinitis, intensive Schwerhörigkeit oder völlige Taubheit einstellen, und die Röhre des äusseren Gehörgangs dazu sehr verengt ist, so sind wir zum sofortigen chirurgischen Einschreiten verpflichtet. Wir wenden uns nun zu den verschiedenen Extractionsmethoden.

---

[1]) Monatschr. für Ohrenhlk. u.s.w. Bd. XXV. Berlin, 1891. S. 144.
[2]) Prager mediz. Wochenschr. 1891. No 15.

ERSTES KAPITEL

Methode der Ausspritzungen.

Johannes Damascenus [1]), der im VIII Jahrh. n. Chr. lebte, spricht über die Therapie im allgemeinen und die Pflichten des Arztes: « Τέλειον ἰατρὸν ὀνομάζομεν ἐκεῖνον, ὅστις οὐδὲν παραλείπει ἐξ ἐκείνων τὰ ὁποῖα χρησιμεύουσι διὰ τὴν ὠφέλειαν καὶ θεραπείαν τοῦ ἀῤῥώστου. Παρέχων οὐχὶ ἐν μιᾷ ἡμέρᾳ πάντα συγχρόνως τὰ ὑγιεινὰ μέσα, ὁπότε μᾶλλον βλάβην θὰ προξενήσῃ παρὰ ὠφέλειαν, ἀλλὰ συμφώνως πρὸς τὰς περιστάσεις παρέχων θεραπευτικὰ μέσα, πράως τὴν ὑγείαν ποιεῖ, τοὐναντίον δὲ ἀνεπιστήμων ἰατρὸς ἀντὶ νὰ παρέξῃ εἰς τὸν ἄῤῥωστον τὴν ὑγείαν ἀφαιρεῖ αὐτήν». D i. Einen tüchtigen Arzt nennen wir denjenigen, der nichts von dem unterlässt, was zum Nutzen und zur Therapie des Patienten erforderlich ist, aber nicht an einem Tage alle Heilmittel gleichzeitig verabreicht, wodurch er dem Patienten mehr schaden als nützen wird, sondern die therapeutischen Mittel den Umständen gemäss giebt und so auf eine ungewaltsame Weise die Gesundheit wieder herstellt. Der wissenschaftlich ungebildete Arzt wird dem Patienten die Gesundheit rauben, anstatt sie ihm wiederzugeben». Wie lehrreich und überzeugend sind die Ratschläge des Johannes Da-

---

[1]) Patrologie. Bd. 96. S, 61.

mascenus auch in Betreff der Therapie der fremden Körper, Würmer und Insekten im Ohr!

Wenn wir die verschiedenen Abschnitte aus den Werken der Ärzte durchgehen, die wir im ersten und zweiten Kapitel des I Teil unserer vorliegenden Arbeit angeführt haben, so finden wir in denselben den grössten Teil der Therapien der fremden Körper, Würmer und Insekten im Ohr, wir können also sagen, dass die heutigen Arten der Therapie uns die alten in vervollkommneter Form darstellen.

Zunächst glauben wir, dass auch die alten als ungefährlichstes und einfachstes Mittel die Auspritzung anwandten. Diese findet sich, wie wir oben sahen, schon im Papyrus Ebers erwähnt, der als ältestes medizinisches Werk angesehen und um die Mitte des XVI Jahrunderts v. Chr. angesetzt wird. Neuerdings wird aber diese Zeit seiner Abfassung angezweifelt, da er an vielen Stellen altgriechische Philologie enthalte und er sei daher in die Zeit des Psammetich, VII Jahrhundert v. Chr. zu setzen. In diesem Papyrus wird die sogenannte Ohrspritze zu Ausspritzungen des Ohrs erwähnt. (Papyrus Ebers, Seite 87).

Wenn wir diese Epoche der Ohrenheilkunde mit der gleichzeitigen griechischen vergleichen wollen, so müssen wir die der griechischen Mythologie nehmen und versuchen Ohrausspritzungen oder etwas Ähnliches darin zu finden. In der Mythologie wird uns Melampus, ein Zeitgenosse des Kadmus (1500 v. Chr.) genannt, er gilt als Erfinder der Methode des Ausleckens der Ohren bei Krankheit derselben. Diese Methode soll auch in den Asklepieien beibehalten und von den Schlangen im Heiligtum derselben ausgeführt worden sein. Wie schon früher gesagt, zweifeln wir an der Richtigkeit dieser Überlieferung und sind der Meinung, dass der Gebrauch nur verbreitet wurde, um den Ruf der Heilkraft des Gottes zu erhöhen und die chirurgische Tätigkeit damit zu verdecken. Man hat aber in den Asklepieien sicher Ohrausspritzungen angewandt, da der Gebrauch den Priestern aus älterer Zeit überkommen war.

Bei Homer (940 v. Chr.) finden wir nirgends etwas, was auf Ohrauspritzungen hindeutet, wenngleich wir von den Ohren und Ohrverwundungen darin lesen.

Wir kommen nun zu Hippokrates, (460 v. Chr.) denn von Homer bis zu ihm ist uns kein Werk erhalten, das etwas über Medizin enthält. Bei Hippokrates zeigen sich uns nicht nur die gleichzeitigen Kenntnisse der Medizin, sondern auch die aller vorhergehenden Epochen, von den Asklepiaden von Mund zu Mund überliefert, wie wir schon früher erwähnten. In dem Werk des Hippokrates sehen wir an vielen Stellen die Ohrausspritzungen [1]) erwähnt und nach ihm bei Dioskouridis [2]), der um die Mitte des I Jahrhunderts n. Chr. blühte, ebenso bei den Indern (Bowers Handschrift), bei Kelsus (Celse S. 430) bei Archigenes (Galen Bd. XII. S. 656) bei Galen (Bd. XII. S. 647) bei Oribazius (Oribase. 1862. S. 545) bei Aëtius u. s. w. die wir alle schon oben angeführt haben. Noch nicht erwähnt haben wir folgende Quellen.

Handschrift N° 2181 in der Bibliotheque Boldeienne zu Oxford, Codex Barocciannus graec.[3]) und Handschriften N° 1479 S. 51, N° 1489 Kap. P K. Z und N° 1499 S. 140 der Nationalbibliothek in Athen.

Die Ohrenspritze, die seit den ältesten Zeiten zur Extraction der fremden Körper aus dem Ohr empfohlen wurde, blieb also bis auf unsere Zeit als solche in Gebrauch und wurde nur in Bezug auf das Material aus dem sie verfertigt wurde und bezüglich der Form verändert. So beschrieb im

---

[1]) Œuvres complètes d'Hippokrate littré. Paris, 1840-53. Bd. VII. S. 26 Bd. VII. S. 27 u. 121. Bd. VI. S. 367.

[2]) Pedacii Dioscoridis Anazarbaei opera, Jani Antonii Saraceni. Lugduni, 1598. B. II. S. 121, 135, 56 u. 210.

[3]) Archives des missions scientifiques. Bd. II. Hft. III. 1851. Dr Daremberg, S. 150.

XIII Jahrhundert Bernardus Gordonius(¹) als Ohrspritze einen Rohrhalm, wie wohl die Kinder zum Spielen nehmen, mit ihm saugen sie durch Herausziehen des darin befindlichen Kolbens Wasser auf und spritzen es dann, wenn das Rohr gefüllt ist, durch Hineinstossen des Kolbens weit weg. Im XV Jahrhundert beschreibt Alexander Benedetti als Ohrspritze die Harnblase eines kleinen Tieres, welche an ihrer Öffnung ein wohl eingefügtes Röhrchen trug.

Derselben Spritze begegnen wir auch in der Handschrift N° 1489 der Nationalbibliothek in Athen aus dem XVI Jahrhundert, Kapitel ρ, κ, ζ heisst es: «Λάβε κλυστήριον μὴ τοιοῦτον, οἷον οἱ ἰατροὶ κενοῦσι τὰς ἕδρας, ἀλλὰ τοιοῦτον ὅπερ ἔχουσιν οἱ ἰατροὶ ὃ καλοῦσιν ὠτικόν, μὴ θέσῃς τὸν αὐλὸν ἔσω, ἀλλὰ κράτησε αὐτὸν ἔξω ἀπέναντι τῆς ὀπῆς τοῦ ὠτὸς καὶ πίεσον τὸ ἀσκόπουλον». D. i: «Nimm eine Spritze aber keine derartige, wie die Ärzte benutzen, um Stuhlgang hervorzurufen, sondern eine solche, wie die Ohrenärzte haben, eine sogenannte Ohrspritze, führe aber das Röhrchen nicht in den Gehörgang hinein, sondern halte es von aussen gegen das Ohrloch und drücke den Ballon.

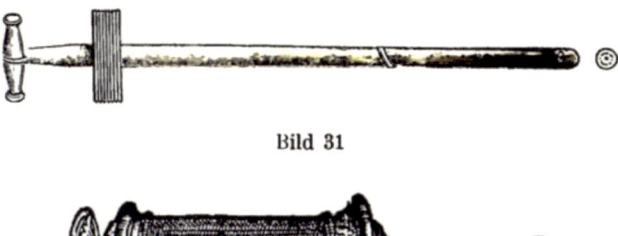

Bild 31

Bild 32

Die beiden vorstehenden Bilder N° 31 und 32 zeigen uns Ohrspritzen, von denen N° 31 ein Clystire auriculaire où canule évacuatrice à robinet ist, und zwar aus dem I Jahr-

---

(¹) Opus Lilium. 1559, S. 297.

hundert n. Chr., das bei den Ausgrabungen in Pompeji [1]) gefunden wurde und im National-Museum in Neapel aufbewahrt wird. N° 32 ist eine Ohrspritze aus dem XVI Jahrhundert [2]). Seit der Zeit hat sich die Ohrspritze kaum verändert, abgesehen von etwaigen Änderungen bezüglich des Materials, aus dem sie gefertigt wird u. s. w.

Heute gebrauchen wir kleine Spritzen, die aus dem Röhrchen und einem birnenförmigen Kautschuk-Ballon bestehen, die sogenannten Ohrspritzen. Grössere, aus einer metallenen Röhre bestehende, vermeiden wir, weil wir mit ihnen, da sie die Flüssigkeit zu stark ausspritzen, leicht das Trommelfell perforieren können. (Dr. Carrodi) [3]).

Als Flüssigkeit gebrauchen wir antiseptische Lösungen oder abgekochtes lauwarmes Wasser. (Hümel [4]), Hölscher [5]). Der Patient hält dann den Kopf nach der dem verstopften Ohr gleichliegenden Schulter geneigt, und wir versuchen den Strahl der einzuspritzenden Flüssigkeit zwischen den fremden Körper und die Wände des äusseren Gehörgangs zu richten; wenn wir das eingespritzte Wasser direkt auf den fremden Körper richteten, so würden wir ihn wahrscheinlich tiefer stossen.

Wenn wir die Spritze richtig anwenden, so erreichen wir die Extraction oft sogar noch, wenn wir andere Methoden vorher vergebens angewandt haben. Die Methode des Ausspritzens dürfen wir daher niemals aufgeben, auch wenn wir bei dem ersten Versuch keinen Erfolg gehabt haben. Nach Verlauf einiger Tage, während welcher wir das Ohr bei antiseptischer Behandlung ruhig lassen, müssen wir von

---

[1]) Dictionnaire des antiquités grecques et romaines. Daremberg Saglio, Bd. I. T. II. S. 1109.

[2]) La méthode curatoire par Thiery de Hery. Paris, 1552.

[3]) Archivo internazionale di laringol. rinolog. etc October, 1889. Jahrg. V. S. 244.

[4]) Münch. medizinische Wochenschr. 1897. S. 17.

[5]) Archiv für Ohrenhlk. Bd. 59. S. 162.

neuem durch Ausspritzungen Versuche zur Extraction machen, nicht selten erreichen wir sie dann doch.

Wenn das Trommelfell eine grosse Perforation zeigt, misslingen gewöhnlich die Versuche mit dem Ausspritzen; denn die eingespritze Flüssigkeit dringt durch den Riss des Trommelfells in die Trommelfellhöhle und von dort in die Eustachische Ohrtrompete und weiter in die Rachenhöhle. Misserfolg hat das Ausspritzen auch bei fremden Körpern, die fest in dem äusseren Gehörgang oder in der Trommelfellhöhle eingekeilt sitzen. (Rodmann) [1].

Für die Therapie durch Ausspritzen spricht auch die Statistik des Professor Zaufal, nach der von 109 fremden Körpern im Ohr 92 durch Ausspritzungen extrahiert wurden und er nur bei den übrigen 17 gezwungen war, zu der Extraction durch Instrumente zu schreiten. Ein ähnliches Resultat ergiebt die Statistik des Prof. Schwartze und sehr vieler anderer.

---

[1] Medical record, 30 September. 1893.

ZWEITES KAPITEL

Extraction durch Aufsaugen.

Die Methode der Extraction der fremden Körper, Insekten und Würmer durch Aufsaugen ist ebenfalls eine sehr alte und wurde zu den verschiedenen Zeiten verschieden ausgeführt. Bald durch ein Metallröhrchen, von dem man das eine Ende in den äusseren Gehörgang einführte, während der Arzt das andere Ende in den Mund nahm und kräftig aufsog, bald durch einen Rohrhalm, oder blos durch den Mund. Dies erwähnen zuerst die Inder. (Siehe Archigenes, Alexander Trallianus, Paul Ägineta, Rhazes Abulkassim). Abulkassim erwähnt noch dabei, man müsse das in die Mündung des äusseren Gehörgangs eingeführte Ende des Röhrchens durch eine Mischung von Pech und Öl oder nur durch Wachs versehen, um es hermetisch abgeschlossen von den Wänden der Mündung des äusseren Gehörgangs ein führen zu kümmen.

Um den fremden Körper aufzusaugen, empfiehlt Mesue, der Jüngere die Anwendung der blinden Schröpfköpfe, die zur Bildung eines luftleeren Raumes auf das Ohr gesetzt, werden, wodurch der fremde Körper nach aussen gezogen wird. Schröpfköpfe empfehlen auch Gilb. Anglicus, Bruno von Longoburg, Lenfranche, Savanarola und Bertrucius. Derselbe Mesue führte dann auch zu demselben Zweck ein mit einem Kolben versehenes Metallröhrchen in den äusseren Gehörgang und bildete durch Zurückziehen des Kolbens den gleichen luftleeren Raum zum Aufsaugen des fremden Körpers.

Die Methode des Aufsaugens mit dem Röhrchen und dem Munde empfehlen auch Gui de Chauliac, Const. Africanus, Gilb. Anglicus, Nicole, Lazarus Rivier und Abulkassim. Letzterer zeichnet uns auch das im Gebrauch befindliche Röhrchen. (Siehe Bild 2 N° 5). Arculano benutzte zur Aufsaugung und Bildung eines luftleeren Raumes eine längliche Blase, in deren Öffnung ein Röhrchen hermetisch eingefügt ist, dieses wird bei zusammengedrückter Blase in die Öffnung hermetisch von den Wänden der Gehörgangs-Mündung abgeschlossen eingeführt, wodurch wiederum der luftleere Raum gebildet wird. Auch ein kleiner Blasebalg, der als Spitze ein Röhrchen trägt, dessen Weite der Mündung des äussern Gehörgangs entspricht, wird gebraucht. Bei geschlossenem Blasebalg wird das Röhrchen in den äusseren Gehörgang eingeführt und ersterer auseinandergezogen; durch Bildung des luftleeren Raumes geschieht auch hier die Aufsaugung.

Giovanni Micaele Savanarola und Giovanni Andrea della Croce empfehlen anstatt der Aufsaugemethode die des Hineinblasens und gebrauchen dazu dasselbe Röhrchen. Letzterer ersetzt sogar das metallene Röhrchen durch ein solches aus Rohr oder dem Flügel eines Truthahns, eines Adlers oder eines anderen grossen Vogels zur Einführung in den äusseren Gehörgang, um fremde Körper oder Wasser zu extrahieren.

Dass die beiden zuletzt genannten Methoden grossen Erfolg aufweisen, möchten wir bezweifeln; wir wandten die erstere mit einer metallenen Spritze, deren Röhrchen wir hermetisch von den Rändern der Mündung des äusseren Gehörgangs abgeschlossen in denselben einführten, vielfach zur Extraction fremder Körper an, aber ohne jedes Resultat Wie versuchten es auch nach dem Vorbild Cozzolinos [1]) mit

---

[1]) Zeitschr. für Ohrenhlk. Bd. XX. 1889. S. 155, und Annales des maladies de l'oreile. Bd. XIV. S. 555, und Bd. XV. 1889. S. 165.

einer Spritze mit ziemlich grossem Kautschukballon, führten dessen Spitze, nachdem wir den Ballon fest zusammengedrückt hatten, unter demselben hermetischen Abschluss in die Mündung des äusseren Gehörgangs ein und liessen dann den Druck nach. Es wurde zwar die in dem Ohr befindliche Luft von dem sich langsam füllenden Ballon aufgesogen, leider aber ohne den fremden Körper mitzuziehen; Dr. Cozzolino hatte jedoch das Glück einen Johannisbrotkern auf diese Weise zu extrahieren.

Gilbertus Anglicus ist für die Aufsaugemethode in der Form des direkten Aufsetzens des Mundes auf die Mündung des äusseren Gehörgangs der Person, die den fremden Körper im Ohr trägt. Diese Art wird auch heute noch von empirischen Ärzten angewandt, die so den Eiter aus einem eiternden Ohr saugen.

DRITTES KAPITEL

Extraction durch Neigen des Kopfes.

Schon im Altertum wurde diese in die Otologie eingeführte Methode, die Extraction von fremden Körpern durch Seitwärtsneigen des Kopfes nach der dem leidenden Ohr gleichliegenden Schulter zu bewirken, dazu benutzt, um ins Ohr gedrungenes Wasser herauszubringen.

Schon von Archigenes angeführt, finden wir sie auch in den späteren Jahrhunderten nicht nur zur Entfernung von Wasser aus dem Ohr, sondern auch bei anderen fremden Körpern, Würmern und Insekten angeraten. So von Rhazes, Abu Dschafar, Bruno von Longoburg, Arculano, Felix Plater, Fabricius ab Aquapendente, Pierre Dionis, Gal, Vidal u. s. w.

Nicht selten glückt diese Methode auch in den neuesten Zeiten noch, besonders bei kleinen Körpern und Schrötkörnern von kleinerem Kaliber, die tief in der untern Höhlung sassen, welche von dem Tympanum und der unteren Wand des äusseren Gehörgangs gebildet wird; beim Neigen das Kopfes kommt dann der fremde Körper gleitend nach aussen. So glückte es Voltolini [1]) durch diese Methode eine Perle zu extrahieren. Vidal [2]) berichtet von einem Patienten, der ein Stückchen Koralle im Ohr hatte, infolge dessen sich intensive Erscheinungen von Delirium und Gehirnaffectionen zeigten. Der Patient legte sich eines Nachts auf das leidende Ohr und am Morgen fand sich der fremde Körper auf dem Kopfkissen.

---

[1]) Archiv für Ohrenhlk. Bd. I. 1864 und Bd. XVI. 1880. S. 218.
[2]) Traité de Pathologie externe par Aug. Vidal. Paris, 1855. S. 370.

VIERTES KAPITEL

Extraction durch Erschuetterung u. s. w.

Die Methode der Erschütterung wurde auf verschiedene Weise ausgeführt und ist sehr alt; sie erfuhr in den verschiedenen Jahrhunderten mancherlei Veränderungen. So wurde der Patient von Celsus auf einen Tisch gelegt, der nur einen Fuss in der Mitte hatte und es wurde dann mit einem Hammer da gegen den Tisch geschlagen, wo die Füsse ruhten. Archigenes band die erwachsenen Patienten auf ein Brett, hob es am Kopfende auf und liess es dann niederfallen, um eine Erschütterung des Körpers hervorzurufen; die Kinder jedoch hob er an dem einen Fuss mit dem Kopf nach unten in die Höhe und schüttelte so den Körper. Diese Methode wird nach vielen Jahrhunderten wieder von Alex. Benedetti und Mercurialis empfohlen. Paul von Ägina ersetzte die Erschütterung des ganzen Körpers durch die des Kopfes nur, indem er das den fremden Körper tragende Ohr auf einen kleinen Reifen legte und dann den Kopf ershütterte. Auch Fabricius ab Aquapendente folgte dieser Methode. Pierre Dionis beschränkt sich einfach auf die Erschütterung des seitwärts geneigten Kopfes und lässt den Reifen weg.

Die Änderungen der Methode der Erschütterung beschränkten sich aber nicht nur auf die beschriebenen, sondern wir finden auch noch andere. Abu Dschafar z. B. führte sie durch einfache mit der Hand ausgeführte Massage des den fremden Körper tragenden Ohrs aus, und Lenfranche, Pietro d'Argyllata und Filipo Masiero schlagen vor, mit der Hand gegen das Ohr zu schlagen. Von all den verschiedenen Methoden der Erschütterung hat sich viele Jahrhunderte hindurch die des Springens erhalten; sie wird zuerst von Archigenes angeführt und blieb bis zum XVII Jahrhundert im Gebrauch. Wir halten es für überflüssig, die verschiedenen Anwendungen hier zu wiederholen und verweisen den Leser auf die im ersten und zweiten Kapitel des I Teils unseres Werkes angeführten zahlreichen Fälle. Heute findet diese Methode kaum noch Anwendung.

FÜNFTES KAPITEL

Extraction durch Niesen, Husten u. s. w.

Eine andere Art der Erschütterung ist die durch Niesen Husten oder Räuspern hervorgerufene. Sie wirkt in doppelter Weise, einmal durch die Erschütterung des Kopfes zur Zeit des Niesens u. s. w. und ferner durch den Durchgang von Luft durch die Eustachische Ohrtrompete und weiter nach aussen zu, wodurch der fremde Körper besonders bei perforiertem Trommelfell, mitgezogen werden kann.

Es scheint, dass man schon in den ältesten Zeiten die Eustachische Ohrtrompete und ihre Funktion aus Überlieferung gekannt hat. Wir wissen, dass sich schon Alkmäon, im V Jahrhundert v. Chr. mit der Anatomie des Ohrs und besonders mit der vergleichenden Anatomie beschäftigte, indem er Ziegenköpfe secierte. So kam er zur Kenntnis des engen Kanals, der sich vom Ohr bis zum Rachen hinzieht, und später Eustachische Ohrtrompete genannt wurde. Dass man im Altertum die Eustachische Ohrtrompete und ihre Funktion kannte, bestätigt auch die Bemerkung des Cassius [1], des Iatrophisten, der im I Jahrhundert n. Chr. lebte Er spricht über das Gehör und sagt, man höre in dem Moment des Gähnens schwer, denn das Öffnen des Mundes verhindere es, dass die Luft von aussen in das Ohr dringe, (womit er die Luft meint, die durch die Eustachische Ohrtrompete eindringt). Die Eustachische Ohrtrompete war, wie es scheint, auch bei den Indern bekannt und zwar schon

---

[1] Physici et medici Graeci minores. Bd. I. S. 151.

in den ältesten Zeiten. Das ersehen wir aus dem indischen Gedicht, Valavarata[1]) oder Auszug aus Mahavarata, das von Amara oder Amarasandra, dem Schüler des weisen Zinadata, gedichtet wurde In diesem Buch heisst es in der griechischen Übersetzung: «Καταπιεσθέντος δὲ τοῦ σώματος τοῦ Ἀλαμβάλα ἐξῆλθεν ἐκ τῶν ὀπῶν τῶν αἰσθήσεων αὐτοῦ ἦχος καὶ αἷμα καὶ φλὸξ καὶ ἀήρ». «D. i. «Als man den Körper Alamvalas marterte, kamen aus den Öffnungen seiner Sinne, Schall, Blut, Flammen und Luft». Das Gedicht wurde im I Jahrhundert v. Chr verfasst.

Da man also die Eustachische Ohrtrompete kannte, so war es auch natürlich, dass man sie zur Extraction von fremden Körpern, Würmern und Insekten mit heranzog, damit bei der durch Niesen u. s. w. hervorgerufenen Eschütterung durch die sie durchströmende Luft auch die Extraction gefördert werde.

Zuerst empfiehlt Celsus das Niesen u. s. w. dann Archigenes gleichzeitig mit dem Verschliessen des Mundes und der Nasenlöcher, und darauf wurde Jahrhunderte hindurch diese Methode bis auf Samuel Vogel beibehalten, unterstützt durch kleine Hülfsmittel. Bald liess man den Niesemitteln Eintröpfelungen öliger Substanzen in den äusseren Gehörgang vorausgehen, um den Austritt des fremden Körpers zu erleichtern, wie Mesue, der Jüngere, Averroes, Arnaud de Villeneuve und andere, bald mussten die Patienten beim Niesen u.s.w. den Kopf nach der dem leidenden Ohr gleichliegenden Schulter neigen, wie Serapion, der Ältere, und Savanarola. Andere wieder raten, es möchten dem Niesen u.s.w. Eintröpflungen von öligen Substanzen in den äusseren Gehörgang vorhergehen oder nicht, wie Avicenna, Gui de Chauliac, Pietro d'Argyllata, Riolan, (Vater), u. a. m. Noch andere wünschen, man solle beim Niesen u. s. w. die Ohrmuscheln

---

[1]) Valavarata, indisches Gedicht übersetzt von Dem Galanos Athen, 1847. Bch. VII. Kap. IV. Vers 62. S. 648.

nach aussen ziehen, wie Nicola Nicole anrät. Als Niesemittel verordneten Abulkassim, Arculano, Alex. Benedetti u.a. den Helleborus.

Giovanni Arcolano führt dann noch die Methode des Valsava an, der wünscht, dass der Patient mit zugehaltenen Nasenlöchern tief Atem holen und dann den Atem anhalten solle, damit kein Niesen hervorgerufen werde. So viel über die Methode des Niesens, Hustens und Räusperns, die ebenfalls heute nicht mehr angewendet wird.

SECHSTES KAPITEL.

Einspritzungen durch die Eustachische Ohrtrompete.

Den Gedanken, die Eustachische Ohrtrompete dazu zu benutzen, um durch dieselbe von der Mündung der Rachenhöhle aus Einspritzungen in das mittlere Ohr und bei perforierten Trommelfell in den äusseren Gehörgang zu machen, hat zuerst Deleau [1]) zur Ausführung gebracht Ein kleines Mädchen hatte einen kleinen Kieselstein in seinem rechten Ohr, welchen man durch gewaltsame Extractionsversuche nach Perforation des Tympanums in die Trommelfellhöhle hinabgestossen hatte, worauf Paralyse des Facialis eingetreten war. Deleau machte nun mit Hülfe eines Katheters durch die Eustachische Ohrtrompete von der Mündung der selben nach der Rachenhöhle zu Einspritzungen in die Paukenhöhle und extrahierte den Kieselstein. Diese Methode empfehlen auch Bezold [2]) und Voltolini [3]).

---

[1]) Gazette méd. de Paris. 1835. Bd. III. No 19. S. 303.
[2]) Monatschrift für Ohrenhlk. sowie für Kehlk-Nasen-Rachenk. Bd. XXV. Berlin, 1891, S. 144.
[3]) Archiv für Ohrenhlk. Bd. XII Leipzig, 1877. S. 165.

SIEBENTES KAPITEL

Verschiedene Methoden zur Extraction von ins Ohr gedrungenem Wasser.

Zur Extraction des ins Ohr gedrungenen Wassers giebt es ausser dem Neigen des Kopfes, der Methode des Springens, des Niesens, des Aufsaugens und Hineinblasens, über die wir oben gesprochen haben noch folgende Die durch Auftrocknen des Wassers durch Watte, die man in den äusseren Gehörgang einführt, empfohlen von Const. Africanus, Bruno von Longoburg, ferner die durch Einführung eines mit einem Faden zusammengebundenen Schwämmchens, empfohlen von Mesue, dem Jüngeren, Gui de Chauliac Bernardus Gordonius, Giovanni de Vigo und Arculano, Anstatt der Watte und des Schwämmchens verordnet Mesue, der Jüngere, auch die Seide der Seidenmuschel, Hollundermark oder auch einen kleinen Stab in das Ohr einzuführen, wodurch bei seitwärts geneigtem Kopf das Ausfliessen des Wassers erleichtert wird. Zu demselben Zweck rät Giovanni de Vigo einen gewöhnlichen Katheter an.

Die anderen Methoden zur Extraction des Wassers beruhen auf den Einfluss der Wärme, den man in verschiedener Weise benutzt, d. i. man nimmt bald einen heissen Stein und legt ihn auf die Öffnung des Ohrs, wie Abulkassim wünscht, bald ein heisses Eisenblech nach Savanarola, bald führt man einen Rohrhalm in den äusseren Gehörgang ein, in den wieder ein heisses, eisernes Stäbchen geschoben wird, bald nur einen kleinen Rohrhalm, ein Stäbchen oder ein Stückchen zusammengedrehten Papyrus, von denen man das ausserhalb des Ohrs befindliche Ende mit Öl bestrich oder mit Watte umwickelte, dasselbe dann anzündete und wartete, bis das Feuer sich der Mündung des äusseren Gehörgangs genähert hatte. Dann zog man es heraus und das im Ohr befindliche Wasser war verdampft, wie uns Rhazes, Avicenna, Abu Dschafar, Abulkassim, Gariopontus, Const. Africanus, Gui de Chauliac, Jean Fernel und Arculano berichten. Bruno von Longobarg dagegen verfährt in derselben Weise mit einem Stückchen aufgedrehten dicken Bindfadens; einen solchen benutzte endlich auch Lenfranche, dazu auch ein Stückchen Weidengerte oder Weinrebe, deren ausserhalb des Ohrs befindliches Ende er mit Wachs bestrich und anzündete, um das Verdampfen des im Ohr befindlichen Wassers zu bewirken. Auf dem Prinzip des Lenfranche beruht; wie man wohl sagen darf, auch der Gebrauch des Kiropanons (gewächste Leinwand), von dem wir oben berichteten, dass dasselbe noch heute in Griechenland als Hausmittel gebraucht wird.

ACHTES KAPITEL

Sonderbare Therapien der ins Ohr geratenen fremden Koerper u. s. w.

Hierher gehört zunächst eine sehr merkwürdige Therapie, die wir nur aus historischem Interesse anführen. Es wurde eine lebendige oder soeben erst verendete Eidechse mit dem Kopf in den äusseren Gehörgang des leidenden Ohrs eingeführt und ungefähr drei Stunden darin gelassen. Beim Herausziehen fand man dann den fremden Körper in dem Maul des Tierchens, so lesen wir wenigstens bei Giovanni Arculano und später bei Sennertus. Ebenfalls sonderbar ist die Methode, zur Therapie einfache warme Bäder, zuweilen verbunden mit Eintröpfelungen von öligen Substanzen in das Ohr, mit zu verwenden, um den Körper des Patienten zu erweichen, wie es heisst, bevor man Schritte zur Extraction tat. Anhänger dieser Methode sind: Mesue, der Ältere, Rhazes, Gariopontus, Placentinus, Nic Nicole und Arculano.

Die folgenden Methoden beruhen alle auf der Anwendung chirurgischer Instrumente; wir wollen daher hier auf dieselben, mit Ausnahme der Ohrspritze und des Katheders, über die wir oben mehr oder weniger ausführlich sprechen mussten, etwas näher eingehen. Da unsere heutigen Instrumente fast nur Umbildungen der antiken sind, so werden wir hier für diese ein besonderes Kapitel einschalten.

NEUNTES KAPITEL.

Antike chirurgische Instrumente.

Von chirurgischen Instrumenten, welche die alten Griechen und Römer zur Extraction fremder Körper u. s. w. im Ohr anwandten, ist uns eine Fülle von Exemplaren in den Museen von Athen, Neapel u.s.w. erhalten. Sicher dürfen wir bei denselben nicht die Vollkommenheit erwarten, wie sie unsere heutigen Instrumente zeigen, doch giebt uns die grosse Zahl der verschiedenen Formen und Grössen derselben eine Idee von der Mannichfaltigkeit der im Altertum zur Anwendung gebrachten chirurgisch-otologischen Instrumente. Nach dem damals herrschenden Gebrauch wurden dieselben von den Ärzten, die sie erfunden hatten, in das Heiligtum des Gottes (Asklepios) gebracht und ihm geweiht)

Bei der Extraction der fremden Körper im Ohr spielen bei den Alten gewöhnlich die Ohrspritze, der Ohrlöffel, die Sonde, der Haken, die Ohrpenzette, das kleine Messer und die Nadeln eine grosse Rolle und wir müssen, wenn wir die erhaltenen antiken Exemplare dieser Instrumente genauer betrachten, gestehen, dass sie für den Stand der Medizin jener Zeiten vollständig genügten, wie überhaupt die aus jener Zeiten erhaltenen chirurgischen Instrumente. Wir sind sogar der Ansicht, man dürfe behaupten, dass die antiken Instrumente den späteren zum Vorbild gedient haben.

Um unserer vorliegenden Arbeit eine möglichst voll-

---

[1]) Sprengel, Histoire de la médicine. Bd II. S. 165.

ständige Zusammenstellung von antiken Instrumenten beigeben zu können, durchforschten wir die einzelnen Schränke des archäologischen Museums in Athen und lasen, in liebenswürdiger Weise dabei von dem Museumsdirector Herrn Dr. Staïs unterstützt, die unserm Zweck dienenden sorgfältig aus, ordneten sie zeitgemäss und photographierten sie mit der gern gewährten Erlaubnis des gleichen Herrn, dem wir an dieser Stelle unsern Dank aussprechen. So erhielten wir die fünf beigehefteten Tafeln.

I Tafel
(Natürliche Grösse)

Diese Tafel enthält 25 Ohrlöffel aus Knochen; die Zeit, aus der diese Instrumente stammen, ist unbekannt.

II Tafel
(Neun Zehntel der nat. Grösse).

Sie zeigt folgende metallene chirurgische Instrumente:

N° 1) Doppelter Haken.

N° 2) Ohrlöffel (Kat. N° 11779) auf Kreta in der Grotte des Berges Ida gefunden. (VII oder VI Jahrhundert v. Chr.).

N° 3-8) Verschiedene Griffe, in denen Bistouris, Raspatoria und Meissel befestigt wurden. (Hellenische Zeit VII-III v. Chr.).

N° 9) (Kat. N° 12834) Ohrlöffel mit silberner Kette aus Thessalien, gefunden beim Dorfe Sesklos 1903. (2000 v. Chr.).

N° 10) Chirurgischer Hammer. (VII oder VI Jahrh. v. Chr.).

N° 11) Ohrpenzetten, die vorderen Spitzen knieförmig nach unten gebogen. (VII oder VI Jahrh. v. Chr.)

N° 12) Penzette oder gewöhnliche Haarpenzette. (VII oder VI Jahrh. v. Chr.).

N° 13) Drei Haarpenzetten. (Hellenische Zeit).

N° 14) Raspatorium oder scharfer Ohrlöffel »   »

N° 15) Chirurgische Spatula. »   »

N° 16) Chirurgischer flacher Meissel. »   »

III Tafel.
(Hälfte der nat. Grösse)

N° 1 u. 2) Ohrpenzetten, einzig in ihrer Art wegen ihrer Form. (Hellenische Zeit).

N° 3-5) Chirurgische Penzetten gewöhlicher Art, die, nach ihrer Form zu schliessen, auch als Ohrlöffel dienten. (Hellenische Zeit).

N° 6) Gegabelte Penzette von eigenartiger gebogener Form, wahrscheinlich auch eine Ohrpenzette (Hellen. Zeit).

N° 7) Ohrpenzette in Zangenform. (Hellenische Zeit)

N° 8) (Kat. N° 5590) Ohrlöffel, 1903 bei den Ausgrabungen in Argos in einem Grabe gefunden. (Mykenische Zeit, 1500 v. Chr.).

N° 9) Silberner Ohrlöffel, sonderbar in Bezug auf seine Länge und schlangenartige Form, dessen Griff in einen Haken ausläuft; so vereinigt dieses Instrument zur Extraction fremder Körper zwei in sich, Ohrlöffel und Ohrhaken. (Hellenische Zeit).

N° 10) (Kat. N° 13202) Ohrlöffel, gefunden bei den Ausgrabungen der «Ecole française» am Ptoon Berg. (VI oder V Jahrh. v. Chr.).

N° 11) Drei chirurgische Nadeln. (Hellenische Zeit).

N° 12) Bohrer zur Durchbohrung des Schädels. (Zeit unbekannt).

N° 13) Unzweifelhaft chirurgisches Messer, da auf seiner Klinge die Schlange des Aesculap abgebildet ist. (Wahrscheinlich IV oder III Jahrh. v. Chr.).

N° 14-18) Verschiedene chirurgische Messer (Hellenische Zeit).

N° 19-22) Verschiedene Raspatoria und Meissel. (Hellenische Zeit).

IV Tafel
(Zwei Drittel der nat. Grösse)

N° 1) Hebelöffel (ἀρύταινα) für Arzneien. (V Jahrh. v. Chr. (Kat. N° 3667).

N° 2) Chirurgischer Spatel mit Sonde. (V oder IV Jahrhundert v. Chr.).

N° 3) Zwei chirurgische Raspatoria. (Hellenische Zeit).

N° 4-18) Ohrlöffel mit Sonden von verschiedener Form und Grösse. (Hellenische Zeit),

N° 19) (Kat. N° 11779). Ohrlöffel aus Kreta, Grotte des Berges Ida. (VII oder VI Jahrh. v. Chr.).

N° 20) Vier chirurgische Nadeln. (Zeit unbestimmt).

N° 21) Ohrpenzette in Form eines Zirkels.

V TAFEL
(Zwei Drittel der nat. Grösse)

N° 1) Sechs Ohrlöffel aus Knochen, gefunden in einem Grabe am Kerameikos (V oder IV Jahr. v. Chr.). (Kat. N° 3833).

N° 2) Instrument, das dazu gedient haben mag, den Finger des Arztes, der die Rachenhöhle untersuchte, vor dem Biss des Patienten zu schützen. (Kat. N° 3720).

N° 3) Ohrlöffel aus Olympia, vom « Deutschen archäol. Institut» ausgegraben. (V Jahrh. v. Chr.) (Kat. N° 6296).

N° 4) Ohrlöffel aus Olympia, wie oben. (Kat. N° 6295).

N° 5-6) Ohrlöffel aus Marathon. (Hellenische Zeit). (Kat. N° 3707).

N° 7) Ohrlöffel aus Gold von vollendeter Arbeit aus Mykenae, 1892 ausgegraben. (Myken. Zeit) (Kat. N° 2883).

N° 8) Ohrlöffel aus Kreta (Kat. N° 3690). (Vielleicht VI Jahrh. v. Chr.).

N° 9) Messer auf der Akropolis von Mykenä gefunden. (Myken. Zeit). (Kat. N° 2606).

N° 10) Ohrlöffel. (Kat. N° 3704). (Hellenische Zeit).

N° 11) Medizinisches Besteck.   »   »   (Kat. N° 662).

N° 12) Chirurgischer Spatel aus Dodona. (Kat. N° 234). (VI Jahrh. v. Chr.).

N° 13) Ohrlöffel aus Dodona. (Kat. N° 233) (VI Jahr. v. Chr.).

N° 14) Die Hälfte einer chirurgischen Schere aus Dodona. (VI Jahrh. v. Chr.). (Kat. N° 888).

N⁰ 15) Silberner Ohrlöffel in Form einer Schlange aus Dodona. (VI Jahrh. v. Chr.). (Kat. N⁰ 237).

N⁰ 16) Penzette aus Dodona. (VI Jahrh. v. Chr). (N⁰ 11-16 Sammlung Karapanos).

N⁰ 17) Ohrlöffel aus Knochen, gefunden in Korinth. (Hellenische Zeit). (Kat. N⁰ 3848).

N⁰ 18) Ohrlöffel aus Knochen, gefunden in Athen. (Hellenische Zeit). (Kat. N⁰ 3829).

N⁰ 19) Wie oben, gefunden in Tanagra. (V oder IV Jahr v. Chr.). (Kat. N⁰ 3836).

N⁰ 20) Wie oben gefunden im Heraion bei Nauplia. (VI oder V Jahrh. v. Chr.). (Kat. N⁰ 62).

N⁰ 21-24) Vier vielleicht chirurgische) Messer, gefunden auf der Akropolis von Mykenae. (Myken. Zeit). (Kat. N⁰ 2744).

N⁰ 25) Ohrlöffel aus Knochen, aus einem Grabe in Tanagra. (V oder IV Jahrh. v. Chr.). (Kat. N⁰ 3827).

N⁰ 26) Messer (vielleicht auch ein chirurg.) aus Mykenae. (Mykenische Zeit). (Kat. N⁰ 5408).

VI Tafel

Sammlung chirurgischer Instrumente aus Pompeji im «Museo Nazionale» in Neapel.

Als wir im Dezember 1904 Neapel besuchten, bemerkten wir in dem kleinen Museum in Pompeji zwei kleine Penzetten unter N⁰ 392 und N⁰ 1873, (I Jahrh. n. Chr.) welche der auf unserer VI Tafel unter N⁰ 13 abgebildeten gleichen. Weitere Instrumente fanden wir in Pompeji nicht, wohl aber im «Museo Nazionale» in Neapel, wohin die Funde aus den Ausgrabungen, der 79 n. Chr. unter der Lava begrabenen Stadt Pompeji gebracht waren. Unter den ausgegrabenen Antiquitäten befindet sich auch eine nicht unbedeutende Sammlung von medizinischen Instrumenten. Wir können jedoch mit vollem Recht behaupten, dass sie der im Zentralmuseum in Athen bei weitem nachsteht, sowohl was die Fülle von Instrumenten anbelangt, als auch besonders, weil die

Instrumente der Athener Sammlung verschiedene Epochen der Medizin repräsentieren.

In dem «Museo Nationale» in Neapel fanden wir im oberen Stock (III Piano nuove Sala II) in einem kleinen Glasschrank ziemlich viele Ohrlöffel aus Knochen, deren Abbildung wir auf der VI Tafel unter N° 21 wiedergeben. Im zweiten Stock (II Piano, Sale de petits bronces) sahen wir die übrigen erhaltenen chirurgischen Instrumente, die unsere Tafel unter N° 1-13 aufweist. Es sind Ohrlöffel, Spatel, Sonden, Raspatoria und Ohrpenzetten. N° 14) zeigt eine Ohrspritze, N° 18) fünf chirurgische Haken, N° 19) eine zangenartige Penzette, deren vordere Arme löffelartig auslaufen. Die innere Seite dieser Löffel ist gezähnt und in der Mitte der gezähnten Fläche befindet sich bei beiden ein Loch, wenn die Penzette geschlossen wird, liegen die beiden Löcher auf einander. Wie es scheint, diente diese Penzette dazu, um die Wundränder, die sich nach dem chirurgischen Schnitt auseinanderziehen, in Berührung mit einander zu erhalten und sie dann zusammennähen zu können, wobei die Nadel durch die sich deckenden Löcher der Penzette gezogen wurde.

Die übrigen Instrumente der Tafel, die Nummern 15-17, 20, 22-27 sind genau in gleicher Form in den Tafeln I-V enthalten und unterlassen wir daher eine Wiederholung der Beschreibung derselben.

Auch in München und Florenz fanden wir in den Museen antike chirurgische Instrumente, Sonden und Penzetten, aber in sehr geringer Zahl. Wir bildeten dieselben nicht ab, weil sie zum Teil nicht bemerkenswert waren, zum Teil den in den Tafeln I-V durchaus gleichen.

Derartig waren also die chirurgisch- otologischen Instrumente der Griechen und Römer, die uns durch die Ausgrabungen erhalten sind, mit diesen vollführten sie die Therapie der Ohrenkrankheiten und die Extraction der fremden Körper, Würmer und Insekten aus dem Ohr.

ZEHNTES KAPITEL.

Extraction der fremden Koerper durch Erweiterung des aeusseren Gehoergangs.

Die Extraction der fremden Körper wird wesentlich durch die Erweiterung der Röhre des äusseren Gehörgangs erleichtert, die man früher vor der Erfindung des Otoskops durch einfaches Zurückziehen der Ohrmuschel erreichte. Seit Gui de Chauliac bewirkte man diese Erweiterung durch die Einführung des Otoskops und so wurde die Besichtigung und die Extraction bequemer; die Erweiterung des äusseren Gehörgangs durch das Otoskop erwähnen zuerst de Vigo, Morgani, Fallopio u. a. m.

Die Erweiterung durch das Otoskop nützt zwar bei physiologischer Beschaffenheit der Wände der Röhre des äusseren Gehörgangs, aber oft nicht bei Wänden, die infolge vorhergegangener Extractionsversuche geschwollen oder entzündet sind, da die Röhre des äusseren Gehörgangs in einem solchen Falle sehr verengt ist und gewöhnlich jeder neue Extractionsversuch misslingt. In diesem Falle ist die Erweiterung durch einen längs der Röhre desselben geführten Schnitts geboten. Diesen Schnitt rät zuerst Dolaeus bei festen fremden Körpern an, die im knöchrigen Abschnitt des äusseren Gehörgangs sitzen. Er führt einen Längschnitt auf der oberen Wand der Röhre des äusseren Gehörgangs aus und erleichtert durch die dadurch entstandene Erweiterung die Einführung der zur Extraction geeigneten Instrumente. Für den Schnitt zieht er diese Wand vor, weil an dieser Stelle keine wichtigen Blutgefässe vorhanden sind. Den gleichen

Schnitt empfiehlt zu demselben Zweck auch Du Verney, mit dem einzigen Unterschied, dass er denselben sowohl an der oberen als auch an der hinteren Wand der Röhre des äusseren Gehörgangs anrät. Auch Monteggia ist für die Erweiterung durch einen Schnitt, während Leveillé wünscht, man solle, statt den Schnitt auszuführen, eine Penzette einführen, so würde man denselben Zweck erreichen, indem man die Schenkel der Penzette einfach auseinanderziehe.

In neueren Zeiten wurde zu diesem Zwecke die Anwendung eines zusammengedrückten und gebundenen Schwämmchens oder Laminaria angeraten. Das führte Dr. Charles Destanche [1]) bei einem Fall aus, bei dem einem Patienten ein Stückchen Rübe in den äusseren Gehörgang geraten war Durch ungeschickte Extractionsversuche hatte man dasselbe tiefer gestossen und es war dadurch eine Verengung des äusseren Gehörgangs eingetreten, die Gehirnerscheinungen zur Folge hatte. Er wandte daher das erwähnte Schwämmchen zur Erweiterung des äusseren Gehörgangs an, um den fremden Körper extrahieren zu können. Rodman [2]) wieder verwirft das erwähnte Schwämmchen und zieht die Ablösung der Ohrmuschel als eine leichte Operation vor. Dr. Bobone [3]) empfiehlt bei Verengung des äusseren Gehörgangs Versuche mit Schnitten auf den entzündeten und geschwollenen Wänden des äusseren Gehörgangs zu machen und dabei Zincum chloricum 1 % einzutröpfeln. Wenn dann Entzündung und Anschwellung vergangen sei, solle man die Extraction versuchen.

---

[1]) Archiv für Ohrenhlk. Bd. XXV. S. 146.
[2]) Annales des maladies de l'oreille. Bd. XIX. Paris. 1893.
[3]) Archivo internazionale di laring - rinolog - otolog. October 1889. Jahrg. V. S. 246.

ELFTES KAPITEL

Extraction durch die Adhaesivmethode.

Die sogenannte Adhaesivmethode datiert aus dem III Jahrhundert v. Chr. und Apollonius, der Empiriker war der erste, der sie zur Extraction von Fremdkörpern und Insekten aus dem Ohr empfiehlt. Nach dieser Methode umwickelt man eine Sonde an ihrem Kopfende mit weichem Tuch, taucht das umwickelte Ende in Harz und führt die so vorbereitete Sonde so weit in die Röhre des äusseren Gehörgangs ein, bis der vordere umwickelte Teil der Sonde mit dem fremden Körper in Berührung kommt, dann bleibt dieser auf dem Harz der Sonde kleben und wird mit dieser herausgezogen. Diese Methode empfiehlt auch Celsus, sie blieb viele Jahrhunderte im Gebrauch und wurde fast von den meisten Ärzten angewandt, bis Dr. Heimann Bressler zuerst über die Unzweckmässigkeit derselben sprach. Wir halten es für überflüssig, die verschiedenen Schriftsteller wieder anzuführen, die während all' dieser Jahrhunderte die Adhaesivmethode anführen, der Leser hat im I und II Teil dieser Arbeit ihre Namen gelesen. Wir führen nur an, dass die verschiedenen Klebesubstanzen, welche die einzelnen Schriftsteller als bei dieser Methode verwendet erwähnen, d. i. Harz, Vogelleim, Terpentin, gewöhnlicher Leim, Honig, Teer oder Gummi bald mit der Sonde, bald ohne dieselbe verwendet wurden; im letzteren Falle führte man einfach in Klebestoffe getauchte Watte ein.

Als Adhaesivmethode kann auch das Einführen der am Kopfende mit Watte umwickelten Sonde ohne Klebstoffe angesehen werden, wodurch kleine fremde Körper oder Insekten z. B. Flöhe, die an der Watte haften bleiben, mit herauskommen. Auch eine einfache Flocke Watte, sowie Frauen-, Hunde- und Ziegenhaare zu einem Püschel zusammengedreht und in den äusseren Gehörgang eingeführt, verfolgen denselben Zweck und sind hier zu erwähnen.

Wir wenden heute die Adhaesivmethode in folgender Weise an: Wir tauchen einen kleinen feinen Pinsel in eine Lösung von gewöhnlichem Fischleim oder Collodium und führen den mit dem Klebstoff versehenen Teil in den äusseren Gehörgang bis zu der Stelle, an der der fremde Körper haftet und versuchen ihn mit dem Klebstoff zu erreichen. Gelingt das, so lassen wir den Pinsel eine Zeit lang mit dem fremden Körper in Berührung, bis er darauf festklebt, was meistens misslingt, weil die physiologische Wärme des ausseren Gehörgangs das Trocknen der Klebesubstanz verhindert und damit auch das Haftenbleiben des fremden Körpers. Das Haftenbleiben misslingt noch mehr, wenn auch Otorrhöe vorhanden ist, in diesem Falle ist kein Festkleben des fremden Körpers zu erhoffen. Treten aber sehr günstige Bedingungen ein, die das Haftenbleiben des fremden Körpers fördern, so kommt er mit dem Pinsel heraus besonders, wenn der fremde Körper oder das Insekt klein und leicht ist.

Dr Guillaume [1]) tröpfelt das flüssige Guttapercha aus einem Löffel auf das ringförmige Kopfende einer Sonde aus Eisendraht, führt die so vorbereitete Sonde in den äussern Gehörgang und zwar so, dass der Ring auf den fremden Körper zu liegen kommt. Auf diesem läst er ihn fünf Minuten liegen, bis er fest daran haftet und dann zieht er die Sonde mit dem fremden Körper heraus.

Die Adhaesivmethode mit Fischleim heisst auch die Me-

---

[1]) Union médicale du Nord-Est. Dezember 1893.

thode Löwenberg[1]). Dieser behauptet, es sei ihm die Extraction mit derselben stets geglückt; er empfiehlt den in Tischler-Fischleim getauchten Pinsel eine Viertelstunde in Berührung mit dem fremden Körper zu lassen, damit das Festkleben gelinge. Dr. Mc. Leod[2]) extrahierte durch die Adhaesivmethode einen Kirschkern aus dem äusseren Gehörgang. Er verwandte dazu eine Feder, um deren vorderes Ende er ein Stückchen Leder gebunden hatte, dieses tauchte er in eine starke Cementlösung und führte das so vorbereitete Instrument in den äusseren Gehörgang. Hier brachte er den vorderen Teil des Instruments in Berührung mit dem fremden Körper und liess ihn eine halbe Stunde in dieser Stellung, darauf zog er den auf dem Cement haftenden Körper zugleich mit dem Instrument heraus.

Als zur Adhaesivmethode gehörig kann auch der Gebrauch der Laminaria zur Extraction fremder Körper gerechnet werden, und zwar dann, wenn man in die Löcher von Metall- oder Glasperlen ein Stückchen feiner Laminaria einführt. Nach dem Vorbild des Dr. Lucae werden dann einige Tropfen Wasser in das Ohr getan, wodurch die in dem Loch der Perle befindliche Laminaria anschwillt und die Perle festhält. Nach der zum Anschwellen der Laminaria genügenden Zeit zieht man dann die Laminaria, auf der die Perle sitzt, mit dieser heraus.

Ebenso müssen an dieser Stelle die Extractionen metallener, leicht beweglicher fremder Körper durch einen Magneten erwähnt werden. Zu diesem Zweck hält man einen ziemlich starken Magneten vor die Mündung des äusseren Gehörgangs, wenn er nicht verengt ist, der Magnet zieht den metallenen fremden Körper an und man nimmt ihn einfach von demselben ab. Dr. Koellreutter[3]) empfiehlt dazu

---

[1]) Berliner Klin. Wochenschrift, 1872. No 9
[2]) Zeitschr. für Ohrenhlk. Bd. X. 1880. S. 72
[3]) Archix für Ohrenhlk. Bd. 69. S. 312.

den Mellingerschen Innenpolmagneten und berichtet von einem Fall, bei dem er einem Manne eine mit einem Faden durchzogene Stahlperle in den Gehörgang bis zum Sinus Meati eingeführt hatte, ihre Grösse gestattete noch gerade das Passieren des Isthmus. Kaum wurde der Eisenpol der Öffnung des äusseren Gehörgangs genähert, so sprang die Perle ohne den geringsten Schmerz aus ihm heraus. Dr. Alexander[1]) extrahierte einem vierjährigen Kinde eine in der Tiefe des äusseren Gehörgang eingekeilte Stahlkugel, nachdem vorherige Extractionsversuche eines anderen Arztes misslungen waren, mit dem Hirschbergschen Elektromagneten, der mit einem geeigneten griffelförmigen Ansatz versehen worden war.

---

[1]) Archiv für Ohrenhlk. Bd. 76. S. 114. 1908.

ZWÖLFTES KAPITEL.

Extraction fremder Koerper mit dem Ohrloeffel.

Die Extraction der fremden Körper mit dem Ohrlöffel ist sehr alt und wurde bis heute beibehalten. Am frühesten wurde derselbe bei den Indern gebraucht, dann erwähnen ihn Apollonius, der Empiriker, Archigenes u. a. m. Der Ohrlöffel war jedoch schon vor diesen Ärzten nicht nur als chirurgisches, sondern auch als kosmetisches Instrument bekannt, mit dem man das Ohr von jedem Gegenstand reinigte, der von aussen hineingeraten oder darin entstanden war. Er hatte die Form, die wir auf unserer VI Tafel in verschiedenen Exemplaren wiedergegeben haben, dieselben genügen vollständig, um uns klar zu machen, welcher Art und Form die im Altertum gebrauchten Ohrlöffel waren.

Wie die Extraction der fremden Körper mit dem Ohrlöffel ausgeführt wird, hier auseinanderzusetzen, halten wir für überflüssig, wir müssen hier aber erwähnen, das wir bei dem Versuch, fremde Körper durch den Öhrlöffel aus dem Ohr zu extrahieren, ebenso wie bei jedem anderen Instrument, das Ohr gut durchleuchten müssen, um den fremden Körper genau sehen zu können, und dass uns ferner die dazu nötige Erfahrung und Geschicklichkeit nicht fehlen darf. Darum sagt Dr. von Tröltsch mit Recht, dass die eisernen und stählernen Instrumente, schlecht gehandhabt, oft bösere Folgen für das Ohr haben, als die fremden Körper selbst.

Die heute in Gebrauch befindlichen Ohrlöffel sind der von Rose, (Siehe Bild 33 N° 1) und der von Reimer (Siehe Bild 34). Diese hier abgebildeten Ohrlöffel können sehr gut durch kleinere ersetzt werden, welche man in Griffe einschraubt, wie uns Bild 35 zeigt. Durch diese gelingt

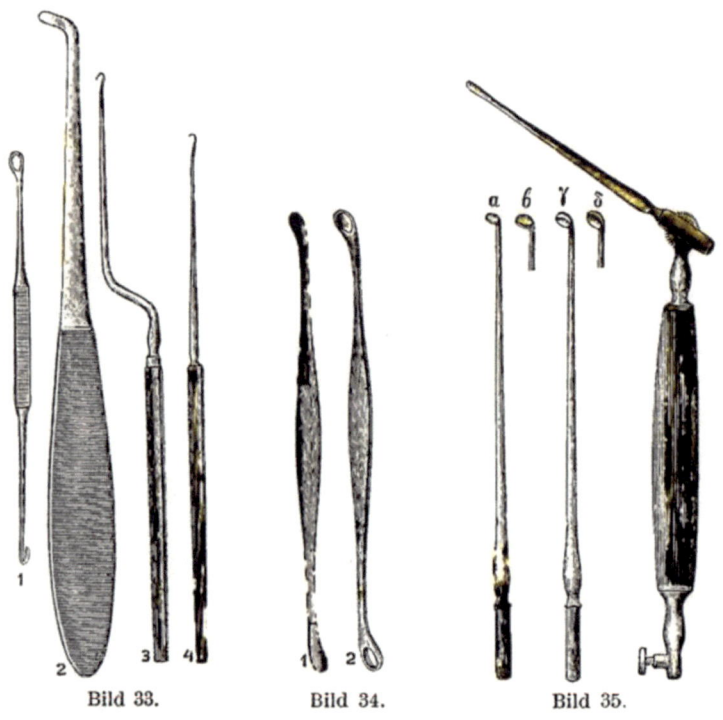

Bild 33.   Bild 34.   Bild 35.

uns die Extraction der fremden Körper aus dem Ohr sehr oft.

DREIZEHNTES KAPITEL.

Extraction der fremden Koerper mit dem Haken.

Die Extraction der fremedn Körper mit dem Haken ist nicht weniger alt; die Inder sind wieder diejenigen, welche zuerst diese Methode erwähnen, und der Haken bleibt dann bis in unsere Zeiten in Gebrauch. Die Form des Hakens in der ältesten Zeit sehen wir auf Tafel III N° 9 und Tafel VI N° 18. Die Form eines Hakens bei den Chinesen sehen wir aus Bild 36. Als neuere Haken führen wir den von Berthold (Siehe Bild 33 N° 3), den von Hartmann, (Siehe Bild 33 N° 4), den von Bezold (Siehe Bild 37) und den von Weimar. Siehe Bild N° 47.

Die Extraction mit dem Haken erfordert noch grössere Aufmerksamkeit und Geschicklichkeit, weil man das Innere des Ohrs leicht mit der scharfen Spitze des Hakens verletzt, darum schieben wir denselben, wenn wir ihn als chirurgisches Instrument benützen, langsam zwischen die Wände des äussern Gehörgangs und den fremden Körper, bis das gebogene Ende des Hakens an dem fremden Körper vorbeigeführt ist, dann drehen wir dasselbe um 90 %, erfassen damit den fremden Körper an der dem Tympanum zugekehrten Seite und ziehen den fremden

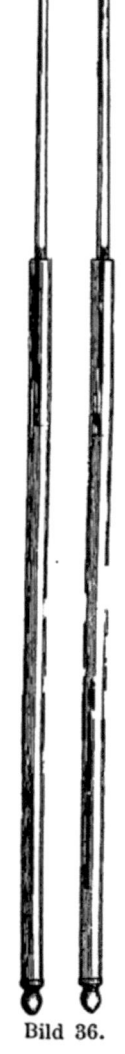

Bild 36.

Körper, von dem Haken festgehalten mit diesem heraus. Bei Perlen aus Metall oder Glas glückt uns die Extraction derselben, wenn wir den Haken in die Löcher dersel-

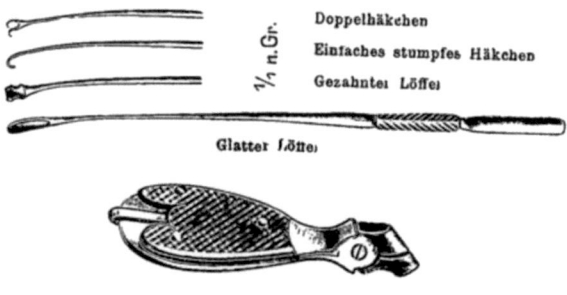

Bild 37.

ben einführen können, auf diesem fest sitzend extrahieren wir sie dann leicht.

VIERZEHNTES KAPITEL.

Extraction durch die Sonde und den Hebel.

Vielleicht sollten wir der Methode der Extraction mit Sonde und Hebel kein getrenntes Kapitel widmen, da der Ohrlöffel beide in ausreichender Weise ersetzt, doch beide haben sich, nachdem sie einmal in die Ototherapie eingeführt waren, bis heute im Gebrauch erhalten, und so dürfen wir sie nicht übergehen. Die antiken chirurgischen Sonden gleichen unseren heutigen vollständig und bildeten entweder ein eigenes Instrument für sich oder andere antike Instrumente liefen in eine solche aus. So sehen wir auf unseren archäologischen Tafeln die Sonde bald (Siehe Tafel IV N° 19) mit einem Ohrlöffel, bald mit einer chirurgischen Spatula (Siehe Tafel IV N° 2 u. Tafel VI N° 7 u. 8 u.s.w.) verbunden. N° 11, 24-26 zeigen uns Sonden als eigenes Instrument. Wir finden die Sonden schon sehr früh im Altertum im Gebrauch. Die heute verwendeten Ohrsonden sind den gewöhnlichen chirurgischen vollkommen gleich, man zieht aber die vor, welche in ihrer Mitte knieförmig in stumpfem Winkel gebogen sind, damit bei der Einführung derselben die Hand des Arztes das Sehen für die Untersuchung des Ohrs nicht hindert. Für gebogene Sonden spricht auch Dr. Burkhardt-Merian, da sie uns, wenn wir sie zwischen dem fremden Körper und den Wänden des äusseren Gehörgangs einführen, einen leeren Raum daselbst schaffen, und uns so auch oft durch blosses Einspritzen von Wasser die Extraction der fremden Körper gelingt.

Der Hebel, als chirurgisches Instrument zur Extraction von fremden Körpern, kam viel später in die Otetherapie, erst im XVIII Jahrhundert, und zwar durch Dr. Domenico Carninati und hat sich gleichfalls bis heute im Gebrauch erhalten. Der am meisten gebrauchte Hebel ist der von Lister. (Siehe Bild 33. N° 2).

In die Kategorie der hebelartigen Instrumente können wir auch das von Dr. Quir ersonnene einreihen. (Siehe Bild 38 N° 1). Dieses Instrument trägt au seinem vorderen Teil ein durch ein Charnier angefügtes aus demselben Metall verfertigtes Stückchen, das man je nach Bedarf in der Längsaxe des Instruments lassen oder in eine rechtwinklige Stellung zu ihr bringen kann. Letzteres geschieht durch den geeigneten Druck auf das hintere bogenförmige Ende des Instruments. Dieses führen wir gewöhnlich gestreckt tief zwischen den fremden Körper und die Wände des äusseren Gehörgangs ein, haben wir uns dann davon überzeugt, dass das vordere kleine Glied gestreckt den fremden Körper passiert hat, so bringen wir es durch den erwähnten Druck am hintern Ende in die zur Axe des Instruments senkrechte Lage, fassen damit den fremden Körper von hinten und ziehen ihn so heraus. Die Extraction mit diesem Instrument gelingt bei kleinen nicht fest an den Wänden der Röhre des äusseren Gehörgangs haftenden Körpern. Bei grösseren festsitzenden Körpern ist das Instrument nicht zu empfehlen, da das angegliederte kleine Stückchen dann leicht durch den Druck aus seiner senkrechten Stellung gebracht wird.

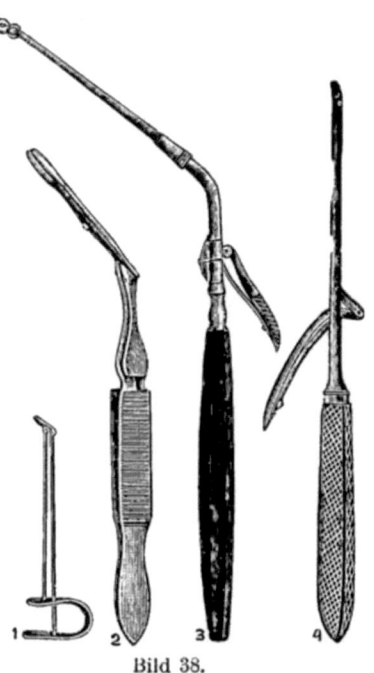

Bild 38.

FÜNFZEHNTES KAPITEL

Extraction von fremden Koerpern aus dem Ohr durch Ohrpenzetten

Die Ohrpenzette hat sowohl im Altertum als auch heute viele Änderungen bezüglich der Form erfahren; das zeigt zur Genüge die Fülle von Formen derselben auf unseren archäologischen Tafeln II-V und der weiter unten folgenden Abbildungen aus den neueren Zeiten.

Zuerst wandte Archigenes die Ohrpenzette an, dann gebrauchten Alex. Trallianus und Paul von Aegina bis zum XVI Jahrhundet Haarpenzetten als solche, als Fabricius ab Aquapendente eine zangenartige einführte, deren Enden gezähnt waren. (Siehe Taf. III N° 7) Später wandte Dr. Gustav Gaal und Dr. Linck eine der Geburtszange ähnliche Penzette an. (Siehe Bild 20). Heute gebraucht man die des Dr. Duplay (Siehe Bild 39), des Dr. Collin, (Siehe Bild 40) des Dr. Toynbee, Dr. Voltolini und Dr. Wilde. (Siehe Bild 41 N° 1-3). Dann die Penzette des Dr. von Tröltsch, Dr. Berthold, Prof. Pollitzer, mit fingerförmigen Spitzen, und Dr. Lucae. (Siehe Bild 42 N° 1-4)

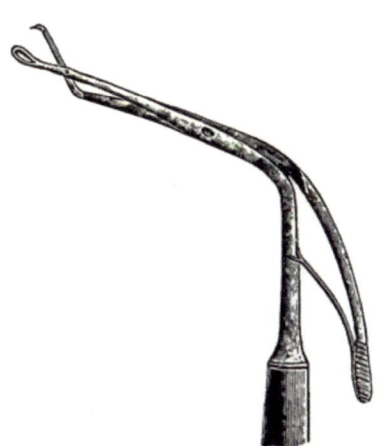

Bild 39.

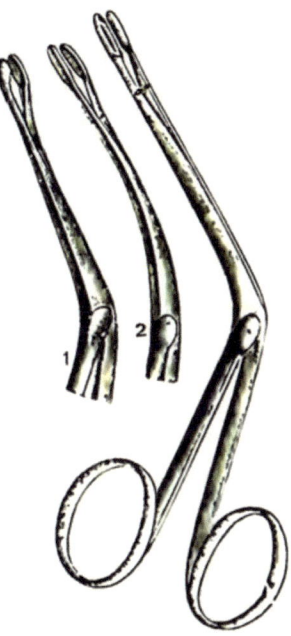

Bild 40.

Weiter die Penzette des Dr. Mackenzie, Dr. Langenbeck, (Siehe Bild 38 N° 2-4) des Dr. Sexton, Prof. Pollitzer mit gekreuzten Armen und die einfache und die mit Haken versehene des Prof. Gruber. (Siehe Bild 43 N° 1-4).

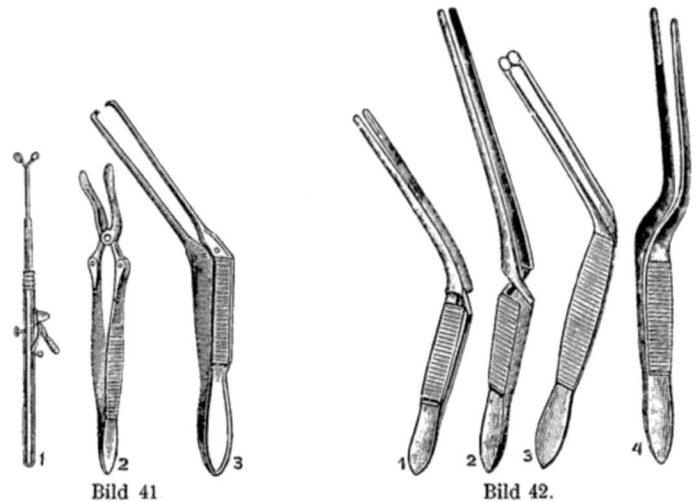

Bild 41   Bild 42.

Die Ohrpenzetten gebrauchen wir bei weitem äusseren Gehörgang und zugänglichen fremden Körpern, in welchem

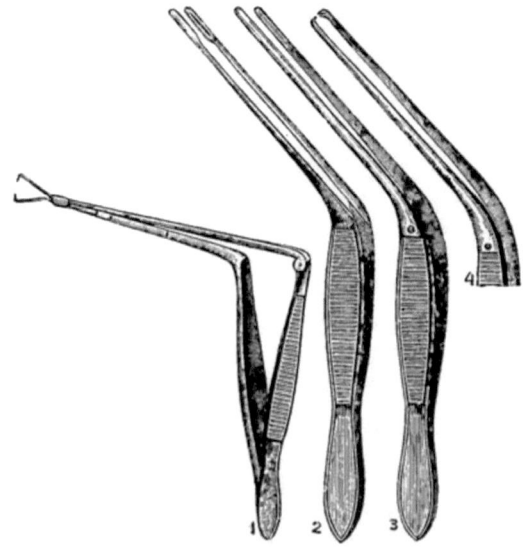

Bild 43.

Falle uns ein sicheres Handhaben der Penzette gestattet ist, um die Körper mit den Enden derselben zu erfassen, sonst gleiten sie leicht ab und der Körper, dringt tiefer ein Auch bei weichen fremden Körpern, bei denen uns die Extraction durch Ausspritzen misslang, wenden wir Ohrpenzetten an. Bei der Auswahl der Form der Penzette ist einzig und allein die Gewohnheit und die Leichtigkeit in der Handhabung massgebend. Zum Schluss führen wir noch die Penzetten des Dr. Voltolini, (Siehe Bild 44) des Dr. Guye, (Siehe Bild 45) und des Dr. Trautman an. (Siehe Bild 46).

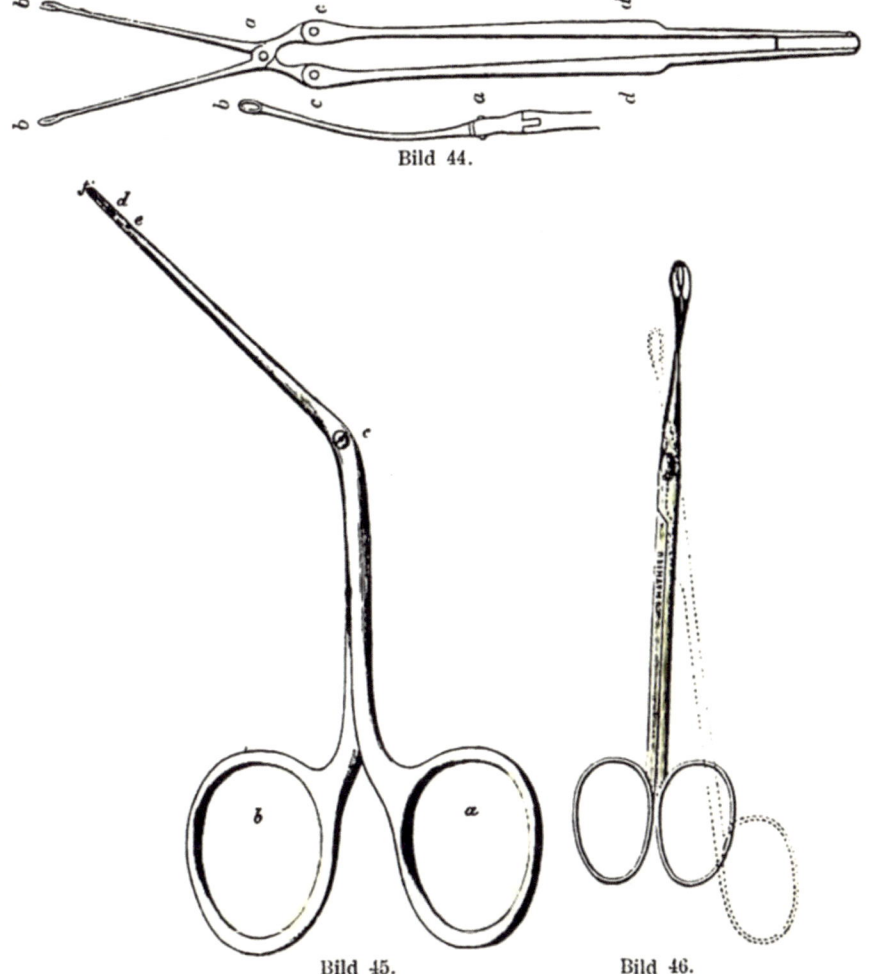

Bild 44.

Bild 45.   Bild 46.

SECHZEHNTES KAPITEL

Extraction durch Bohrer.

Den Gebrauch eines Bohrers zur Extraction fremder Körper aus dem Ohr rät uns zuerst Ambroise Paré (XVI Jahrhundert) und fast gleichzeitig mit ihm Fabricius Hildanus an. Ersterer den von der Form eines Korkenziehers [1]), (Siehe Bild 47) letzterer den von ihm ersonnenen Bohrer mit zwei in einander passenden Röhren, in die innere derselben wird der Bohrer eingeführt. (Siehe Bild 5 und 6).

Gewöhnlich wandte man den Bohrer bei nicht harten Körpern an, und ist dazu grosse Aufmerksamkeit erforderlich, damit das Trommelfell nicht verletzt wird und aus diesem Grunde erklärt sich Dr. Anton Nuck gegen die Anwendung desselben. Heute gebrauchen wir dieses Instrument nur selten, da wir die anderen ungefährlicheren Instrumente vorziehen.

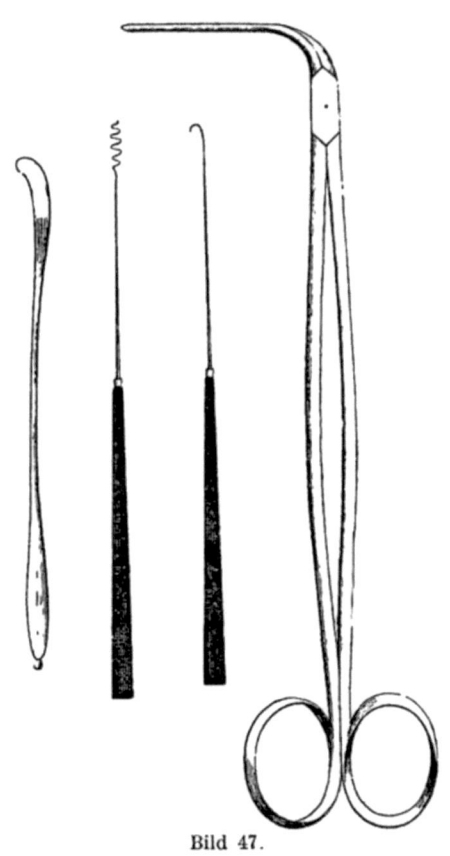

Bild 47.

---

[1]) Chirurgische Kupfertafeln. Weimar, 1820.

SIEBZEHNTES KAPITEL

Extraction der fremden Koerper nach vorheriger Zerkleinerung derselben.

Wenn die bisher genannten Methoden bei grösseren leicht zerteilbaren Körpern misslingen, so nehmen wir, um die Extraction zu erleichtern, die Zerkleinerung derselben vor und dann erst jene.

Wie bei so vielen Methoden ist auch bei dieser Archigenes der erste, der sie empfiehlt, dann Abulkassim, Gui de Chauliac, Piedro d'Argyllata, Lepois, Plater, Heurnius u. s. w. Die Zerkleinerung wird bald durch den Ohrlöffel, bald durch die Ohrsonde, bald durch ein kleines Messer ausgeführt, oder auch durch eine Schere, wie Dr. Bell anrät. Nach geschehener Zerkleinerung führen wir dann die Extraction mit den verschiedenen Instrumenten oder auch durch Auspritzungen aus.

ACHTZEHNTES KAPITEL

Anwendung des Galvanokauter zur Extraction.

Dieses Instrument empfiehlt Dr. Ziem [1]) zur Extraction fremder Körper aus dem Ohr und zwar zur Zerkleinerung von Getreidekörnern und führt auch einen glücklichen Fall an. Dr. Lacoarret [2]) extrahierte einen Kirschkern aus dem äussern Gehörgang, nachdem er zuvor den Kern mit dem Galvanokauter durchbohrt hatte, dann erfolgte die Extraction durch Einführung des Hakens in das in den Kern eingebrannte Loch. Auf ähnliche Weise verfuhr auch Dr. Voltolini [3]) glücklich mit dem Galvanokauter.

Die Anwendung des Galvanokauter erfordert immer den Gebrauch des Ohrtrichters und grosse Aufmerksamkeit, da wir mit der glühenden Spitze des Instruments sehr leicht die Wände des äusseren Gehörgangs ansengen und so eine Anschwellung und Verengung der Röhre desselben hervorrufen können.

---

[1]) Annales des maladies de l'oreille et du larynz. Bd. XX. 1894. S. 566.
[2]) Annales de la policlinique de Toulouse, Juni u. Juli 1896
[3]) Archiv für Ohrenhlk. Bd. XII. Leipzig, 1877. S. 165.

NEUNZEHNTES KAPITEL

Extraction durch eine Schlinge aus Pferderhaar und durch Amylomyces.

Dr. G. Masson [1]) empfiehlt folgende Methode: Wir machen an dem Ende eines sechs Zoll langen Pferdehaares eine Schlinge, führen diese in den äusseren Gehörgang ein und dirigieren sie so, dass sie bis hinter den fremden Körper gelangt. Wir legen die Schlinge dann um denselben, ziehen sie fest zu und extrahieren bei seitwärts geneigtem Kopf des Patienten den von der Schlinge gehaltenen fremden Körper.

Dr. Trifileti [2]) hatte die Idee in Fällen, bei denen es sich um fremde Körper aus dem Pflanzenreich, wie z. B. Mais- und Getreidekörner, handelte, eine «Toxine speciale» in das Ohr zu tun, welche auf die Cerealien im allgemeinen eine Desagregationskraft ausüben sollte. Diese «Toxine speciale» bestand aus amylomyces Rouxii, deren Kraft er in seinen Versuchen bei Tieren erprobt hatte. Eine dreitägige Anwendung bei Cerealien im Ohr genügt nach seiner Meinung im Verein mit der physiologischen Wärme des Ohrs dazu, das Keimen eines Maiskorns zu verhindern und die Extraction zu erleichtern.

---

[1]) Annales des maladies de l'oreille et du larynx Bd. II. Paris S.267
[2]) Gommunicazione fatta alla 5 riunione della Societa italiana di la. ringol-otolog. u.s.w. Neapel, April. 1900. Archivo italiano di otol-rinolog. u.s.w. Jahrg. X. 1900 S. 200.

ZWANZIGSTES KAPITEL

Extraction aus der Paukenhoehle durch Erweiterung der Perforation des Tympanums.

Das Eindringen von fremden Körpern aus dem äusseren Gehörgang in die Trommelfellhöhle wird zuerst im XVIII Jahrhundert angeführt und zwar von Jean Pierre Bonafont, der den Fall Sabatier berichtet. Bei diesem war ein Stückchen Papier infolge ungeschickter Extractionsversuche in die Trommelfellhöhle gedrungen und der Fall nahm einen tötlichen Verlauf, da sich Meniggitis entwickelte. Seit der Zeit werden sehr viele derartige Fälle mit gutem und schlechtem Ausgang angeführt, auf die wir jedoch hier nicht näher eingehen können. Das Einzige was wir noch einmal wieder hervorheben möchten, ist, dass als Ursache für das Eindringen der fremden Körper in die Trommelfellhöhle einzig und allein die ungeschickten Extractionsversuche anzusehen sind, infolge deren das Tympanum perforiert wurde und so der Weg zum Eindringen des fremden Körpers gegeben war. Später führen auch Dr. Walther, Dr. Delpeche, und Dr. Lincke und viele andere ähnliche Fälle an, bei denen fremde Körper in die Trommelfellhöhle gedrungen waren.

Von Würmern, die in die Trommelfellhöhle eingedrungen sind, berichtet Dr. Theophil Bonnetus. Einem Mädchen, das auf dem Felde geschlafen hatte, war ein Wurm ins Ohr gekrochen und später erschien ein anderer in der Stirnhöhle. Hier entsteht die Frage, ob es sich um einen Wurm handelte, der nach Perforation des Trommelfells in die Trommelfellhöhle, von da in die Eustachische Ohrtrompete, dann in die Rachenhöhle und von da weiter gelangte, oder um einen Eingeweidewurm der aus dem Darm in die Rachenhöhle heraufkam und von dort in die Stirnhöhle weiterwanderte.

Andere Würmer dieser Art kamen durch die Eustachische Ohrtrompete in das mittlere Ohr und weiter in den äusseren Gehörgang. Fälle der Art werden in der otologischen Philologie angeführt, und Dr. Heimann Bressler erwähnt zuerst, dabei, das Würmer, die in die Paukenhöhle geraten, die heftigsten Schmerzen verursachen.

Geraten fremde Körper aber in die Trommelfellhöhle, so sind wir zur Extraction derselben durch eine der bekannten Methoden verpflichtet. Ist jedoch die Extraction schwierig, weil die Perforation des Tympanums zu klein ist, so müssen wir diese durch ein kleines Messer vergrössern, um das Erfassen und die Extraction des fremden Körpers zu erleichtern. Nur Dr. Delpeche ist von den älteren Ärzten gegen den Versuch einer Extraction von fremden Körpern durch die Perforation, er empfiehlt vielmehr antiphlogistisch und schmerzlindernd zu verfahren.

Wie sind aber der Meinung, dass man im allgemeinen bei fremden Körpern in der Paukenhöhle vor jedem grösseren chirurgischen Eingriff, worüber wir weiter unten sprechen werden, die Extraction durch Erweiterung der Perforation des Tympanums versuchen müsse. Für unsere Meinung haben wir beweisende Beispiele. So extrahierte Dr. F. Sancho[1]) den Kopf einer Stecknadel aus der Paukenhöhle einfach durch Erweiterung der Perforation des Tympanums. Ebenso wandte Dr. v Grazzi[2]) bei einem kleinen Glassplitter dieselbe Methode glücklich an. Auch Dr. Voltolini[3]) empfiehlt sie, besonders bei anschwellbaren Körpern in der Trommelfellhöhle.

---

[1]) Analles des maladies de l'oreile Bd. XII. S 189
[2]) „   „   „   „   „   „ XXIV. S 172. II Teil Paris, 1898.
Contributo allo studio dei corp. estranei. Firence, 1897.
[3]) Monatsehr. für Ohrenhlk. No 5 u 6. 1876.

EINUNDZWANZIGSTES KAPITEL

Extraction durch den Schnitt des Paul von Aegina.

Die Extraction der fremden Körper durch einen halbmondförmigen Schnitt hinter dem Ohr auszuführen empfiehlt uns zuerst Paul von Aegina und der Schnitt ist nach ihm benannt worden, wie wir im I Teil unserer Arbeit ausführlich besprachen. Auch Abulkassim ist für diesen Schnitt und ihm folgen Brunno von Longoburg, Valesco de Taranta, Savanarola und Firwel, doch Fabricius von Aquapendente verwirft diese Methode als unnütz, da der Schnitt in keiner Weise die Extraction fremder Körper fördere und man den tief im knöchernen Teil des äusseren Gehörgangs eingekeilt sitzenden fremden Körper doch nicht dadurch erreiche; seine Meinung vertreten auch Begin und Dr. Delpeche.

ZWEIUNDZWANZIGSTES KAPITEL.

Methode Langenbeck.

Wenn uns mit keiner der bisher erwähnten Methoden die Extraction eines fremden Körpers aus dem Ohr gelingt, so nehmen wir unsere Zuflucht zu den sogenannten chirurgischen Eingriffen, bei denen wir des Chloroforms, des Äthers oder der Billrothschen Mischung zur Narkose bedürfen. Diese chirurgischen Eingriffe sind verschieden je nach den verschiedenen Umständen und Komplikationen und wir beginnen daher mit den einfacheren.

Die gewöhnlich, «Methode durch Abloesung des hinteren knorpeligen Teils des äusseren Gehörgangs» genannte, die wir bei tief im Ohr sitzenden Körpern, wenn die Wände des äusseren Gehörgangs geschwollen sind, und sich gefährliche Phänomene zeigen, anwenden, führen wir auf folgende Weise aus:

Unter Befolgung der jedem Chirurgen bekannten Regeln der Antisepsie und Asepsie und der geeigneten Vorbereitung der chirurgischen Region schreiten wir zur eigentlichen Operation. Zunächst machen wir einen etwas gebogenen 3-4 cm. langen Schnitt hinter der Ohrmuschel, der Ansatzlinie derselben parallel, in die Haut der Schläfengegend und zwar einige Millimeter hinter derselben, tief bis auf den darunter befindlichen Knochen. Die eventuelle Blutung kleiner Gefässe bringen wir durch einfachen Druck zum Stehen, oder wenn das nichts nützt, erfassen wir dieselben mit der Penzette und unterbinden sie. Dann ziehen wir die Ohrmuschel nach vorne und loesen durch ein Raspatorium den hinteren knorpeligen Teil des äusseren Gehörgangs tief von dem knöchernen desselben ab. Erreichen wir auch so unseren Zweck nicht, so dehnen wir die Ablösung auch auf den oberen Teil desselben aus. Den abgelösten Teil mit der Ohrmuschel ziehen wir nach vorne und verfahren bei eventuellen Blutungen wie oben. Nachdem wir so die Röhre des äusseren Ghörgangs weit genug geöffnet haben, und der fremde Körper zugänglicher geworden ist, wird uns die Extraction leicht und wir führen sie mit einer Ohrpenzette oder einem anderen der bekannten chirurgischen Instrumente aus. Nach der Extraction folgt dann das Nähen der Wunde hinter dem Ohr und das Verbinden derselben nach den bekannten Regeln der Chirurgie. Durch diese Methode extrahieren wir die tiefer im äusseren Gehörgang oder der Paukenhöhle sitzenden Körper und sie wird von vielen gerühmt; so von Dr. Lucae, Schwartze, Buch, Pollitzer, Israel Roose, Bezold, Eysel und Moldenauer, die diese Operationen ausführten. Dr. Hacke [1]) extrahierte so einem achtjährigen Mädchen ein Stückchen Zimmt aus der Paukenhöhle. Aus dem äusseren Gehörgang extrahierten mit dieser Methode Dr. M. Hennebert [2]) eine Perle, Dr. Kühn [3]) einen gläsernen Ring, Dr. Buck [4]) einen Akazienkern und Dr. Moldenauer [5]) ein Stückchen Feuerstein, wieder aus der Paukenhöhle Dr. Israel [6]) einen knöchernen Bleistiftkopf und Dr. Dudon [7]) eine Revolverkugel, nachdem er sich vorher durch den electrischen Apparat von Trouvé über den Sitz derselben orientiert hatte.

---

[1]) Deutsch. med. Wochenschrift. 1899. No 27.
[2]) Anales des maladies de l'oreille Bd. XIX. Paris, 1893. S. 906
[3]) Archiv für Ohrenhlk. Bd. XXXIX. 1895. S. 66.
[4]) Zeitschr »   »   » XII   1882. S. 227.
[5]) Archiv »   »   » XVIII 1882 S. 59.
[6]) »   »   »   » XII   1877. S. 164.
[7]) Journal de méd. de Bordeaux, 9 Dezember 1888. No 19.

DREIUNDZWANZIGSTES KAPITEL.

Extraction durch Abloesung der Ohrmuschel und des knorpligen Teils des aussseren Gehoergangs mit einem Abschnitt des knoechernen Teils desselben.

Da die soeben beschriebene Operation oft zur Extraction nicht genügt und das besonders häufig bei in der Paukenhöhle eingenisteten Körpern, so sind wir gezwungen zur Bildung einer grösseren Operationsregion auch einen Abschnitt des knöchernen Teils des äusseren Gehörgangs abzulösen, dadurch wird die Extraction wesentlich erleichtert. Dabei ziehen wir zur Abloesung einen Abschitt des hinteren oberen Teils des äusseren Gehörgangs (Kiesselbach) mit dem äusseren hinteren und oberen oder vorderen Teil der knöchernen Wand der Paukenhöhle vor oder, wenn es nötig scheinen sollte, mit Öffnung der Warzenzellen und des Antrums (Gruber) und besonders beim Eindringen eines fremden Körpers in letzteres oder bei Entwickelung von Entzündungsphänomenen am Warzenfortsatz.

Im allgemeinen sind wir also gezwungen, uns bei unserem chirurgischen Eingreifen den sich jedes Mal bietenden Umständen und Komplikationen anzupassen. Bald werden wir vielleicht das Tympanum und den Hammer (Kessel) ablössen müssen oder auch einen Teil des Trommelfell-Annulus (Nicolaysen), bald lösen wir Hammer und Ambos ab oder öffnen, wenn sich schwere Gehirnkomplicationen und pyämische Escheinungen zeigen, auch die kranielle Höhle und die Sinus.

Dr. Pütz[1]) rät, wenn ein fremder Körper im Antrum ein-

---

[1]) Archiv für Ohrenhlk. Bd. 37. S. 311.

gekeilt sitzt oder an der Stelle, wo dasselbe in die Paukenhöhle mündet, dieses und das Atticum zu öffnen, zugleich mit der Extraction des Hammers und des Ambos. Er führt auch zwei Fälle aus der otologischen Klinik in Halle an, die auf diese Weise geheilt wurden.

Dr. Orne-Green [1]) löste einem Patienten, der eine Revolverkugel im Ohr trug, mit der Ohrmuschel und des knorpligen Teil des äusseren Gehörgangs auch einen Abschnitt des vorderen knöchernen Teils desselben ab. Dr. Nicolaysen [2]) extrahierte einen kleinen Stein aus der Paukenhöhle durch Resection des Annulus tympanicus, wobei er eine feine Säge und eben solchen Meissel anwandte. Dr. Delstanche [3]) eine Revolverkugel, indem er den knorpeligen äusseren Gehörgang und einen Abschnitt des knöchernen äusseren Gehörgangs ablöste. Dr. P. Berger [4]) empfiehlt, als er über die grossen Gefahren spricht, welche oft das Leben bedrohen wenn Kugeln von Schusswaffen ins Ohr gedrungen sind, die schnelle Extraction derselben und führt zwei derartige Fälle an, bei denen er die Ablösung der Ohrmuschel und des knorpeligen Teils des äusseren Gehörgangs ausführte und als dies nicht genügte, auch zur Ablössung des knöchernen Teils schritt. Die Resultate waren in beiden Fällen günstig. Diese Methode ist nach dem Dr. Verneil [5]) benannt. auch Dr. Berger empfiehlt zur Orientierung über den fremden Körper den Apparat Trouvé.

Bei einem fremden Körper in der Paukenhöhle führte Prof. Gruber [6]) zugleich mit der Ablösung der Ohrmuschel und dem knöchernen Teil des äusseren Gehörgangs auch die

---

[1]) Archiv für Ohrenhlk. Bd. XVIII. 1882 S. 218.
[2]) Zeitschr. » » » XIII 1883. S 337.
[3]) Archiv » » » XXV 1887. S 146.
[4]) Société de chirurgie de Paris. séance du 10 Octobre. Bulletin medical du 14 Oct. 1888.
[5]) Archiv für Ohrenhlk. Bd. XXVIII. S. 159.
[6]) Monatschr für Ohrenh 1891. No 5.

Ausmeisselung der hinteren und oberen knöchernen Wand desselben aus und durch die so erweiterte Wunde extrahierte er den fremden Körper mit Sonde und Penzette, worauf auch die Heilung der genähten Wunde vollständig gelang. Diese Methode ist nach Prof. Gruber benannt und auch Dr. Voltolini [1]) empfiehlt sie.

Zu Prof. Bezold [2]) wurde ein Knabe gebracht, dem man durch ungeschickte Extractionsversuche einen ins Ohr geratenen Johannisbrotkern in die Paukenhöhle gestossen hatte. Prof. Bezold versuchte die Extraction, obwohl der Knabe stark fieberte und Meniggitiserscheinungen zeigte. Bei der Operation öffnete er den Warzenfortsatz und löste einen Abschnitt des hinteren knöchernen Teils des äusseren Gehörgangs mit ab. Nach wenigen Stunden starb der Knabe, ohne dass der fremde Körper extrahiert wurde. Die Section zeigte als Todesursache basische Meniggitis, der fremde Körper, der Johannisbrotkern, sass auf dem Grunde der Paukenhöhle fest eingekeilt auf der Platte des Steigbügels. Dieselbe Operation mit Abmeisselung eines Teils des Annulus Tympani führte Professor Bezold [3]) an einem siebenjährigen Mädchen aus, dem ein ins Ohr geratenes Steinchen durch ungeschickte Extractionsversuche in die Paukenhöhle gestossen worden war; bei diesem Fall glückte die Operation. Dr. Schmiegelow [4]) war bei einem kleinen Stein in der Paukenhöhle gezwungen, die Methode Grumber anzuwenden, um eine erfolgreiche Extraction zu erzielen. Dem Dr. Voss [5]) bracht man einen fünfjährigen Knaben, der einen Johannisbrotkern im rechten Ohr hatte und bei dem man während viermaliger vergeblicher Extractionsversuche den

---

[1]) Archiv für Ohrenhlk. Bd. XII. 1877. S. 165.
[2]) Monatschr. für Ohrenhlk Bd. XXV. S 144.
[3]) Berlin. klin. Wochenschr. No 36. 1891.
[4]) Annales des malad. de l'oreille. Bd. XX. 1894. S. 1276.
[5]) St. Petersburger medic. Wochenschr. 1895. No 23.

fremden Körper tief hineingestossen hatte. Dr. Voss versuchte, da der Knabe 39° Fieber hatte und über heftige Kopfschmerzen klagte, die Methode Gruber und extrahierte den Kern, das Fieber dauerte jedoch fort, Krämpfe und Ohnmacht folgten und zwei Tage nach der Operation trat der Tod ein. Eine Section fand nicht statt, doch ist anzunehmen, dass der Tod infolge von Meniggitis oder Gehirnkomplikationen eintrat.

Dr. Raoult[1]) extrahierte einem zehnjährigen Patienten einen Glasknopf aus der Trommelfellhöhle, der auch durch ungeschickte Extractionsversuche dahin geraten war, indem er die Ohrmuschel den knorpeligen Teil und einen Abschnitt der hinteren Wand des äusseren Gehörgangs ablöste .Dr Kuhn[2]) löste bei einem Steinchen in der Paukenhöhle mit der Ohrmuschel auch einen Abschnitt der hinteren und oberen knöchernen Wand des äusseren Gehörgangs ab. Dr. Urbantschitsch[3]) extrahierte eine Revolverkugel aus der Paukenhöhle nach Abtrennung eines Fragments der hinteren knöchernen Wand des äusseren Gehörgangs. Dr. Gustav Brühl[4]) berichtet uns einen Fall, der sehr lehrreich in Bezug auf die Folgen ist, welche übereilte ungeschickte Extractionsversuche haben können, wenn dieselben auch einer strengen Antisepsie entbehren. Es handelte sich um ein fünfjähriges Kind, das an chronischer Otorrhöe litt und ein Steinchen in den äusseren Gehörgang gethan hatte. Ein zufällig anwesender Barbier unternahm gewaltsam ohne jegliche antiseptische Vorsichtsmassregeln einen Extractionsversuch, worauf intensive Entzündungserscheinungen auftraten und man den Patienten zu Dr. Brühl brachte. Dieser löste mit der Ohrmuschel und dem knorpeligen äusseren Gehörgang auch Ab-

---

[1]) Revue hebdomadaire de laryngol. d'otolog. etc 1896. No 29. S. 849

[2]) Deutsch. med. Wochenschr. 1896. No 19

[3]) Société autrichienne d'otologie 1896

[4]) Monatschr. für Ohrenhlk. Jahrg. 32. Berlin, 1898. S. 55.

schnitte des oberen und hinteren knöchernen Teils desselben mit dem Hammer und dem Ambos ab und erreichte so die Extraction des Steinchens. Am folgenden Tage stellte sich Fieber mit Thrombose-Erscheinungen am Sinus sigmoideus ein, als er nun diesen geöffnet hatte, erwies sich durch die Palpation die Thrombose desselben nicht, das Fieber dauerte aber fort und es traten metastastische Erscheinungen in der Lunge auf. Das zwang Dr. Brühl zum dritten Mal chirurgisch vorzugehen, indem er die Freilegung des unteren Teils des Sinus sigmoideus, des Bulbus, vornahm und die Unterbindung der Jugularis. In der Nacht starb das Kind und die Section ergab: Thrombophlebitis des linken Sinus transversus, linke Pleuritis und Lungenabzess. Dr. Haug[1]) extrahierte einem fünfzehnjährigen jungen Mann einen Johannisbrotkern, nachdem vergebliche Extractionsversuche vorgenommen waren, auch durch die beschriebene Ablössungmethode im Verein mit Abmeisselung eines Abschnittes des knöchernen Teils des äusseren Gehörgangs. Vor der Operation fieberte der Patient, fühlte heftige Schmerzen und hatte Schwindel und Erbrechen. Alles das verging nach der Extraction des fremden Körpers. Dr. Gaudier[2]) war gezwungen, um eine Schuhöse aus der Paukenhöhle extrahieren zu können, diese durch Abmeisselung des Antrums und des Warzenfortsatzes zu erweitern. Dr. Kaufmann[3]) stellte am 30 Mai 1899 in der österreichischen otologischen Gesellschaft einen dreizehnjährigen Knaben vor, der ein Stückchen Bleistift in den äusseren Gehörgang des rechten Ohrs gesteckt hatte, das durch ungeschickte Extractionsversuche tief hineingestossen war. Zur Extraction löste er einen Abschitt des hinteren knöchernen Teils des äusseren Gehörgangs ab und nahm, da er die Warzenzellen vereitert fand, die Abmeisselung derselben vor.

---

[1]) Deutsch. med. Wochenschr. 1898. No 5.
[2]) Annales des malad. de l'oreille Bd XXIV. Paris. 1898. S. 539.
[3]) Monatschr. für Ohrenhlk Jahrg. 33. 1899 S 250.

Dr. Hirschman [1]) extrahierte einen Korallenknopf aus der Trommelfellhöhle, indem er die hintere Wand des knöchernen äusseren Gehörgangs öffnete. Dr. Weinlechuer [2]) berichtet, dass ein Steinchen aus dem äusseren Gehörgang in das Antrum und die Warzenzellen geraten war und daselbst so fest eingekeilt sass, dass die Extraction unmöglich war. Das zeigte sich nach dem Tode des Patienten bei der Section. Dr. M. Hölscher [3]) sah sich gezwungen, um einen Kirschkern aus der Paukenhöhle extrahieren zu können, die Abmeisselung der hinteren knöchernen Wand derselben vorzunehmen. Von einem merkwürdigen fremden Körper im Ohr berichtet Professor Bezold [4]) noch. Man hatte einen Gipsabdruck der Ohrmuschel nehmen wollen, aber dabei die Mündung des äusseren Gehörgangs nicht genügend mit Watte verschlossen. So war der flüssige Gips bis in den knöchernen Teil des äusseren Gehörgangs geflossen und dort erstarrt, ohne dass Auspritzungen geholfen hätten. Er bewirkte die Extraction durch die Zirkumzision der Muschel und Abmeisselung der hinteren oberen Zirkumferenz des knöchernen Meatus wie bei der Totalaufmeisselung. Vollständige Heilung. Derselbe Otologe [5]) extrahierte ein Steinchen aus der Trommelfellhöhle durch Ablösung der Ohrmuschel und des knorpligen Teils des äusseren Gehörgangs und Abmeisselung des knöchernen Teils desselben und zwar des hinteren und vorderen Abschnitts desselben.

---

[1]) Association des laryngologistes et otologistes de l'Allemagne de l ouest. Cologne. 3 Dec. 1899.

[2]) Lehrbuch der Ohrenheilk. von Urbantschitsh. 1901. S. 450

[3]) Münch. med. Wochenschr. N° 42. 1903.

[4]) » » » » 22. 2 Juni 1903. S. 945.

[5]) Berliner klin. Wochenschr. N° 36. 1891. S. 883.

VIERUNDZWANZIGSTES KAPITEL.

Therapie, wenn Wuermer und Insekten ins Ohr gedrungen sind.

In dem zweiten Kapitel des I Teils unserer Arbeit sprachen wir ausführlich darüber, wie in den ältesten und späteren Zeiten die Therapie geschah, wenn Würmer und Insekten ins Ohr geraten waren, und wir erwähnten besonders die Arzneimittel, die zu diesem Zweck verwendet wurden. Unter diesen wurde den öligen Substanzen eine grosse Wirkung beigemessen und dafür finden wir auch einen Beleg bei Alexandros Aphrodiseus [1]) der sagt: «Διατὶ μέλισσαι καὶ μύρμηκες καὶ καθ' ὅλου πάντα τὰ ἔντομα ζῶα ὑπὸ ἐλαίου ἀπόλυνται; Διότι τὰ ἀναπνευστικὰ τούτων στενά». D. i «Warum werden Bienen und Ameisen und im allgemeinen alle Insekten durch die Anwendung von Öl getötet? Weil ihre Atmungsorgane eng sind.

Die heutige Therapie ist zum Teil eine einfache Nachahmung der der alten Ärzte, doch wurden die meisten der damals gebrauchten Arzneimittel durch neue ersetzt. Die Extraction mit chirurgischen Instrumenten wie mit der Penzette, und mit Auspritzungen blieb dieselbe. Als Arzneimittel verwenden wir heute Glyzerin, Petroleum, ätherische Öle, Chloroform und die Reihe der antiseptischen Mittel.

Dr. Delpeche [2]) wandte bei einem Insekt (bête à bon Dieu), im äusseren Gehörgang Eintröpfelungen von Chloroform

---

[1]) Physici et medici graeci minores Bd I v. Julius Lodovicus Ideler. S. 8. 1841.

[2]) Annales des maladies de l'oreille. Bd. I. Paris, 1875. S. 367.

Dr. Duhonnian[1]) dasselbe Mittel bei Insekten und Dr. Barrio[2]) bei Würmern eine Salbe aus Vaseline mit Calomel an. Dr. Kubo-Fukuoka[3]) berichtet uns über die alte Otherapie in Japan und sagt, dass man daselbst bei tierischen Fremdkörpern, wie Insekten und Würmern im Ohr lauwarmes Wasser, Hanföl, warmen Essig, den ausgepressten Saft von Zwiebeln, Allium, Odorum, Quecksilber, Menschenharn, Kuhmilch u. a. verwandte, also fast dieselben, wie die alten Griechen, wie der Leser im II Teil unserer Arbeit gesehen hat. Ausser diesen Mitteln hatte man zum Hervorlocken der tierischen Fremdkörper aus dem Ohr das Licht, Riechstoffe und den Schall, indem man mit Messern ein Geräusch vor dem Ohr machte. Auch die Adhaesivmethode mit Gelatine wurde bei den Japanern angewandt und das Hineinblasen mit einem Bambussrohr.

Zum Schluss müssen wir noch der Narkose wenige Worte widmen, da dieselbe bei vielen der oben beschriebenen Methoden als ein wichtiges Hülfsmittel zur Anwendung kommt. Wir unterscheiden zwei Arten von Narkose, die allgemeine und die lokale. Erstere wird durch Chloroform, Äther oder die Billrothsche Mischung hervorgerufen und wir wenden sie bei allen Patienten ohne Unterschied des Alters bei grösserem chirurgischen Eingreifen an. Die locale Narkose nach der neuen Methode des Dr. Neumann, Assistent in der Ohrenklinik des Professor Pollitzer in Wien, nehmen wir bei Operationen an Patienten im Kindesalter zuhülfe, wenn die Extraction durch Instrumente geschehen soll und namentlich in Fällen, bei denen vorher gewaltsame Schritte geschehen sind; denn in diesem Falle genügt schon der blosse Anblick der Instrumente, um die kleinen Patienten in ein Wehgeschrei ausbrechen zu lassen.

---

[1]) Annales des maladies de l'oreile. Bd. XI. S. 304.
[2]) »   »   »   »   XXVIII. 1902. S. 72.
[3]) Archiv für Ohrenhlk Be. 69. S. 186

INHALT

		Seite.
Vorwort		5

I TEIL

| 1stes Kapitel: | Über fremde Körper im menschlichen Ohr. | 9 |
| 2tes » | Über Würmer und Insekten im menschlichen Ohr | 79 |

II TEIL

1tes »	Über die verschiedenen Arten von fremden Körpern, die ins Ohr geraten, und über die Wege, auf denen dies geschieht.	117
2tes »	Kugeln von Schusswaffen als fremde Körper im Ohr	124
3tes »	Tierkörper als fremde Körper im Ohr.	127
4tes »	Über fremde Körper in der Eustachischen Ohrtrompete und solche, die durch dieselbe in Ohr gelangen.	129
5tes »	Über fremde Körper im Ohr, welche anormale Richtungen nahmen.	134
6tes »	Über die verschiedene Zeitdauer des Verbleibens der fremden Körper im Ohr.	136
7tes »	Statistik über die Häufigkeit des Hineingeratens fremder Körper ins Ohr.	141
8tes »	Symptome der fremden Körper, Insekten und Würmer.	153
9tes »	Verschiedene Reflexerscheinungen infolge Eindringens fremder Körper, Würmer und Insekten ins Ohr	159
10tes »	Diagnose.	167
11tes »	Verlauf und Ausgang.	172
12tes »	Prognose.	177

III TEIL

Therapie der fremden Körper, Würmer und Insekten im Ohr	182
1stes Kapitel: Methode der Ausspritzungen	190
2tes Extraction durch Aufsaugen	199

			Seite.
3tes Kapitel:	Extraction durch Neigen des Kopfes		199
4tes »	» » Erschütterung u. s. w.		200
5tes »	» » Niesen, Husten u. s. w.		202
6tes »	Einspritzungen durch die Eustachische Ohrtrompete		205
7tes »	Verschiedene Methoden zur Extraction von ins Ohr gedrungenem Wasser		206
8tes »	Sonderbare Therapien der ins Ohr geratenen 'fremden Körper, Würmer, und Insekten		208
9tes »	Antike chirurgische Instrumente		209
10tes »	Extraction der fremden Körper durch Erweiterung des äusseren Gehörgangs		215
11tes »	Extraction durch die Adhaesivmethode		217
12tes »	» fremder Körper mit dem Ohrlöffel		221
13tes »	» » » » » Haken		223
14tes »	» durch die Sonde und den Hebel		225
15tes »	» von fremden Körpern aus dem Ohr. durch Ohrpenzetten		227
16tes »	Extraction durch Bohrer		230
17tes »	» der fremden Körper nach vorheriger Zerkleinerung derselben		231
18tes »	Anwendung des Galvanokauter zur Extraction		232
19tes »	Extraction durch eine Schlinge aus Pferdehaar und durch Amylomyces		233
20stes »	Extraction aus der Paukenhöhle durch Erweiterung der Perforation des Tympanums		234
21stes »	Extraction durch den Schnitt des Paul von Aegina		236
22stes »	Methode Langenbeck		237
23stes »	Extraction durch Ablösung der Ohrmuschel und des knorpeligen Teils des äusseren Gehörgangs mit einem Abschnitt des knöchernen Teils desselben		239
24stes »	Therapie, wenn Würmer und Insekten ins Ohr gedrungen sind		245

TAFEL I

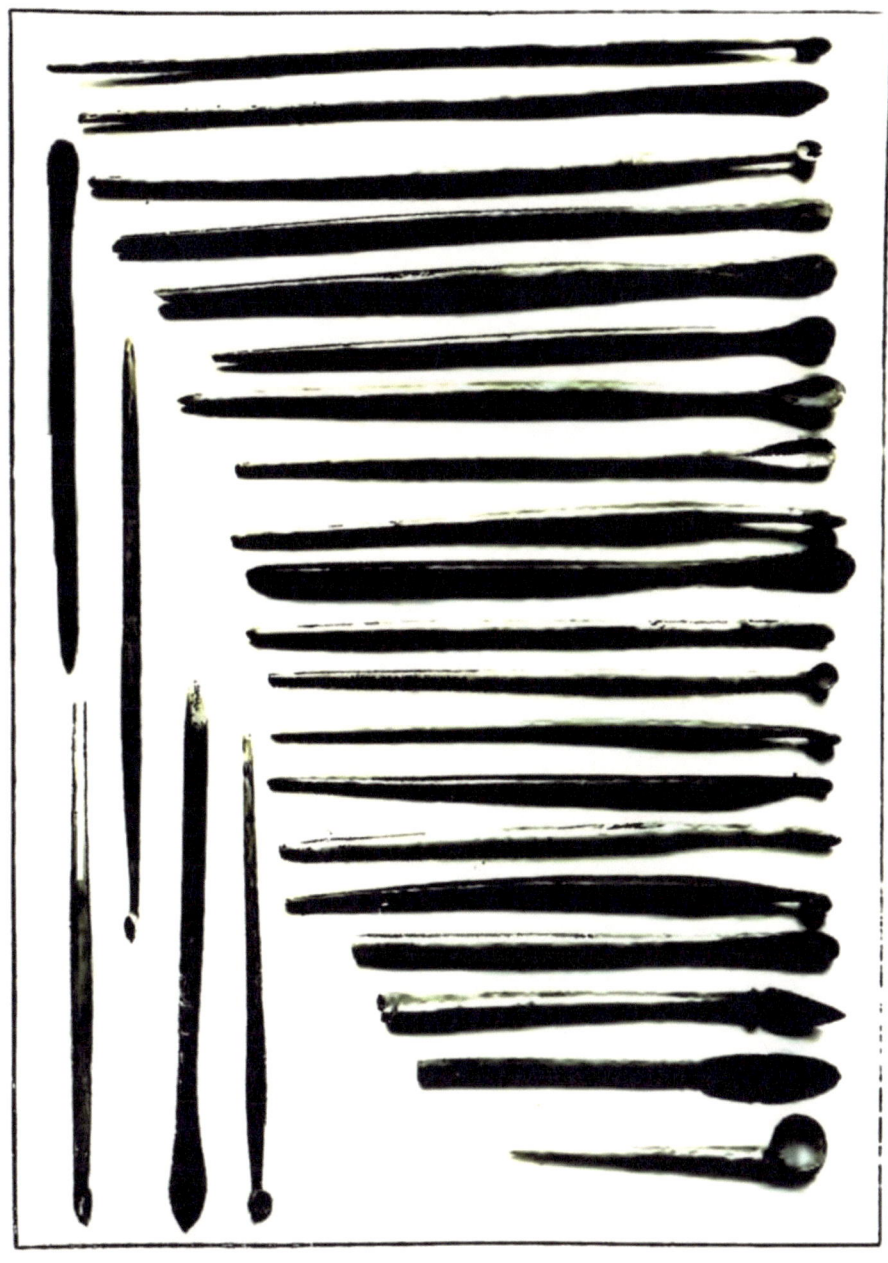

TAFEL II

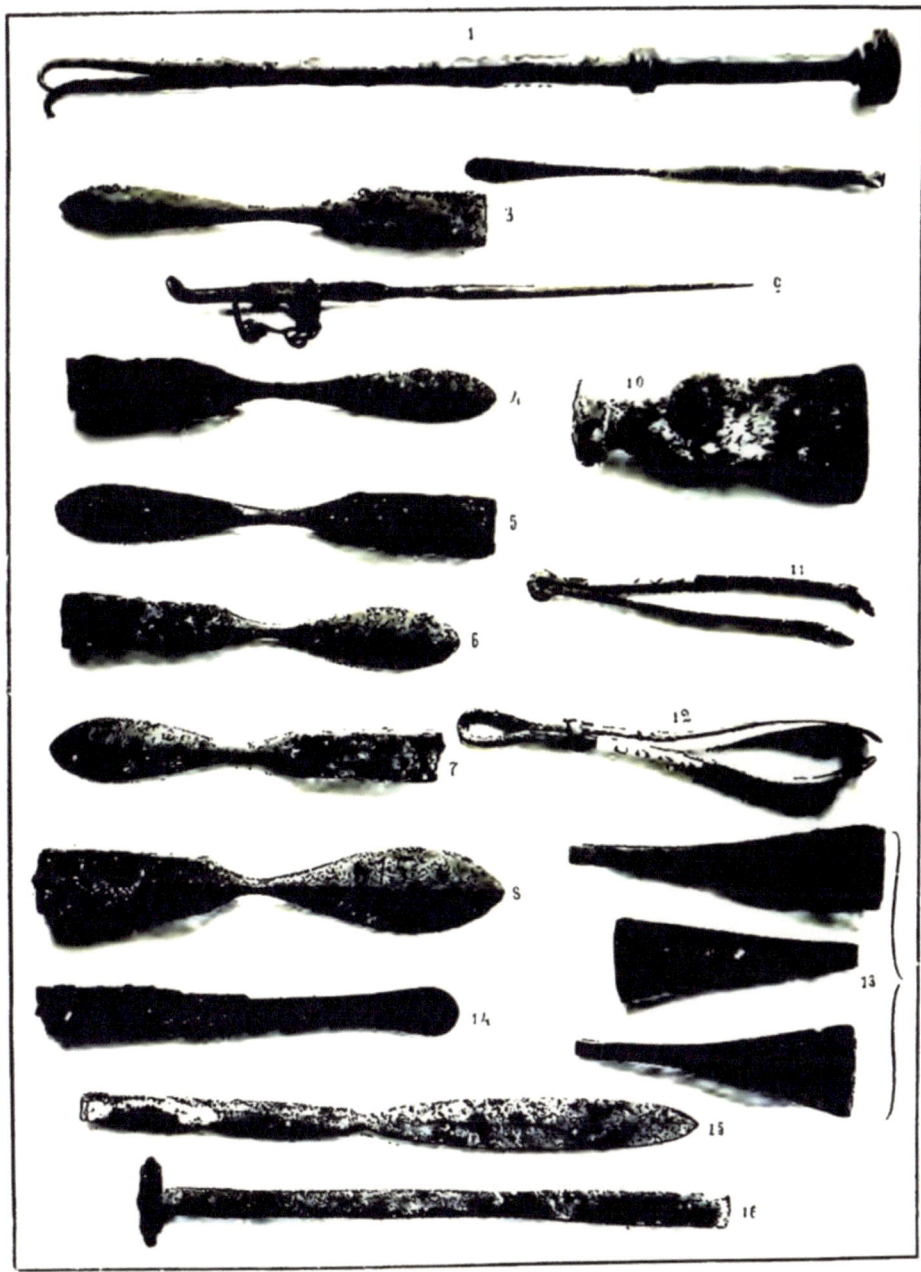

TAFEL III

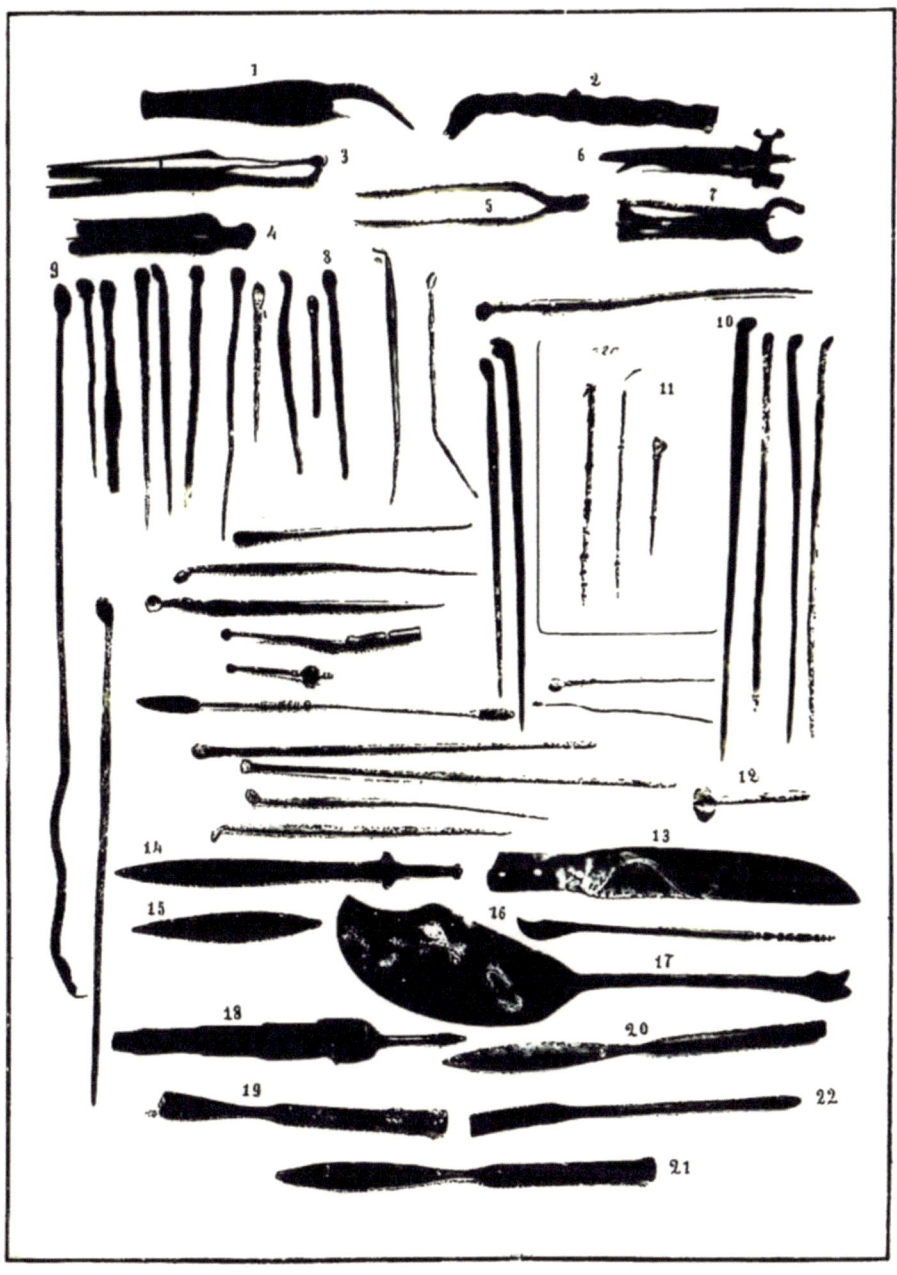

TAFEL IV

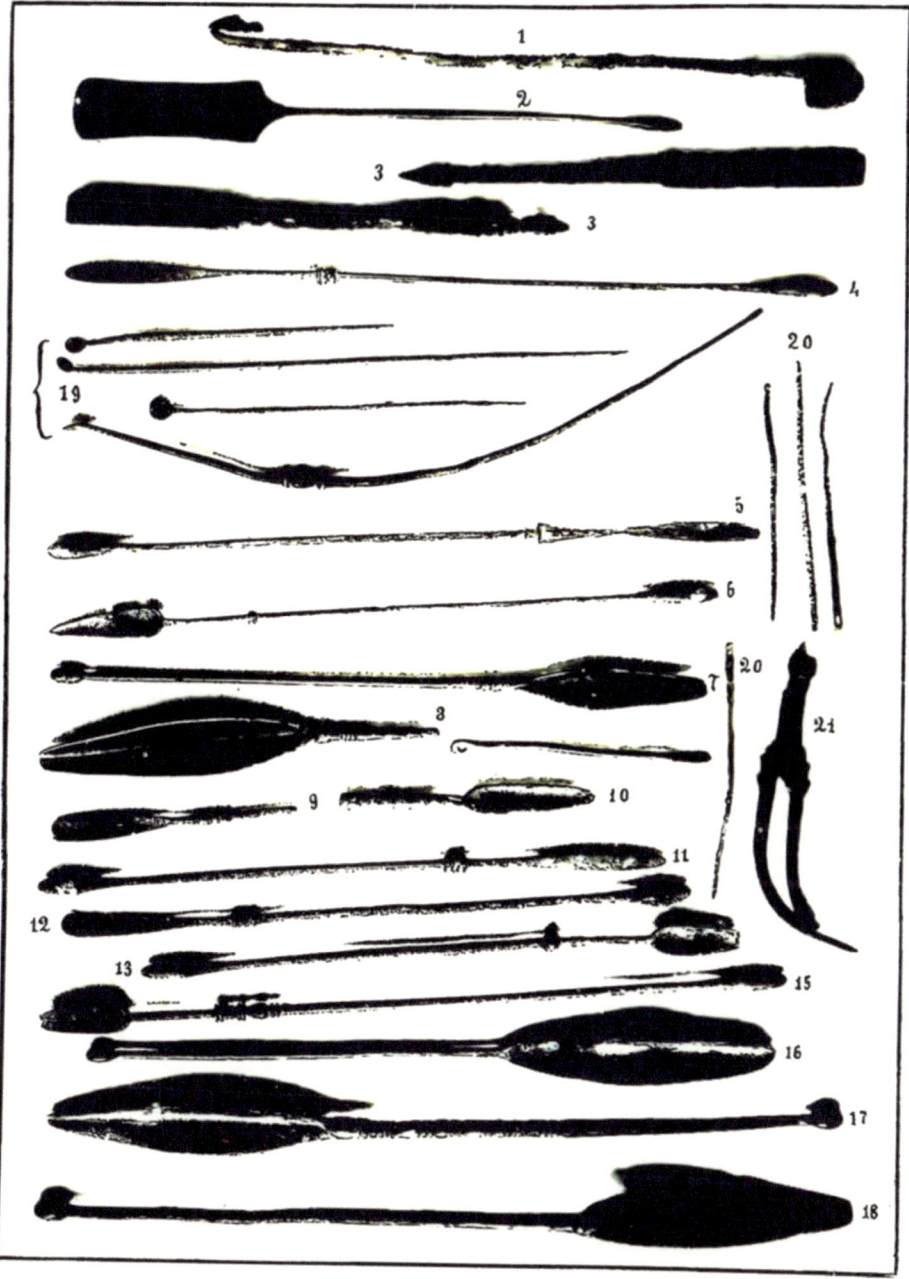

TAFEL V

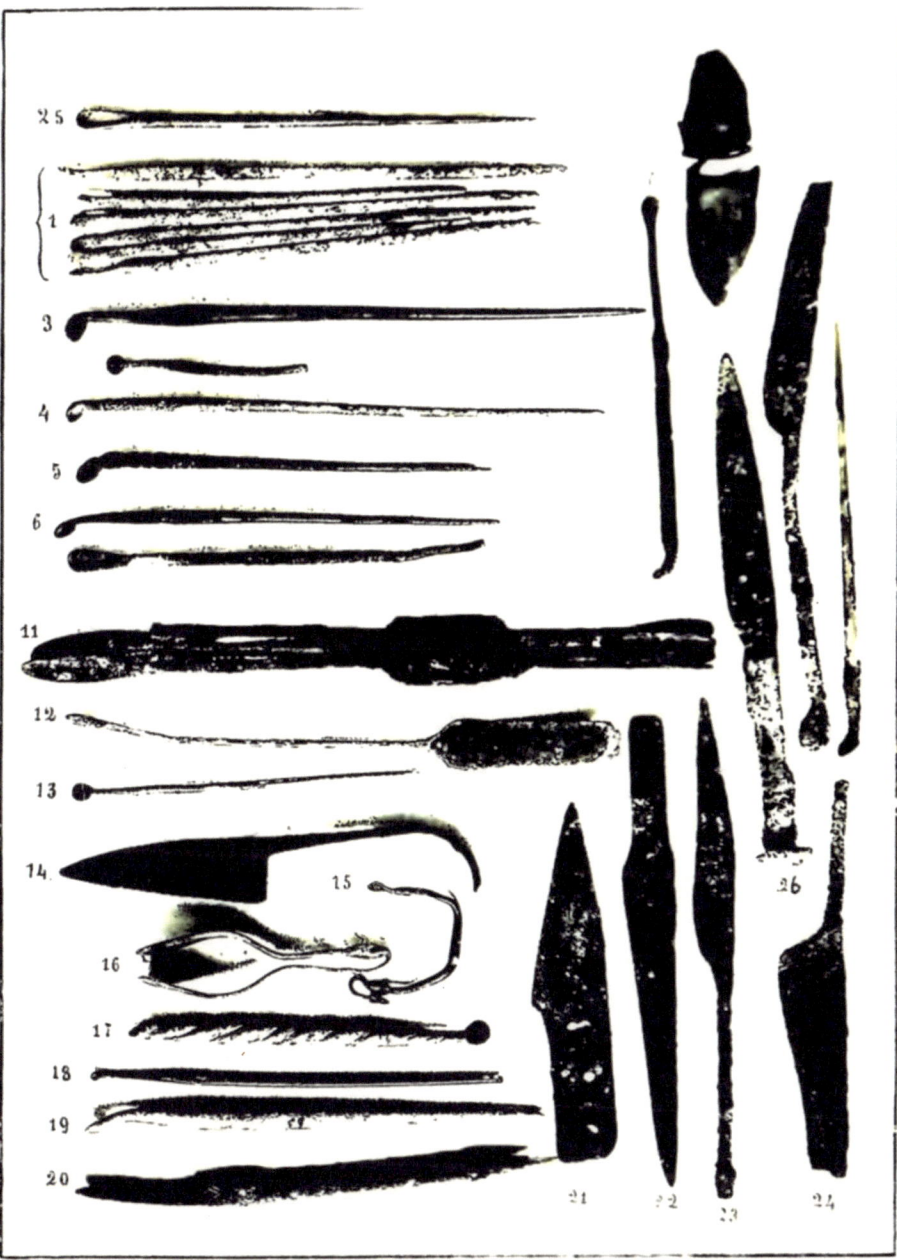

TAFEL VI

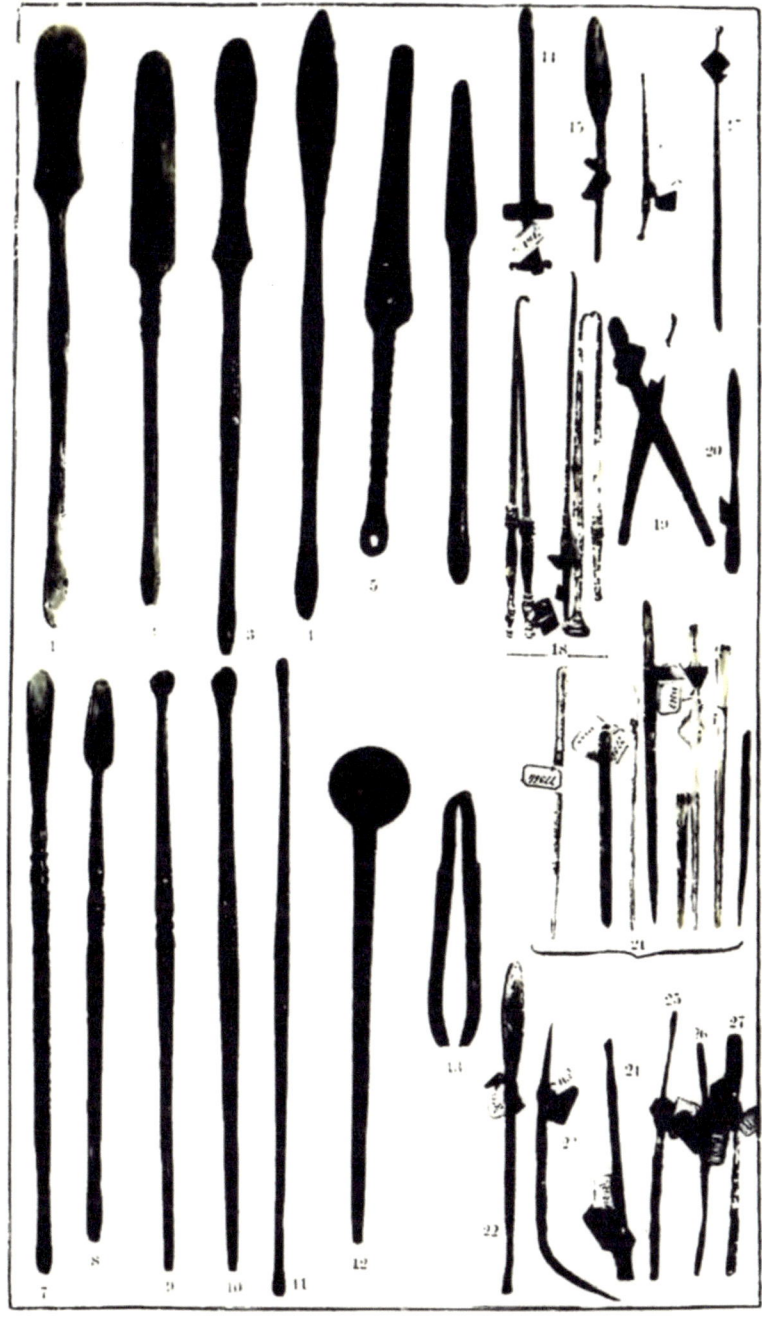